左心耳封堵术病例集

2024 年

主 编 周达新

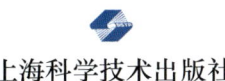
上海科学技术出版社

图书在版编目（CIP）数据

左心耳封堵术病例集. 2024年 / 周达新主编.
上海 : 上海科学技术出版社, 2025. 1. -- ISBN 978-7
-5478-7002-0

Ⅰ．R541.7

中国国家版本馆CIP数据核字第2024GN7217号

左心耳封堵术病例集（2024年）
主编　周达新

上海世纪出版(集团)有限公司
上海科学技术出版社 出版、发行
（上海市闵行区号景路159弄A座9F-10F）
邮政编码201101　www.sstp.cn
山东韵杰文化科技有限公司印刷
开本 787×1092　1/16　印张 11.75
字数 200千字
2025年1月第1版　2025年1月第1次印刷
ISBN 978-7-5478-7002-0/R·3180
定价：188.00元

本书如有缺页、错装或坏损等严重质量问题，请向印刷厂联系调换

内容提要

本书汇集了2024年全国左心耳封堵术比赛中的获奖病例，每个病例在简要介绍病史资料的基础上，全面展现了术前检查、手术风险评估、手术过程、术后治疗方案和随访的完整过程，着重体现了术者封堵过程中的策略制订和难点处理思路，并通过专家点评，从更高的视角分析不同病例中的难点与要点，以帮助广大读者优化治疗策略。

本书图文并茂、语言简练且配有丰富的检查和手术视频，以21个精彩的病例重点展示了左心耳封堵术的手术步骤和手术操作过程中的技巧、难点，可供开展左心耳封堵术的临床医师学习和参考。

编者名单

主　编
周达新

编委会
（按姓氏拼音排序）

陈　韬	中国人民解放军总医院第一医学中心
陈　维	同济大学附属上海市第四人民医院
陈发东	同济大学附属同济医院
储慧民	宁波大学附属第一医院
丁风华	上海交通大学医学院附属瑞金医院
付　华	四川大学华西医院
郭　军	中国人民解放军总医院
胡宏德	四川大学华西医院
姜小飞	珠海市人民医院
匡晓晖	云南省第一人民医院
李海鹰	香港大学深圳医院
李学勋	山东省立医院
李耀东	新疆医科大学第一附属医院
李毅刚	上海交通大学医学院附属新华医院
梁　斌	山西医科大学第二医院
梁健球	佛山市第二人民医院
刘雄涛	延安大学咸阳医院
莫斌峰	嘉兴市第一医院

宁忠平	上海市浦东新区周浦医院
欧登科	成都市第五人民医院
强　华	西安交通大学第一附属医院
宋治远	陆军军医大学第一附属医院
苏　晞	武汉亚心总医院
孙　健	上海交通大学医学院附属新华医院
陶四明	云南大学附属医院
王海雄	山西省心血管病医院
王群山	上海交通大学医学院附属新华医院
杨　兵	同济大学附属东方医院
姚　娟	新疆维吾尔自治区人民医院
余金波	同济大学附属东方医院
曾　杰	四川省人民医院
张　曦	云南省第一人民医院
张俊峰	上海交通大学医学院附属第九人民医院
张澎湃	上海交通大学医学院附属新华医院
张晓春	上海市复旦大学附属中山医院
张旭敏	同济大学附属东方医院
张玉顺	西安交通大学第一附属医院
周　纬	贵州医科大学附属医院

编写者
（按姓氏拼音排序）

陈　牧　陈永权　方　舒　韩敦正　何　强　黄松群　黄泽丰
龙愉良　罗甜甜　倪楚民　彭杰成　唐立鸿　汪　浩　王　丽
王鹏宇　萧钟波　谢　欣　杨钦宇　张　灿　张宗榮　郑　帆

序 言

创新驱动发展，科技引领未来

在《"健康中国2030"规划纲要》的指导下，我国对心脑血管疾病的综合防控和早诊早治体系正在逐步建立和完善。心房颤动（以下简称房颤）作为最常见的心律失常疾病之一，在我国估计患者人数近2 000万，给社会和家庭带来了沉重的负担。随着人口老龄化的加剧，房颤的患病率预计将继续增加，这无疑对我国心脑血管疾病的防治工作提出了更高的要求。

左心耳封堵术，作为预防房颤患者发生卒中的重要手段，近年来在我国得到了广泛的关注和应用。通过封堵左心耳，可以有效预防因左心耳内血栓引起的血管栓塞，从而减少卒中的发生。研究显示，与使用抗凝药物预防血管栓塞相比，左心耳封堵术还可以明显降低患者出血的风险。自2002年全球第一例左心耳封堵器WATCHMAN植入人体以来，相关研究已持续20余年，左心耳封堵术的长期疗效和安全性得到了研究数据的证实和业内专家的广泛认可。自2014年WATCHMAN正式进入我国以来，在国内专家的共同努力下，2023年这一年就进行了2万多例左心耳封堵术，总手术量已经超越欧洲，仅次于北美，体现了该疗法在我国的高速发展。

《2023年ACC/AHA/ACCP/HRS心房颤动诊断和管理指南》（*2023 ACC/AHA/ACCP/HRS Guideline for the Diagnosis and Management of Atrial Fibrillation*）中提高了左心耳封堵术的推荐等级，提供了关于WATCHMAN FLX在真实世界中的安全性和有效性的验证，以及最新的器械——WATCHMAN FLX Pro——在加速器械内皮化及简化术后用药方案方面作用的相关内容，这些都对左心耳封堵术应用范围的拓展、提高房颤患者的临床获益具有指导意义。

东方心脏病学会议一直聚焦于医疗科技创新和成果转化，更强调全生命周期管理对心血管健康的重要价值。学科发展需要推陈出新，同时也需要做好人才培养，因此从2015年开始，为加强对医生的规范化培训，提供手术操作技术交流、探索与相互学习的平台，会议中增设了左心耳封堵病例大赛环节。特别值得指出的是，在2023年第十七届东方心脏病学会议中，参赛者就已经开始使用新封堵器WATCHMAN FLX完成手术了，并共同探讨了当时左心耳封堵术的最新进展和最佳实践。今年，更多的参赛者利用WATCHMAN FLX进行病例演示，可以看到参赛者对这种新器械的认知更加深入、对操作技术的探索更进一步。目前已累计有超过500家医疗机构中的700多位医生完成了WATCHMAN FLX封堵器植入，为我国房颤患者带来临床获益。

本书中的病例来自2024年东方心脏病学会议中的左心耳封堵术病例大赛，这些病例体现了我国房颤患者的特点和治疗现状。通过这些病例，我们可以看到房颤患者在卒中预防方面所面临的挑战。阅读本书，读者们可以学习到临床专家的手术经验和规范化操作，了解左心耳封堵术在提高患者生活质量方面的潜力。本书不仅是临床医生的宝贵参考资料，也可帮助患者及其家属对左心耳封堵术有更深入的了解。

我们相信，聚焦左心耳封堵术的研究不断发展，将改善更多房颤患者的生活质量。在《"健康中国2030"规划纲要》的指导下，我们期待与各位同行一起，继续在心血管疾病的治疗和预防领域中前行，以期为患者们带来更多的光明和希望。

葛均波

复旦大学附属中山医院教授、主任医师

中国科学院院士

2024年11月

前　言

以循证为基础，以初心为动力
推动左心耳封堵术发展迈向"心"高度

房颤是临床上最常见的心律失常。早在1949年，就有研究指出房颤会使卒中风险增加5倍，且致残率、致死率及复发率均较高。随着人口老龄化及城镇化进程加速，中国心血管疾病的发病人数持续增加，在我国约有2 000万房颤患者。由房颤引发的卒中不仅会给患者家庭造成严重的经济负担，而且已成为一个严重的国民医疗经济负担。因此，完善房颤患者的卒中预防势在必行。

左心耳封堵术主要用于非瓣膜性房颤患者的卒中预防。已发表的循证医学证据，证实了该疗法（使用WATCHMAN左心耳封堵器）在房颤患者卒中预防中的安全性和有效性。中国及欧洲、美国的相关指南也对其进行了系统阐述和推荐。2020年，全球首个左心耳封堵和直接口服抗凝药的多中心、随机非劣效性研究——PRAGUE-17研究结果公布，进一步证实，在主要有效性终点方面，与直接口服抗凝药相比，左心耳封堵术达到了非劣效。

自2014年WATCHMAN进入中国以来，我国在左心耳封堵器械研发及技术推广应用方面取得了长足的进步，左心耳封堵技术已进入快速发展的黄金期，10余年来累计封堵量超过5万例。已出现各种封堵器供临床医生选择，其中以WATCHMAN为代表的塞式封堵器已被广大临床医生熟知和应用。WATCHMAN FLX作为波士顿科学公司推出的第二代左心耳封堵器，符合"3S"理想左心耳封堵器标准，即安全（safety）、易用

（simplicity）、封堵（seal），已在美国、欧洲广泛用于非瓣膜性房颤患者的卒中预防。2024年纳入9.7万例样本的SURPASS真实世界研究结果表明，使用WATCHMAN FLX的手术成功率为97.5%，不良事件发生率仅0.49%，99.6%的样本残余分流小于5 mm，83.1%的样本无任何残余分流。

然而，在我国，各区域及各医院之间的发展并不平衡，在左心耳封堵术适应证的把控、患者的管理、器械的操作技巧和注意事项、围术期并发症的管理、术后用药和随访等方面的认知和实践仍需要进一步提高和完善。此外，关于左心耳封堵手术，不仅要关注手术安全，更要帮助患者在术后尽早摆脱对抗凝药物的依赖，这是该疗法的初衷。

因此，在2024年东方心脏病学会议中的左心耳封堵术病例大赛中，我们特别提高了对术后随访的关注与讨论，以期提高年轻术者对手术安全之外的封堵效果及患者持续获益的重视。其中，我们精选了利用WATCHMAN FLX封堵器进行封堵的优秀病例编写本书，以满足临床上对于新器械操作培训的需要，增强术者应对复杂情况的能力，更好地指导左心耳封堵术在国内的应用推广、发挥其在非瓣膜性房颤患者卒中预防中的作用，希望为心血管领域的医务工作者提供一份全面、深入的参考资料，同时帮助大家了解和掌握左心耳封堵术的最新进展、技术细节和临床实践规范。我们相信，随着医学技术的不断进步和相关创新的持续涌现，左心耳封堵术将会为更多的房颤患者带来福音。

周达新

复旦大学附属中山医院

2024年11月

目　录

病例 1 · 曲折路终，终见"花"：菜花型左心耳封堵 / 001
　　　　四川省人民医院　罗甜甜

病例 2 · 含上缘囊袋的菜花型左心耳封堵 / 012
　　　　复旦大学附属中山医院　周达新　张晓春　龙愉良

病例 3 · 浅反鸡翅型左心耳 WATCHMAN FLX 封堵 / 024
　　　　上海交通大学医学院附属第九人民医院　张宗榮

病例 4 · 极浅正反鸡翅型左心耳 WATCHMAN FLX 封堵 / 032
　　　　安徽医科大学附属安庆第一人民医院　彭杰成　余　飞

病例 5 · 多分叶敞口大左心耳 KISSING 术式封堵 / 042
　　　　汕头大学医学院第一附属医院　陈业群　萧钟波

病例 6 · 高难度超大左心耳 KISSING 术式 WATCHMAN FLX 单封堵 / 051
　　　　上海交通大学医学院附属新华医院　孙　健　陈　牧

病例 7 · 大开口仙人掌型左心耳封堵 / 061
　　　　广州医科大学附属第三医院　燕　翼　陈永权　蔡玉宇

病例 8 · 低位极浅短上缘左心耳 WATCHMAN FLX 封堵 / 068
　　　　新疆维吾尔自治区人民医院　姚　娟　方　舒

病例 9 · 菜花浅型左心耳 WATCHMAN FLX 封堵 / 076
　　　　广州医科大学附属第一医院　陈爱兰　韩敦正

病例 10 · 轴向欠佳大开口菜花型左心耳封堵 / 082
　　　　天津市第一中心医院　何　强

病例 11 · 心腔内超声下折角"象鼻"形左心耳 WATCHMAN FLX 封堵 / 091
　　　　　海军军医大学第一附属医院　黄松群

病例 12 · 双分叶鸡翅型左心耳封堵 / 099
　　　　　汕头市潮阳区大峰医院　黄泽丰

病例 13 · 早分叶裤衩型左心耳封堵 / 105
　　　　　汕头市中心医院　蔡志雄　倪楚民　马贵洲

病例 14 · 高难度左心耳 WATCHMAN FLX 完美封堵 / 113
　　　　　珠海市人民医院　姜小飞　唐立鸿

病例 15 · 反鸡翅型浅左心耳 WATCHMAN FLX 封堵 / 119
　　　　　重庆大学附属中心医院（重庆市急救医疗中心）　李传伟　汪浩

病例 16 · 高卒中和血栓风险房颤治疗 / 128
　　　　　广州医科大学附属第二医院　钟贇　王丽

病例 17 · 上缘多囊袋折角左心耳封堵 / 135
　　　　　玉溪市人民医院　王鹏宇

病例 18 · 体部巨大压嵴、高难度反鸡翅型左心耳 WATCHMAN FLX 封堵 / 143
　　　　　同济大学附属东方医院　杨兵　谢欣

病例 19 · 高难度、朝天反鸡翅型左心耳封堵 / 150
　　　　　黔南州人民医院　曾安宁　杨钦宇

病例 20 · 大开口浅左心耳 WATCHMAN FLX 封堵 / 161
　　　　　中国科学技术大学第一附属医院　苏浩　张灿

病例 21 · 早分叶敞口大左心耳封堵 / 167
　　　　　汕头大学医学院第二附属医院　郑帆

病例 1

曲折路终，终见"花"：菜花型左心耳封堵

四川省人民医院　罗甜甜

扫码看视频

病例资料摘要

（一）病史

患者女性，76岁。主诉心房颤动（以下简称房颤）3年，突发右侧肢体无力2个月。3年前心电图示房颤，间断服用抗凝药物。2个月前突发右侧肢体无力，MRI示左侧扣带回梗死灶（急性期），双侧额叶多发小缺血、梗死灶（非急性期），诊断为急性脑梗死伴微出血、房颤、血小板减少。予调脂、改善脑代谢、营养神经等治疗。现欲行左心耳封堵术入我院。既往有2型糖尿病病史。

（二）体格检查

（1）体温36.3 ℃，脉搏60次/分，呼吸频率18次/分，血压148/98 mmHg。

（2）心前区无隆起，心尖搏动位于左侧锁骨中线第五肋间。心室率75次/分，律不齐，第一心音强弱不等。余未见明显异常。

（三）实验室检查

（1）血常规：血小板计数（PLT）58×10^9/L。

（2）心肌损伤标志物：高敏肌钙蛋白T（hs-cTnT）9.46 ng/L，脑利尿钠肽（BNP）正常。

（3）生化检查：[K^+] 3.30 mmol/L。

（4）血脂四项：总胆固醇（TC）2.45 mmol/L，甘油三酯（TG）2.08 mmol/L，低密度脂蛋白胆固醇（LDL-C）0.82 mmol/L，高密度脂蛋白胆固醇（HDL-C）1.25 mmol/L。

（5）凝血功能、糖化血红蛋白、甲状腺功能、感染性疾病筛查等未见明显异常。

诊断与评估

（一）入院诊断

心房颤动，脑梗死，2型糖尿病，血小板减少症，低钾血症。

（二）术前评估

1. 手术风险评估　使用卒中风险评分量表（CHA_2DS_2-VASc）（表1-1）和出血风险

评分量表（HAS-BLED）（表 1-2）进行术前评估。

表 1-1　卒中风险评分

CHA$_2$DS$_2$-VASc	评分
慢性心力衰竭/左心室功能不全（C）	0
高血压（H）	0
年龄≥75岁（A）	2
糖尿病（D）	1
卒中/短暂性脑缺血发作/血栓栓塞病史（S）	2
血管性疾病（V）	0
年龄65～74岁（A）	0
女性（Sc）	1
合计	6

表 1-2　出血风险评分

HAS-BLED	评分
高血压（H）	0
肝、肾功能不全（A）	0
卒中（S）	1
出血（B）	1
异常国际标准化比值（L）	0
年龄>65岁（E）	1
药物或饮酒（D）	0
合计	3

2. 术前影像检查　经食管超声心动图（trans-esophageal echocardiography，TEE）示左心房自发显影较重，未见左心房内血栓。左心耳呈菜花状，远端分叶发达。开口上缘长，下缘短，呈椭圆形。左心耳内部空间较小，深度有限。TEE 135°下测量左心耳尺寸：开口 23 mm、深度 21 mm（图 1-1）。

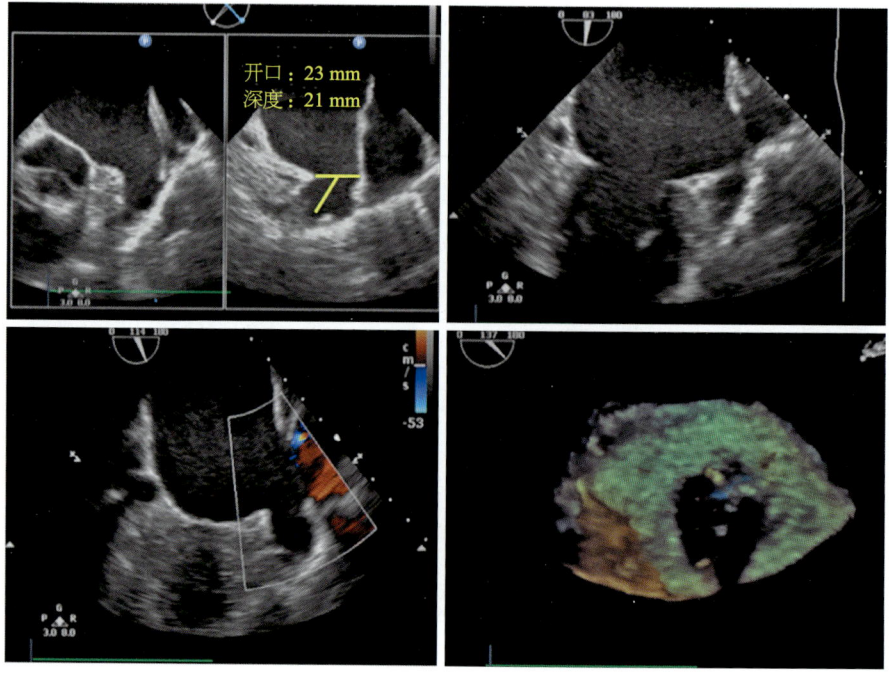

图 1-1　术前 TEE（参见视频）

治疗方案

该患者属于非瓣膜性房颤患者，卒中风险6分（表1-1），出血风险3分（表1-2），抗凝治疗不规范，出血风险高。建议于全麻下行经皮左心耳封堵术替代抗凝治疗。

手术过程

（一）房间隔穿刺

在TEE指导下，靠下、靠后穿刺房间隔（图1-2）。在TEE、数字减影血管造影（digital subtraction angiography，DSA）下轻推造影剂观察，确认穿刺针进入左心房。明确无心包积液，然后补充肝素，每小时监测活化凝血时间（activated coagulation time，ACT），使其维持在250～350 s（图1-3）。

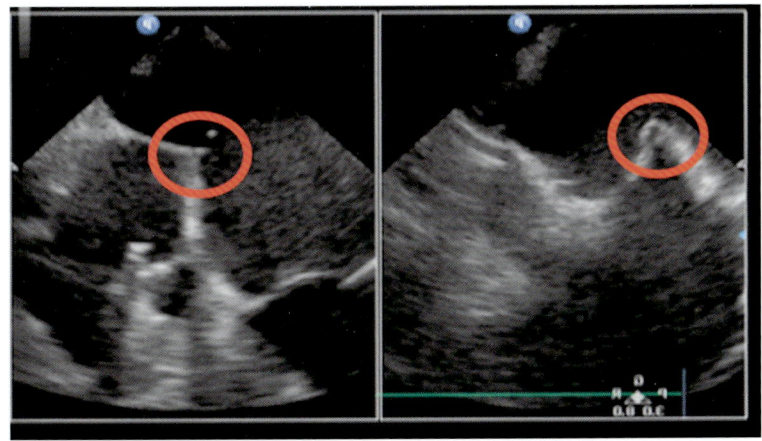

图1-2　TEE指导下房间隔穿刺（参见视频）

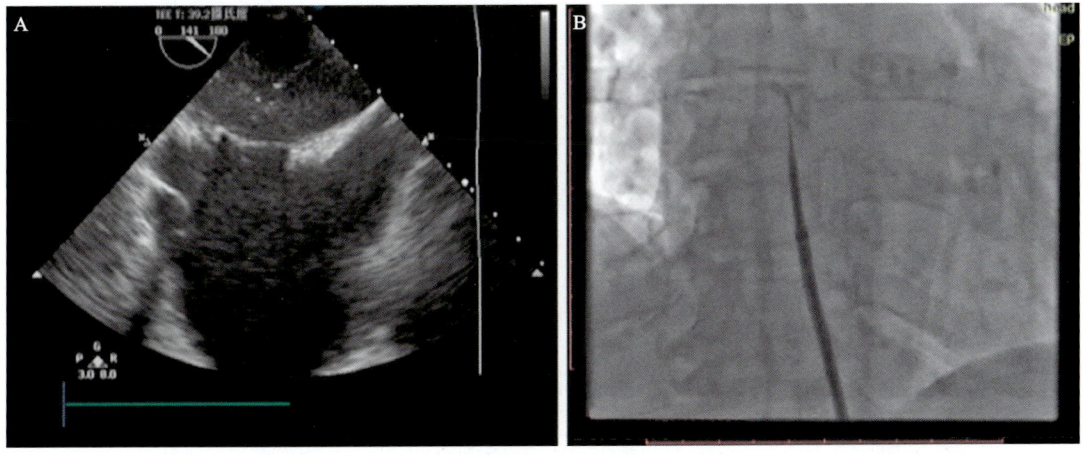

图1-3　观察穿刺针位置（参见视频）
A. TEE；B. DSA

利用房间隔穿刺鞘与猪尾导管造影，发现肝位（RAO 30°，CAU 20°）下左心耳下缘分叶折叠，开口不清。故调整体位至"RAO 20°，CAU 20°"进行造影观察，此时左心耳开口清晰，故以该体位为工作体位（图1-4）。

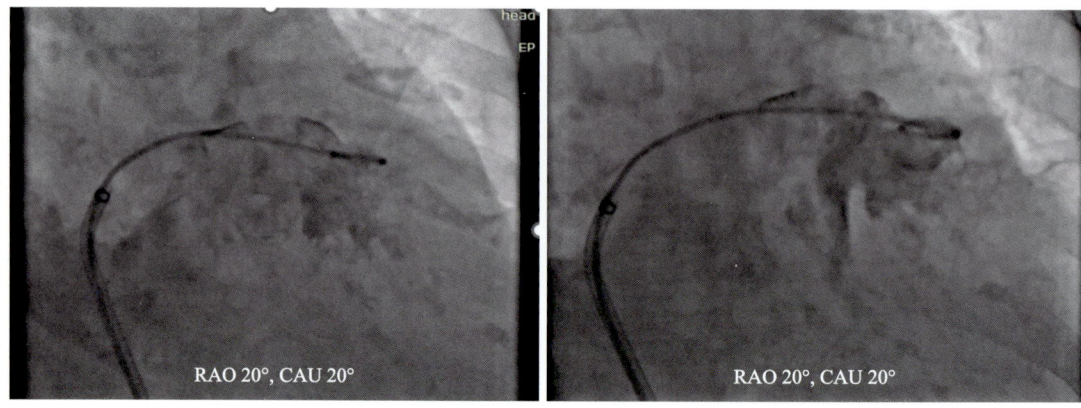

图1-4　房间隔穿刺鞘预造影（参见视频）

（二）交换导引系统（鞘管）

在加硬导丝的引导下，交换导引系统。但是由于患者血管迂曲，血管折角较大，导致鞘管张力大，鞘管操作难度增加（图1-5）。

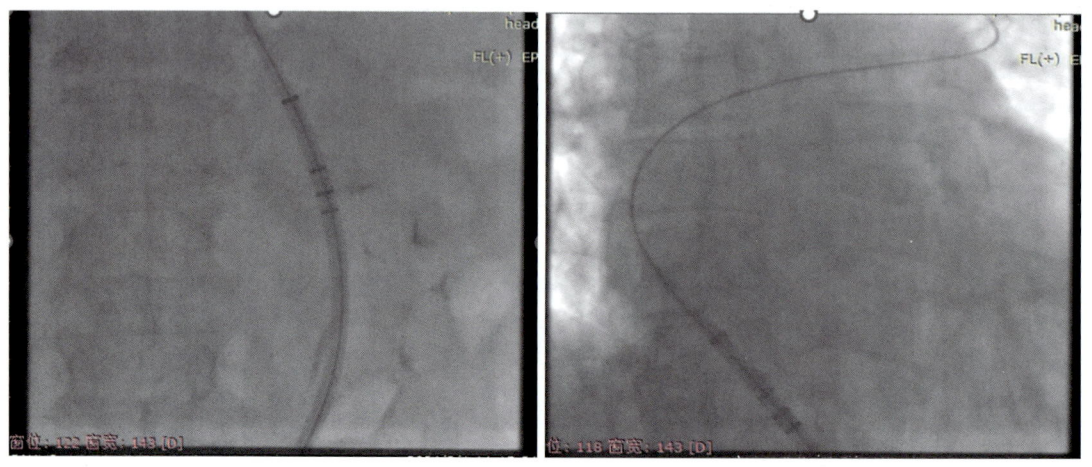

图1-5　交换导引系统（参见视频）

（三）术中左心耳造影

造影显示菜花型左心耳，内部空间较小，远端分叶发达，由于血管折角较大，导致鞘管轴向较高（图1-6）。

（四）封堵策略分析

测量显示左心耳开口直径22 mm，深度19 mm；根据WATCHMAN FLX型号选择工具图，22 mm的开口直径对应27 mm的WATCHMAN FLX，所需深度为17 mm，满足条件（图1-7）。因此，选择27 mm的WATCHMAN FLX封堵器，鞘管轴向走向下叶，将封堵器上缘卡进左心耳上缘压嵴内，下缘轻微露肩；展开瞬间向前推钢缆，顶至伞面凹陷，保持10 s以上使得近端充分膨胀，确保封堵器不被挤压弹出左心耳。

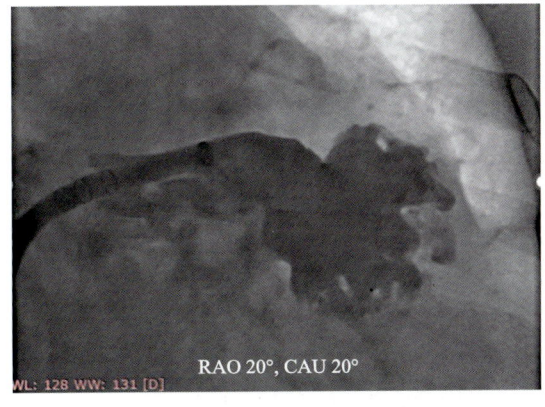

图1-6　术中左心耳造影（参见视频）

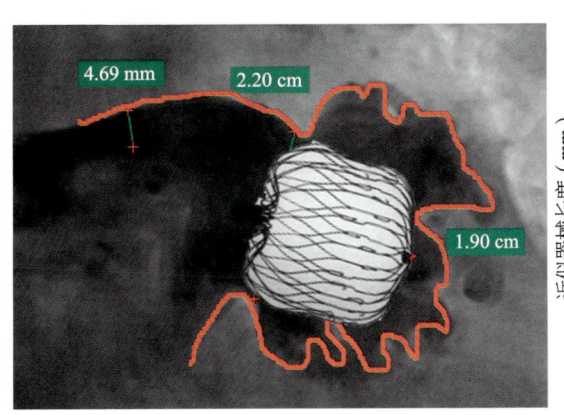

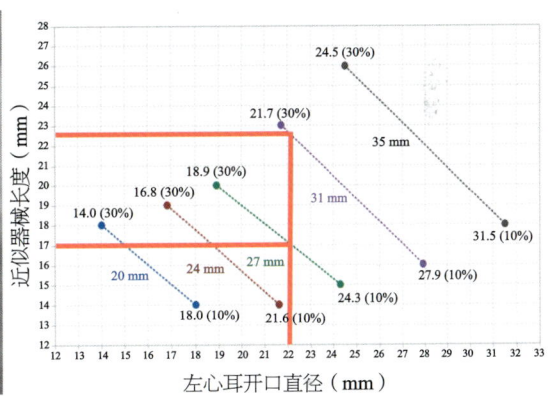

图1-7　封堵策略分析

（五）第一次封堵器展开

鞘管定位后，送入封堵器。封堵器与鞘管远端标记（marker）环对齐后，退鞘锁合。二者锁合后，缓慢退鞘形成FLX ball（图1-8）。为了充分利用左心耳内部深度，退鞘形成FLX ball后，使用进伞法，缓慢推动钢缆展开伞器。展开后造影，显示下缘露肩过多，不满足PASS原则，进行第一次回收以重新展开（图1-9）。

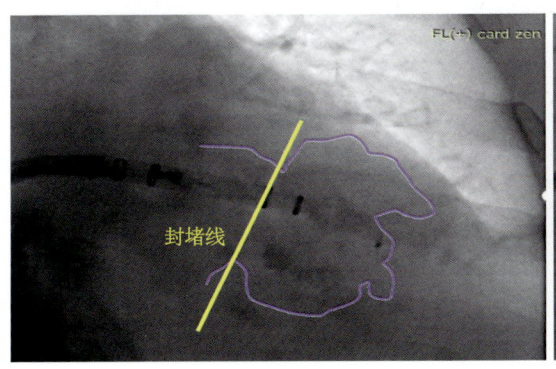

图1-8　退鞘形成FLX ball（参见视频）

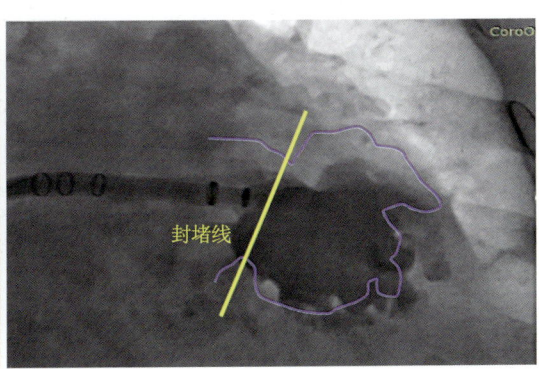

图1-9　展开后造影观察（参见视频）

（六）第二次封堵器展开

由于鞘管轴向不佳，回收伞器重新退鞘形成FLX ball，希望通过WATCHMAN FLX极佳的顺应性减少高轴向的影响，减少露肩。轻推造影剂确认FLX ball位置，发现FLX ball在下分叶中（图1-10）。

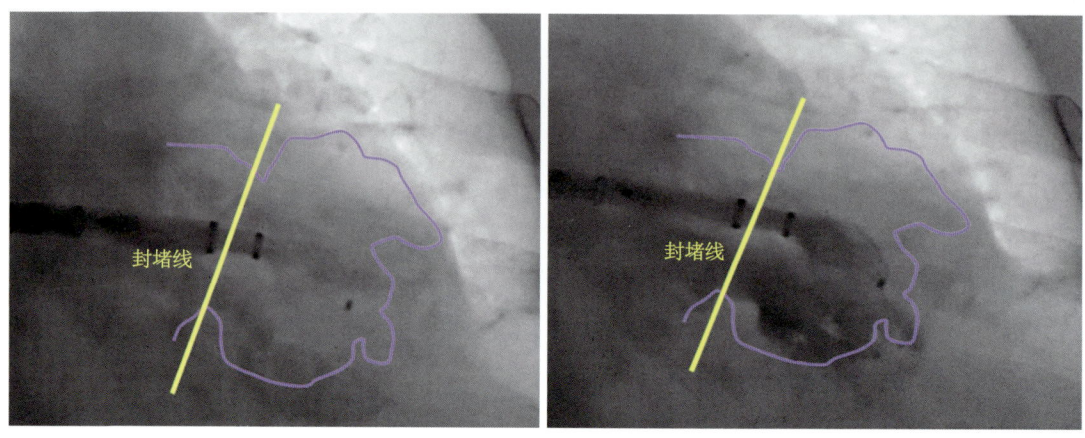

图1-10　回收形成FLX ball并确认位置（参见视频）

为了尽可能减少下缘露肩，将FLX ball回收变小进行调整，逆时针调整轴向，同时缓慢退鞘再次形成FLX ball。造影确认FLX ball位置，发现FLX ball在上分叶中，轴向改善（图1-11）。

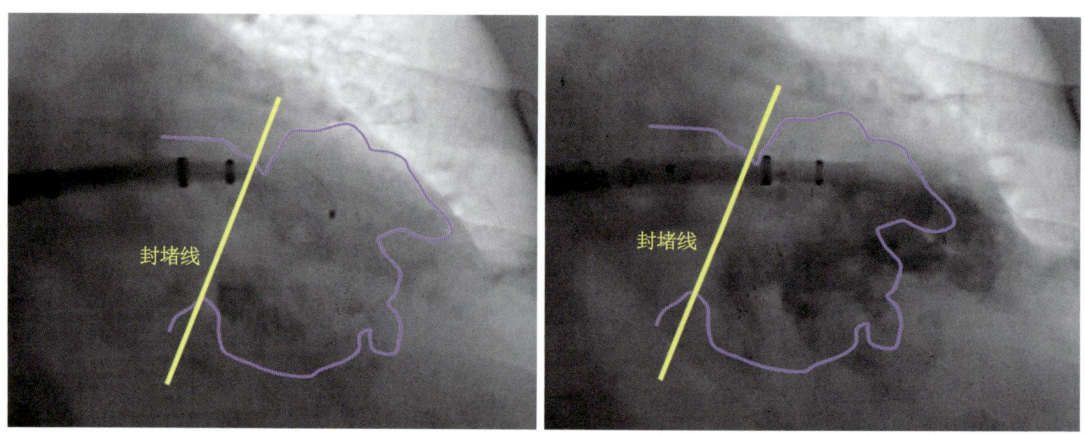

图1-11　逆时针调整轴向（参见视频）

结合退鞘法+进伞法展开封堵器，随着伞器展开变大，发现封堵器远端明显低伏下坠，此时及时回收成FLX ball进行调整，重新缓慢展开。展开后造影，下缘仍然露肩过多，不满足PASS原则，进行第二次回收待重新展开（图1-12）。

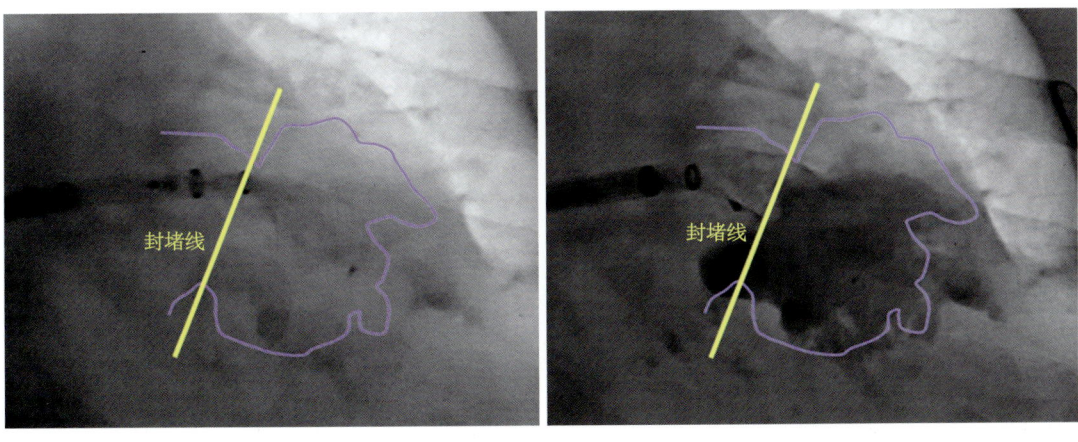

图1-12 第二次展开后造影观察(参见视频)

(七)第三次封堵器展开

第三次展开成FLX ball过程中,逆时针调整轴向,利用WATCHMAN FLX极佳的顺应性将封堵器远端上挑至左心耳上叶位置。采取"毛毛虫"方式展开封堵器,尽可能保持封堵器远端轴向朝上。缓慢展开封堵器,封堵器完全膨胀的瞬间,稳住鞘管、轻推钢缆,使WATCHMAN FLX自适应左心耳形态(图1-13)。

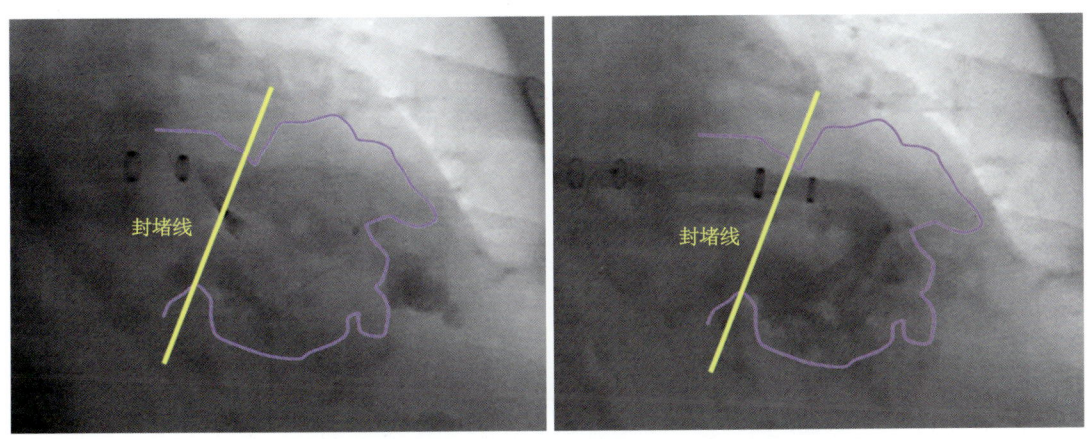

图1-13 再次调整轴向,使用"毛毛虫"法展开(参见视频)

(八)PASS原则评估

为进一步验证封堵效果,在TEE与DSA监测下,综合运用PASS原则进行评估。

为评估位置(position,P),在DSA和TEE下多角度观察,显示封堵器位置合适,基本与左心耳平口,下缘轻微露肩(图1-14)。

评估锚定(anchor,A)时发现牵拉稳定,回弹迅速。DSA下牵拉,封堵器无位移(图1-15)。

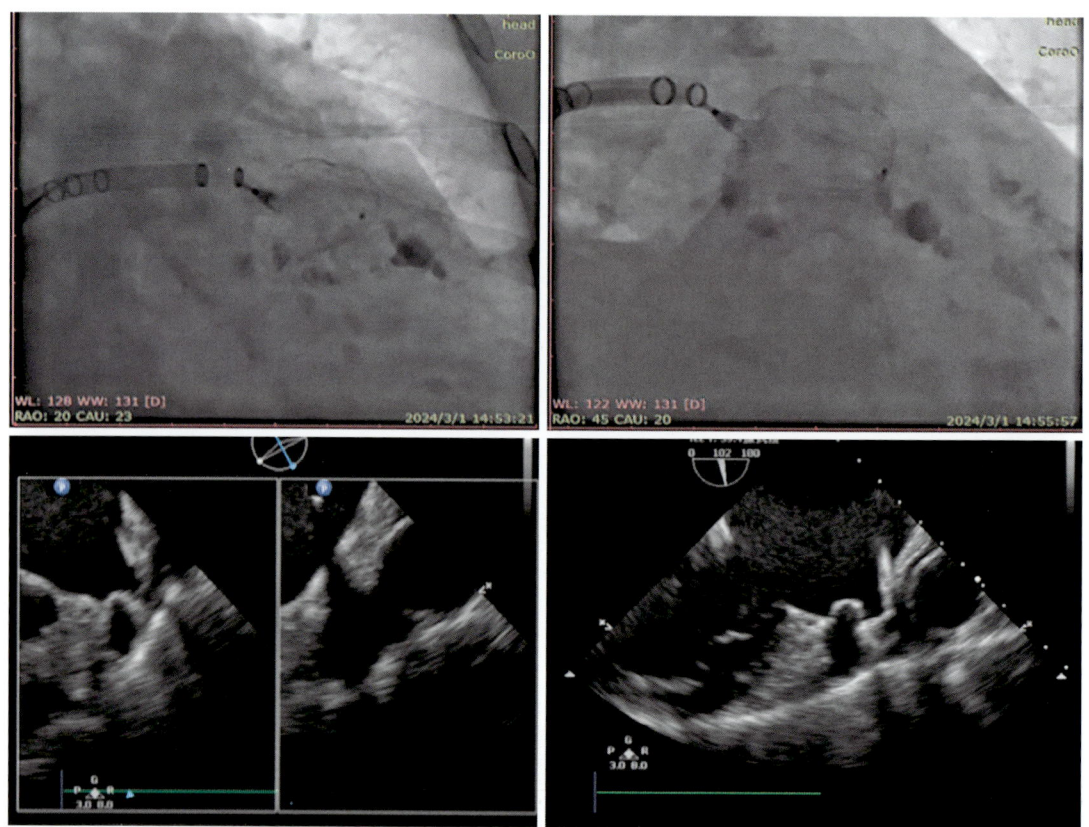

图1-14　DSA和TEE下多角度观察（参见视频）

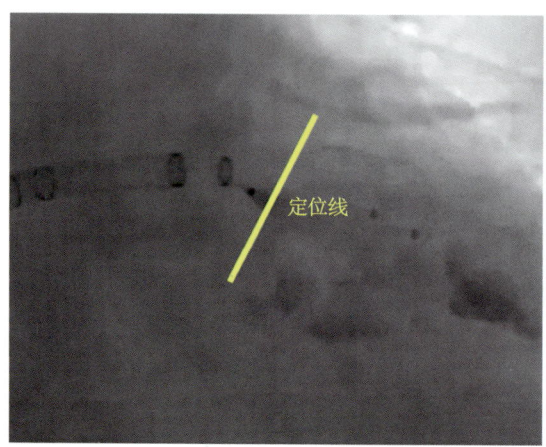

图1-15　牵拉试验（参见视频）

为评估尺寸（size，S），于TEE下测量多角度压缩比，均为11%～15%（图1-16）。
为评估封堵（seal，S），于TEE多角度下未发现残余分流（图1-17）。

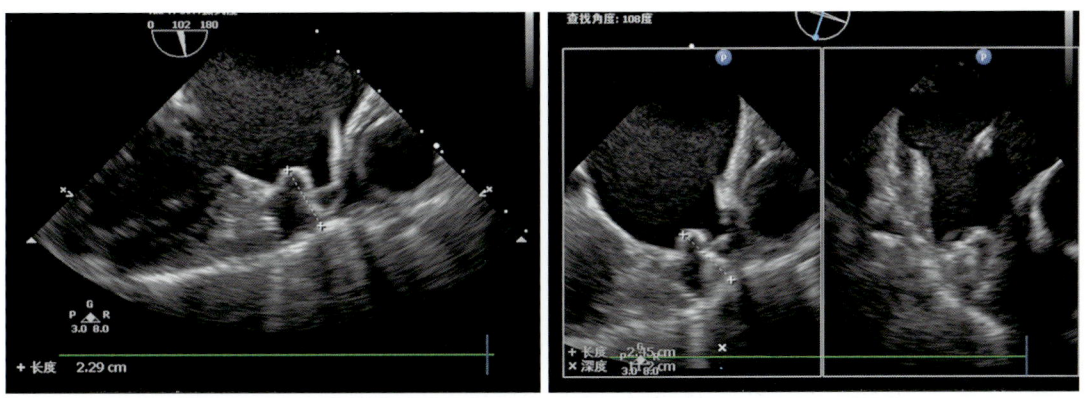

图1-16 TEE下压缩比测量

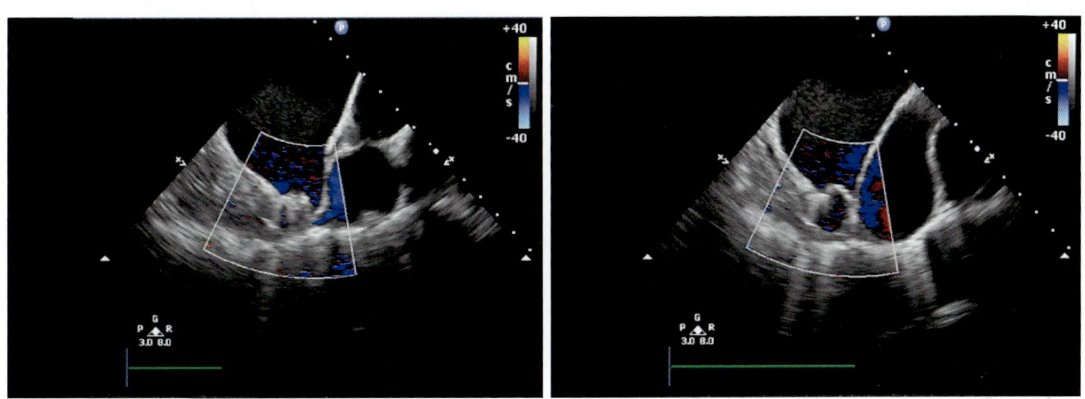

图1-17 TEE下多角度观察无明显分流（参见视频）

（九）释放封堵器

植入的封堵器符合PASS原则，故释放封堵器；无心包积液（图1-18）。

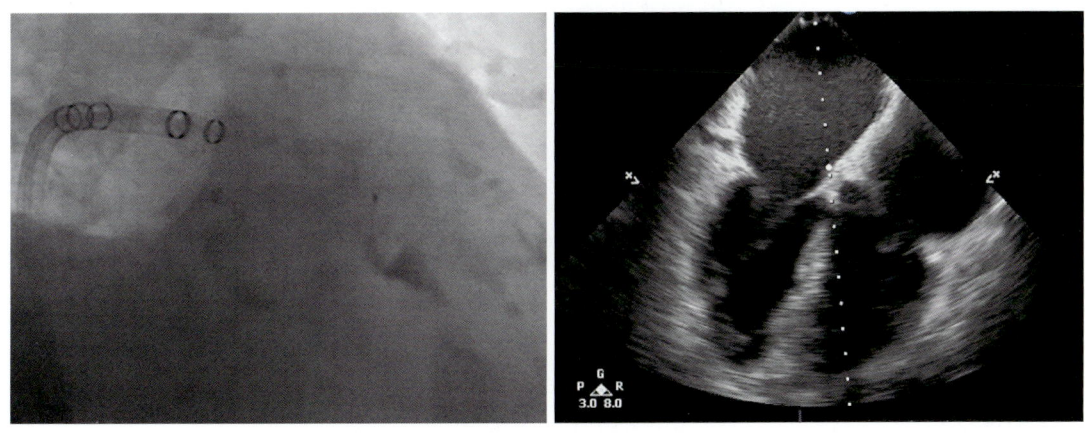

图1-18 释放封堵器（参见视频）

(十)猪尾导管保护下后撤鞘管

由于血管折角较大,导致鞘管轴向高、张力大。为了避免在后撤鞘管时张力过大损伤心房组织,故在猪尾导管与钢丝的保护下缓慢撤鞘,保证患者安全(图1-19)。

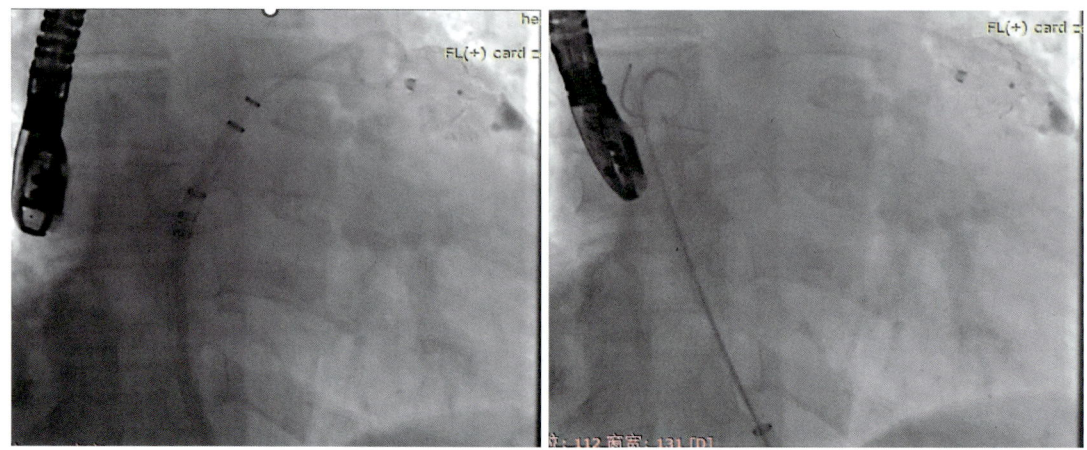

图1-19 在猪尾导管和钢丝的保护下后撤鞘管(参见视频)

术后情况

(一)术后用药

考虑到患者高龄、血小板水平降低。术后使用利伐沙班(每日一次)进行抗凝治疗。

(二)随访

封堵术后50天复查左心耳CTA。左心耳表面未见血栓形成、未见明显残余分流;左心耳内部可见淡薄造影剂,提示内皮化不完全,但根据三维成像可见内皮化程度较高(图1-20)。

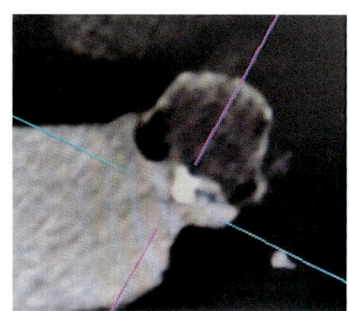 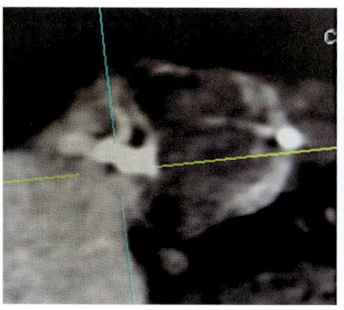 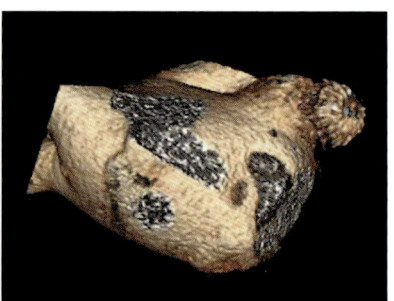

图1-20 封堵术后50天复查左心耳CTA(参见视频)

术者小结

(1)高轴向:由于血管迂曲,血管折角较大,导致鞘管弯折大,鞘管操作难度增加。即使房间隔穿刺位点很靠下，鞘管轴向仍然很高，导致左心耳封堵难度较大。WATCHMAN FLX顺应性佳，其远端为闭合球体，形成FLX ball后可进可退，可自适应左心耳结构以应对高轴向复杂左心耳。

（2）浅左心耳：该左心耳内部空间较小，远端分叶发达，实际可用深度偏小。采用退鞘法+进伞法相结合的"毛毛虫"法展开封堵器，以超安全的FLX ball、顺应性极强的骨架，可充分利用左心耳可用深度。

专家点评

这个病例从病史的详细程度、操作过程中遇到困难后的调节到术后的效果都不错，是一个很有教育意义的病例。相比于WATCHMAN 2.5代封堵器，WATCHMAN FLX封堵器骨架更具顺应性，可以在释放的过程中根据手术实际情况进行调整，以满足复杂左心耳的需要。此外，该病例可适当延长抗凝的时限。

（上海交通大学医学院附属第九人民医院　张俊峰教授）

病例 2

含上缘囊袋的菜花型左心耳封堵

复旦大学附属中山医院　周达新　张晓春　龙愉良

扫码看视频

病例资料摘要

（一）病史

患者男性，68岁。3个月余前起反复胸闷伴心悸，与活动关系不密切，无明显加重缓解因素，否认胸痛、呼吸困难、头痛、头晕、黑矇等症状。2022年3月于外院就诊，诊断为房颤，TEE示左心房略扩大（前后径46 mm），左心耳底部梳状肌间隙见团块影，密度略大，约13 mm×8 mm。予口服艾多沙班、索他洛尔治疗。2022年5月，患者因受凉后胸闷气促症状加重伴晕厥1次（具体不详，否认大小便失禁及四肢抽搐）就诊外院。胸部CT示：两肺散在斑片渗出模糊影，两肺下叶明显，考虑为炎症性改变；两侧胸腔少量积液。头部CT示：轻度老年性脑改变，两侧筛窦慢性炎症。外院考虑急性心衰、肺部感染、呼吸衰竭、心律失常，予抗感染、化痰、抗凝、改善心衰症状等对症治疗。现为进一步诊治，收入我科。起病以来，饮食、睡眠尚可，大小便如常，体重未有明显改变。

（二）体格检查

体温36.4 ℃，脉搏60次/分，呼吸频率18次/分，血压138/75 mmHg。

（三）实验室检查

（1）血常规：血红蛋白（Hb）96 g/L，白细胞（WBC）5.27×10^{12}/L，PLT 204×10^9/L。

（2）生化检查：$[Na^+]$ 142 mmol/L，$[K^+]$ 32 mmol/L（↑），$[Cl^-]$ 103 mmol/L。

（3）传染病四项：乙肝病毒表面抗原（HBsAg）（−），乙肝病毒表面抗体（HBsAb）>1 000 mIU/mL，乙肝病毒e抗原（HBeAg）（+），乙肝病毒核心抗体（HBcAb）（+）；丙肝病毒抗体（HCVAb）（−）。

（4）甲状腺功能：游离三碘甲状腺原氨酸（fT_3）3.8 pmol/L，游离甲状腺素（fT_4）18.6 pmol/L，超敏促甲状腺激素（STSH）2.940 μIU/mL。

（5）心肌损伤标志物：心肌肌钙蛋白T（cTnT）0.011 ng/mL，肌酸激酶同工酶MB（CK-MB）0.8 ng/mL（↑），氨基末端脑利尿钠肽前体（NT-proBNP）768.0 pg/mL（↑）。

(四)心电图

窦性心律,V1导联P波终末电势(PTF-V1)增大,提示左心房负荷增大;QRS电轴左偏;T波改变,在V5、V6导联低平(图2-1)。

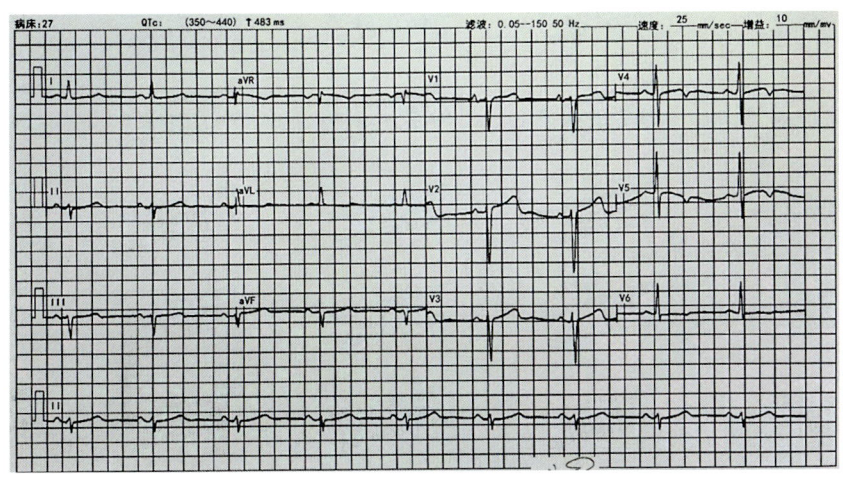

图2-1 心电图

诊断与评估

(一)入院诊断

心房颤动,心功能不全,高血压。

(二)术前评估

1. 手术风险评估　使用卒中风险评分量表(表2-1)和出血风险评分量表(表2-2)进行术前评估。

表2-1 卒中风险评分

CHA$_2$DS$_2$-VASc	评分
慢性心力衰竭/左心室功能不全(C)	0
高血压(H)	1
年龄≥75岁(A)	0
糖尿病(D)	0
卒中/短暂性脑缺血发作/血栓栓塞病史(S)	2
血管性疾病(V)	0
年龄65~74岁(A)	1
女性(Sc)	0
合计	4

表2-2 出血风险评分

HAS-BLED	评分
高血压(H)	1
肝、肾功能不全(A)	0
卒中(S)	1
出血(B)	0
异常国际标准化比值(L)	0
年龄>65岁(E)	1
药物或饮酒(D)	0
合计	3

2.术前影像检查

（1）经食管超声心动图：左心房自发显影，未见左心房内血栓；左心耳呈单叶菜花型，整体收缩性较弱。大角度下可见内部梳状肌较发达，上缘稍长，近口部存在明显囊袋（图2-2）。左心耳开口直径为23.7～26.7 mm，深度为26.6～30.1 mm。左心耳开口整体呈类圆形（图2-3，表2-3）。

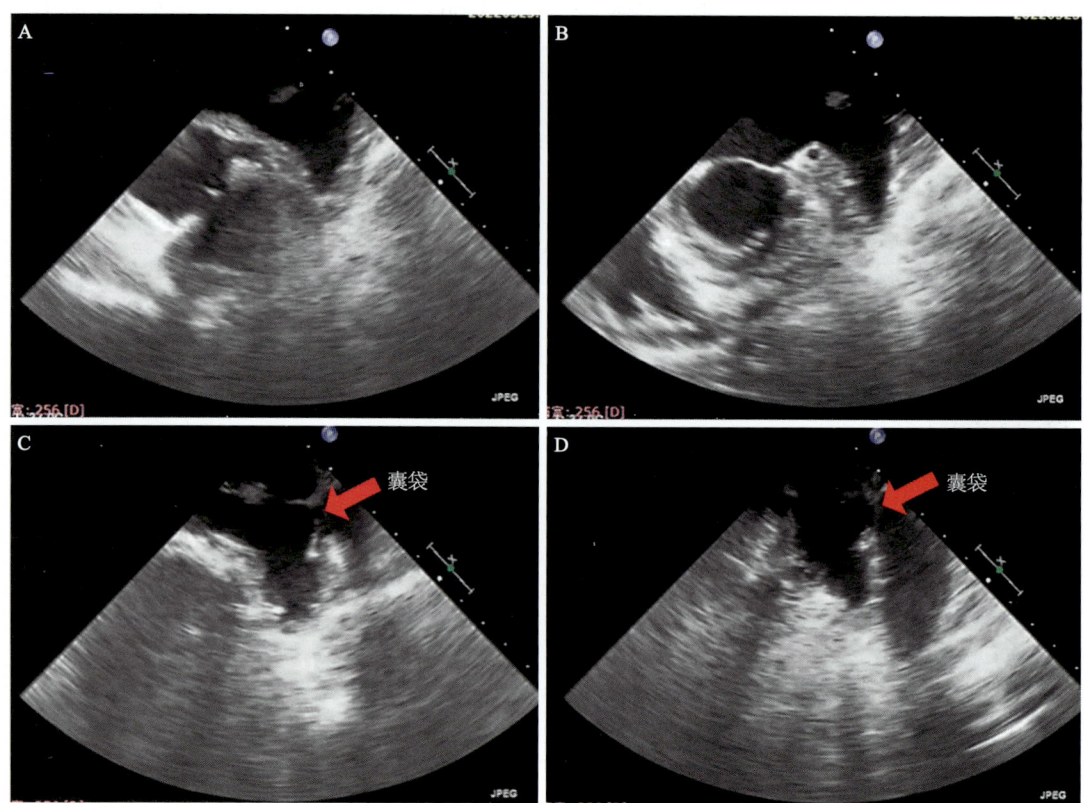

图2-2　术前TEE（参见视频）
A. TEE 0°；B. TEE 45°；C. TEE 90°；D. TEE 135°

表2-3　TEE下左心耳测量数据

角　度	开口直径（mm）	深度（mm）
0°	24.5	26.6
45°	23.7	30.1
90°	24.3	27.8
135°	26.7	29.6

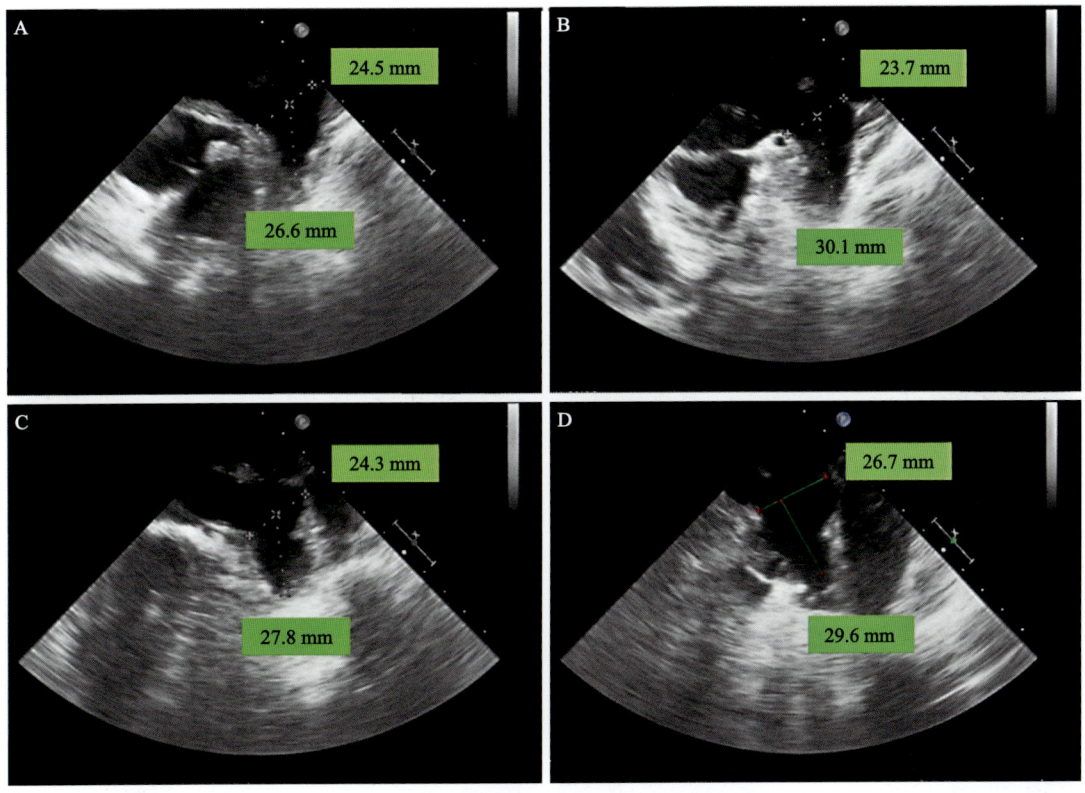

图 2-3　术前 TEE 下测量左心耳开口直径和深度
A. TEE 0°；B. TEE 45°；C. TEE 90°；D. TEE 135°

（2）经胸超声心动图

1）左心房、左心室内径增大。左心室壁厚度正常，左心室流出道未见异常，左心室各节段收缩活动稍减弱。左心房内径（LA）50 mm（↑）；左心室舒张末期内径（LVDd）58 mm（↑）；射血分数（EF）54%；左心耳排空速度 20 cm/s。

2）二尖瓣不增厚，瓣叶开放不受限，瓣口面积正常，瓣叶关闭形态未见异常，彩色多普勒示中度二尖瓣反流。

3）主动脉窦部不增宽，升主动脉不增宽。主动脉瓣三叶式，瓣膜不增厚，开放不受限，彩色多普勒未发现主动脉瓣反流。

4）下腔静脉内径正常，右心腔内未见异常回声，房间隔未见回声缺失，彩色多普勒未见房水平分流。右心房内径增大（上下径为 57 mm），右心室基底段、流出道内径正常，右心室壁正常厚度，右心室收缩活动未见异常。三尖瓣环收缩期位移（TAPSE）正常。

5）肺动脉不增宽，肺动脉壁增厚，开放不受限，肺动脉平均压未测及。三尖瓣不增厚，瓣叶开放不受限，瓣叶关闭形态未见异常，彩色多普勒示轻微三尖瓣反流。

6）心包腔内未见明显积液。

（3）多层螺旋电子计算机断层扫描仪

1）造影剂弥散均匀，左心耳远端充盈完全。二维CT下测量左心耳开口直径为26～28 mm，平均为27 mm（图2-4）。

2）中高位菜花型左心耳，单主叶，上缘明显囊袋，下缘较短。穿间隔位点正常，靠后、靠下（图2-5）。

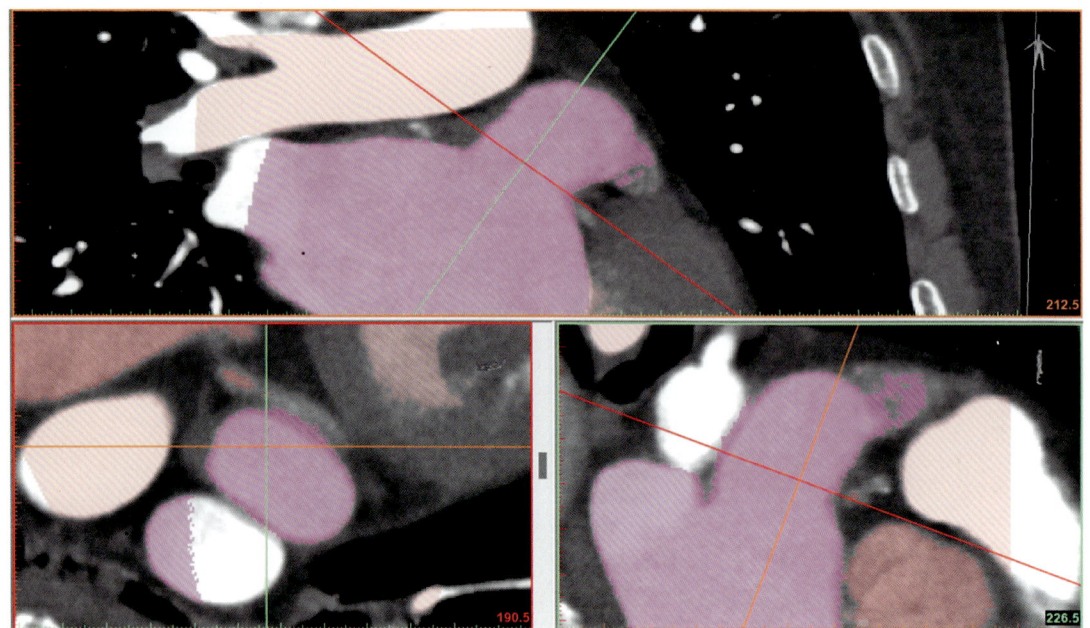

图2-4　二维CT评估

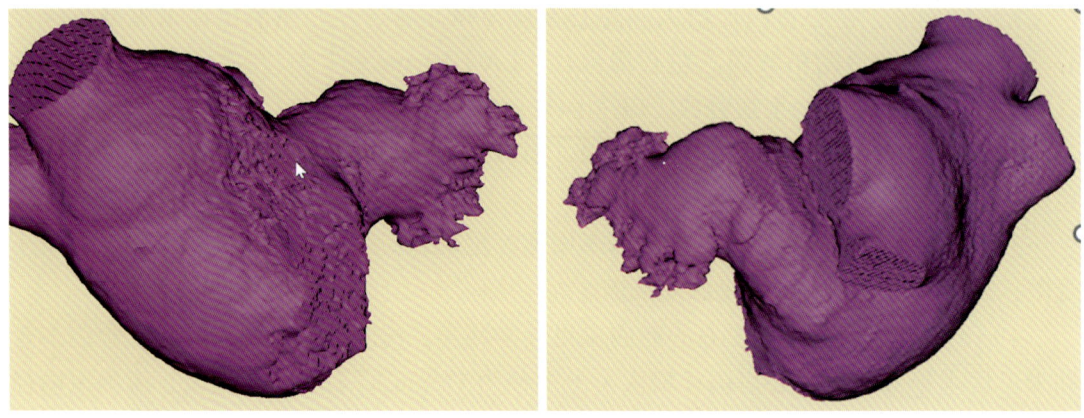

图2-5　CT三维重建评估（参见视频）

3）常规三体位造影模拟，推荐工作体位：RAO 30°，CAU 20°（图2-6）。

4）三维重建下测量左心耳开口直径为27～28.9 mm，深度为31 mm。与二维CT下测量结果相近（图2-7）。

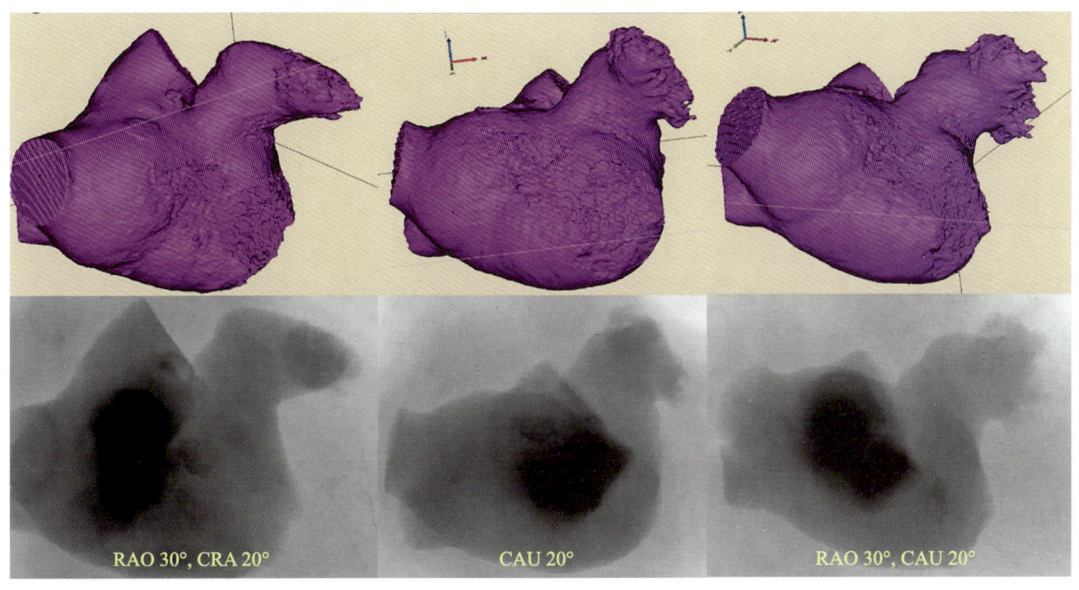

图2-6 CT三维重建与造影模拟

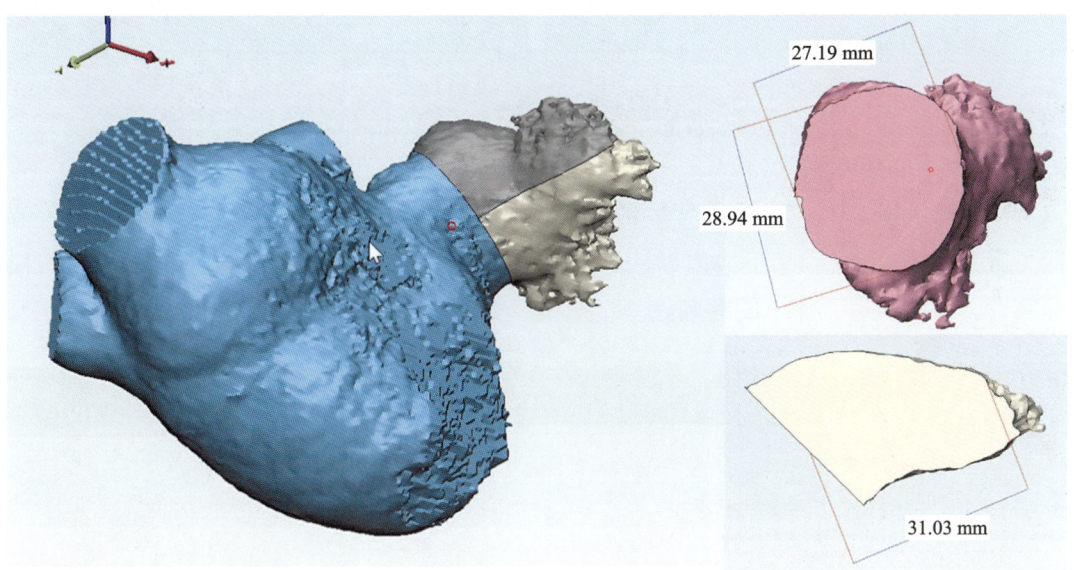

图2-7 三维重建下测量左心耳(参见视频)

治疗方案

该患者卒中风险4分(表2-1),出血风险3分(表2-2),符合左心耳封堵术适应证。患者房颤时间较短,年龄较轻,且为阵发性房颤,考虑到患者的远期获益与本人意愿,故决定行房颤射频消融+经皮左心耳封堵术一站式手术,选择全麻标准术式。

手术过程

(一)封堵策略制订

(1)选择31 mm封堵器,小压缩形态(压缩比10%~15%)上缘囊袋填满,下缘少量露肩或不露肩(图2-8)。

(2)选择35 mm封堵器,大压缩形态(压缩比15%~25%)上缘囊袋填满,下缘少量露肩(图2-8),具体方案需结合术中造影最终确定。

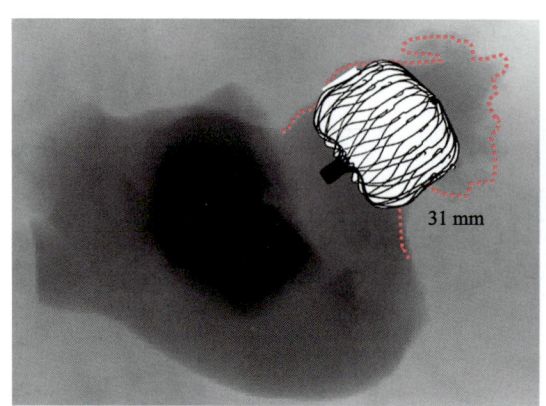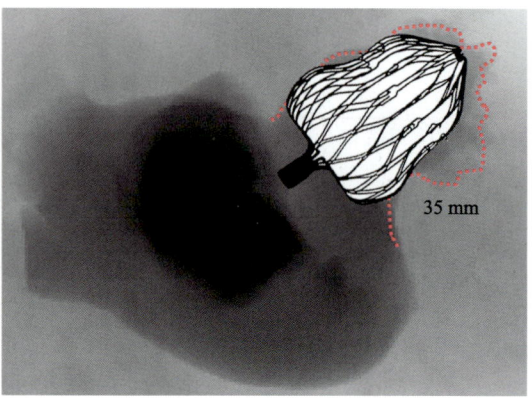

图2-8 封堵策略制订

(二)房间隔穿刺

X射线透视下(正位)显示穿刺位点偏低(图2-9A),RAO 45°下显示穿刺位点偏后(图2-9B),LAO 46°下造影确认穿刺针过房间隔(图2-9C)。为行消融术插入两根穿刺针,保留靠后、靠下的穿刺点。

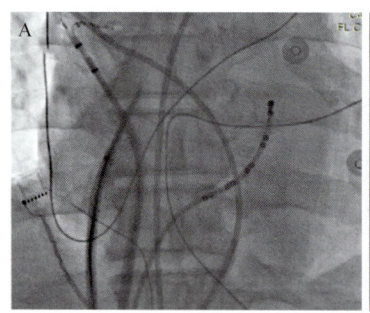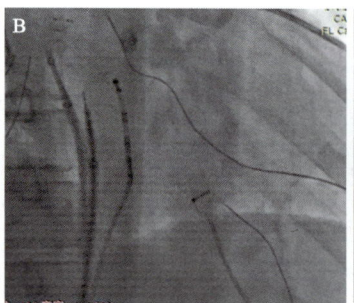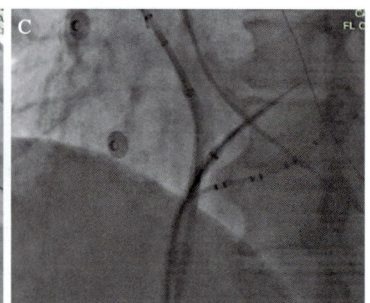

图2-9 房间隔穿刺(参见视频)
A.正位;B. RAO 45°;C. LAO 46°

(三)左心耳造影与策略选择

术前评估充分,故术中仅在工作体位下造影(图2-10)。造影可见该患者左心耳呈收口菜花型,单主叶,上缘有明显大囊袋,远端与下叶的梳状肌十分发达。左心耳整体收缩性一般。其解剖口为23.6 mm，囊袋的开口为26.2 mm，深度23 mm，与术前TEE测量结果相近，术前CT的测量值偏大。

左心耳深度足够，内部空间充足，结合其形态和测量结果，决定选择WATCHMAN FLX 31 mm封堵器。采用小压缩形态的封堵策略，利用退鞘法展开，展开过程保持一定逆时针力，封堵器充分填充上缘囊袋空间，下缘微量/不露肩（图2-11）。

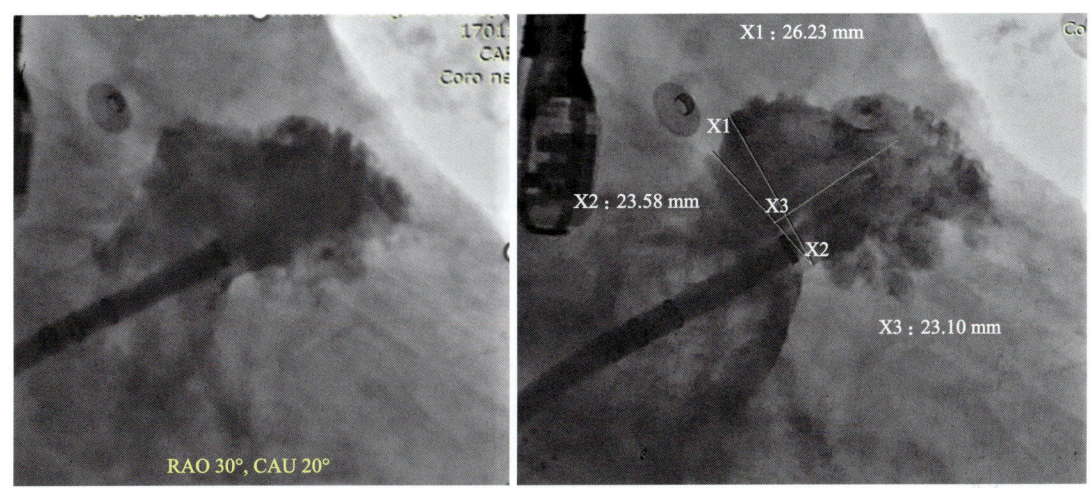

图2-10　术中工作体位左心耳造影（参见视频）

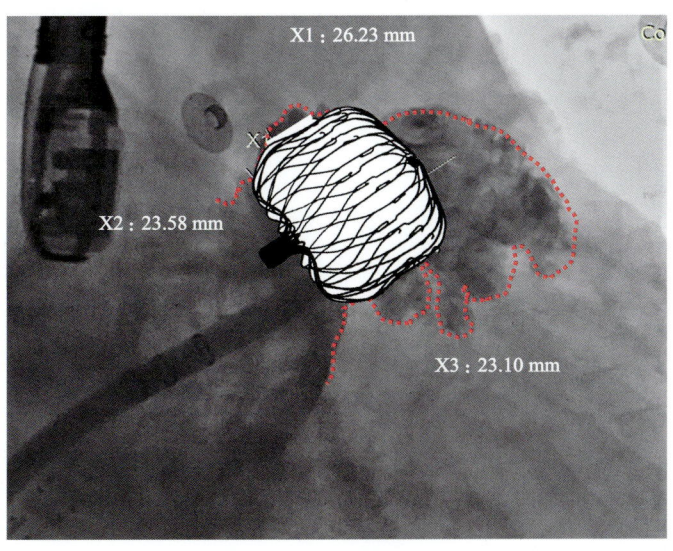

图2-11　封堵策略选择

（四）封堵器展开

鞘管走向与左心耳同轴，走上叶；推送输送系统至与导引系统远端标记重合后锁合系统（图2-12A）。退鞘形成FLX ball（图2-12B）后将系统整体推送至指定位置，顶住释放手柄鞘管，缓慢退鞘，展开封堵器（图2-12C）。封堵器展开即刻，顶住钢缆至少10 s。

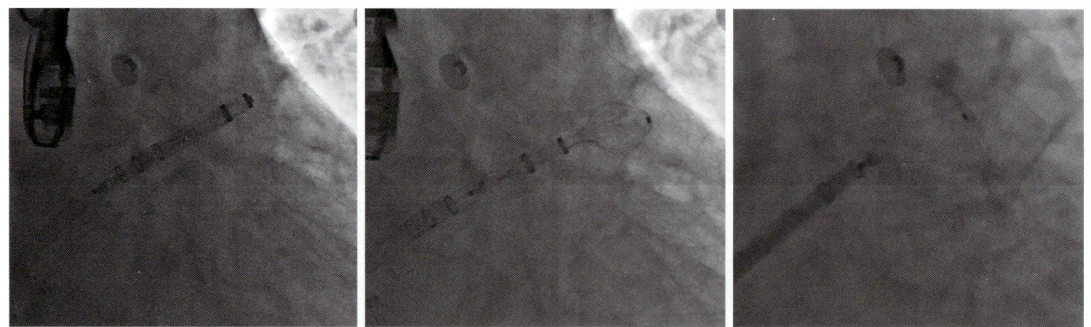

图2-12　封堵器展开过程（参见视频）

（五）PASS原则评估

TEE各角度下评估封堵器位置与密封性，可见封堵器位置合适，形态良好，基本与左心耳平口，下缘无明显露肩，多角度显示无明显残余分流（图2-13）。

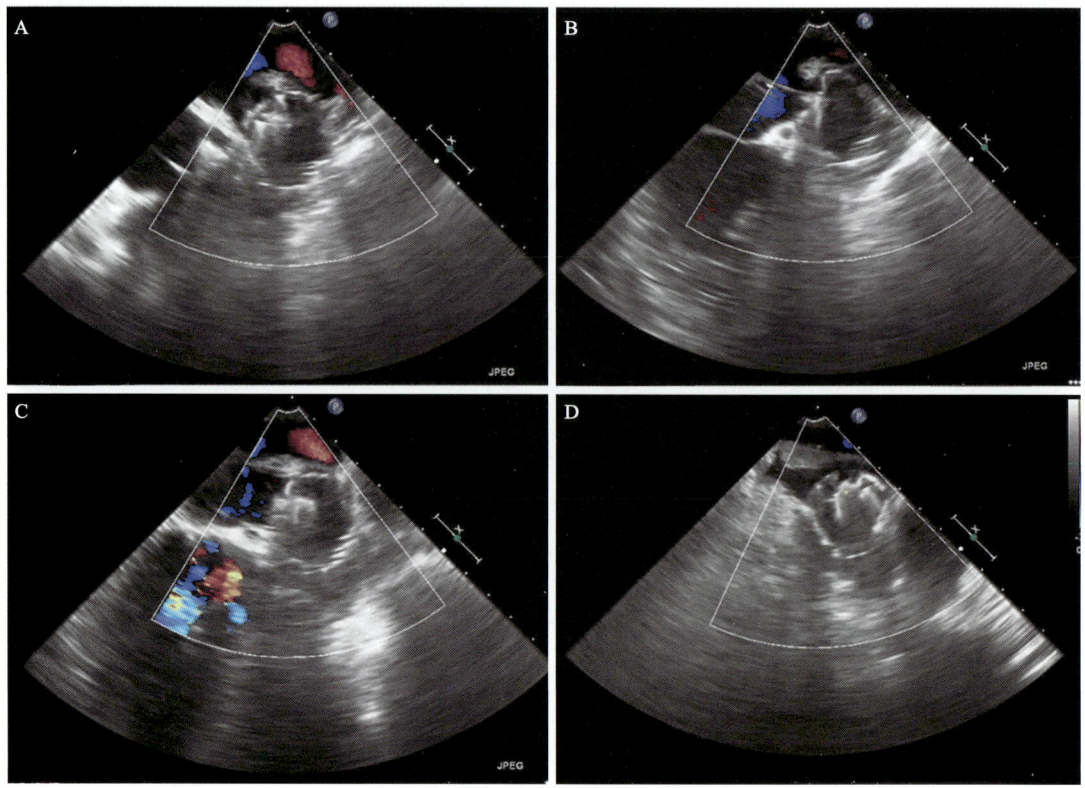

图2-13　TEE下评估位置及封堵效果（参见视频）
A. TEE 0°；B. TEE 45°；C. TEE 90°；D. TEE 135°

为评估尺寸，于TEE各角度下测量压缩比，为13%～17%，平均为15%（图2-14）。为评估锚定，进行牵拉试验。TEE下牵拉稳定，回弹迅速，封堵器无位移（图2-15）。

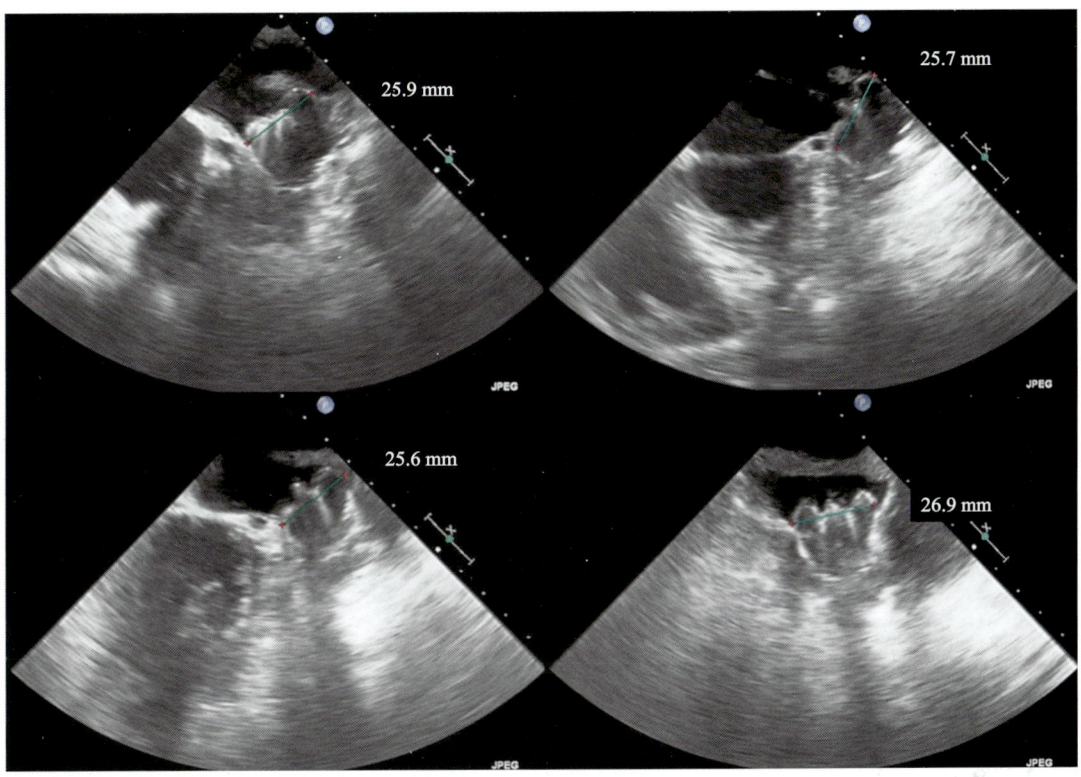

图2-14　测量压缩比

（六）释放封堵器

植入的封堵器符合PASS原则，予释放封堵器（图2-16）。

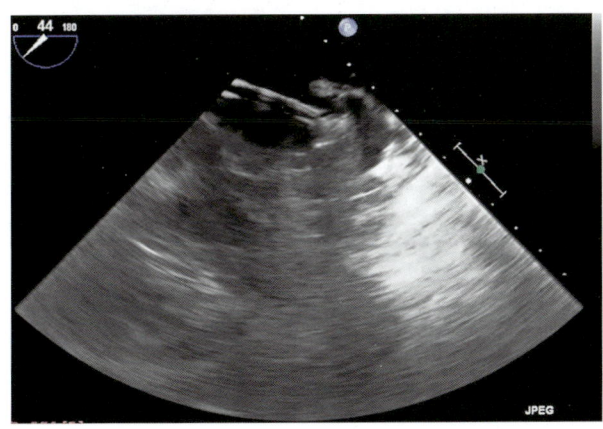 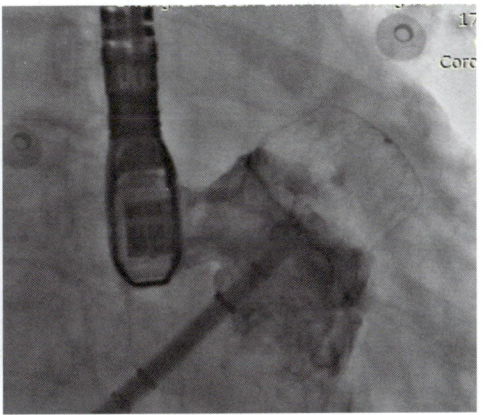

图2-15　牵拉试验（参见视频）　　　　图2-16　封堵器释放（参见视频）

术后情况

（一）术后用药

给予利伐沙班（每日一次）抗凝三个月；盐酸胺碘酮抗心律失常；保胃、控制血压等对症治疗。三个月后复查TEE调整抗凝方案。

（二）随访

术后三个月CTA示左心耳内无造影剂渗入，封堵器内外HU值差异明显，提示封堵器已内皮化完全（图2-17、图2-18）；调整用药方案为单抗血小板。

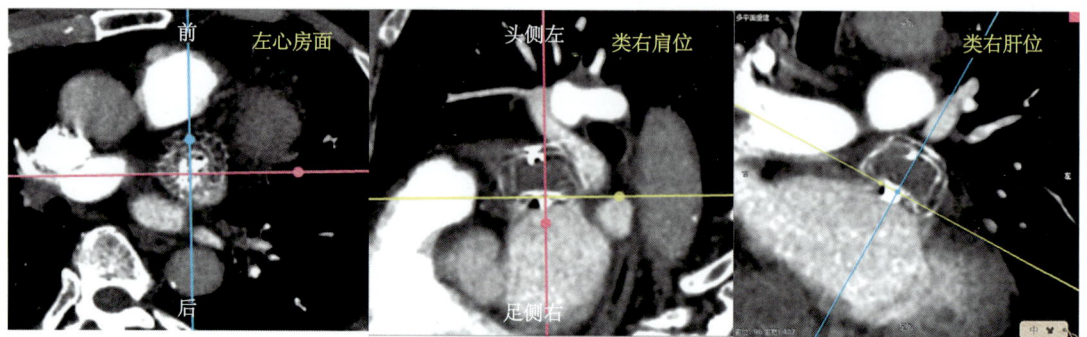

图2-17　术后CTA随访

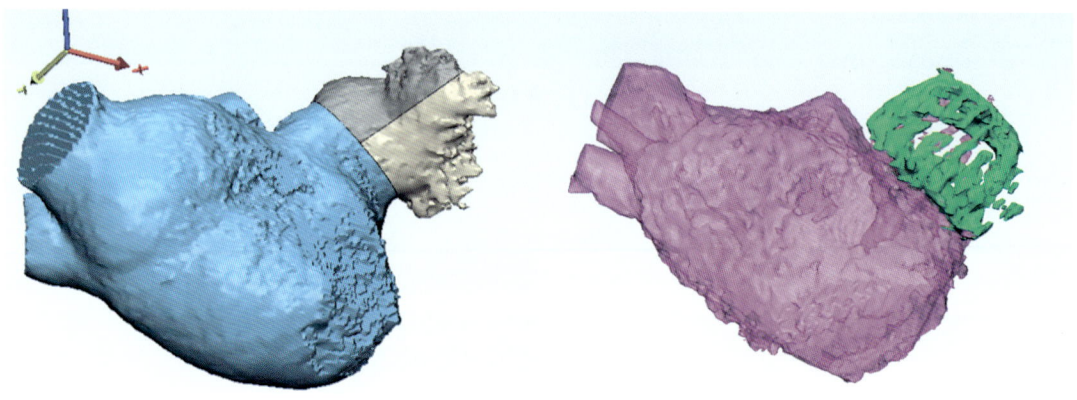

图2-18　CTA三维重建

术者小结

（1）患者房颤时间较短，年龄较轻，且为阵发性房颤，考虑到患者的远期获益，进行了射频消融+经皮左心耳封堵术一站式手术。

（2）充分的术前评估可以帮助术者系统性地了解手术的难点，在处理复杂左心耳时是不可或缺的步骤；术前CT重建的左心耳测量结果较TEE、DSA偏大，在最终确定使用何种封堵器时还需多方面综合考虑（左心耳形态、内部空间、左心耳收缩性等因素）。

（3）WATCHMAN FLX极强的顺应性可以充分填充左心耳空间，对于同一个左心耳，使用不同型号的封堵器可以采取不同的封堵策略，在应对复杂左心耳时可在比较不同策略的优缺点后选择最合适的一种。

（4）根据我院单中心的经验，内皮化完全的时间大约是在3～6个月，3个月后复查无残余分流时可考虑单抗血小板的用药方案，然后根据患者情况决定是停药还是单抗血小板。

专家点评

许多医生认为较年轻的阵发性房颤患者应首选射频消融治疗，但最新的欧洲和美国指南指出，房颤患者应分阶段管理，而非分类型管理。因此，无论阵发性房颤患者年轻与否，均具备左心耳封堵术适应证。此外，规范性术前评估和术后随访是该病例的最大亮点。

（武汉亚心总医院　苏晞教授）

该病例中，术者采取先消融后封堵的方案，可以考虑优化手术顺序。有相关研究数据和经验表明，先封堵再消融能避免嵴部水肿消退造成的残余分流。

（宁波大学附属第一医院　储慧民教授）

病例 3

浅反鸡翅型左心耳 WATCHMAN FLX 封堵

上海交通大学医学院附属第九人民医院　张宗燊

扫码看视频

病例资料摘要

（一）病史

患者女性，72岁。主诉胸闷、心悸6年余，2小时前胸闷、胸痛，疼痛为持续性且放射至肩背部。于我院急诊就诊，心电图示房颤、不完全性右束支传导阻滞、ST-T段改变。房颤史6年，肾功能不全史5年；还有高血压、2型糖尿病、冠状动脉粥样硬化性心脏病、亚急性心肌梗死史，具体不详。对青霉素过敏。否认传染病史。

（二）体格检查

体温36.5 ℃，心率99次/分，血压126/79 mmHg。神志清醒；双肺呼吸音粗，未闻及啰音；律不齐；腹平软；双下肢未见异常。

（三）实验室检查

（1）心肌损伤标志物：高敏肌钙蛋白I（hs-TnI）115 ng/L，BNP 280 pg/mL（↑）。

（2）血常规：WBC 10.5×10^9/L。

（3）肝肾功能：肌酐（Cr）123 μmol/L（↑），尿酸（UA）381 μmol/L，肾小球滤过率（eGFR）38 mL/（min·1.73 m²）（↓）。

诊断与评估

（一）入院诊断

持续性房颤，2型糖尿病，高血压，慢性肾功能不全，胆囊切除术后。

（二）术前评估

1. 手术风险评估　使用卒中风险评分量表（表3-1）和出血风险评分量表（表3-2）进行术前评估。

2. 术前影像检查

（1）经食管超声心动图：左心房自发显影，未见左心房内血栓。左心耳呈反鸡翅型，内部空间狭小，提示房间隔穿刺轴向应靠下、靠前。左心耳排空速度为15.3 cm/s，

表 3-1 卒中风险评分

CHA₂DS₂-VASc	评分
慢性心力衰竭/左心室功能不全（C）	0
高血压（H）	1
年龄≥75岁（A）	0
糖尿病（D）	1
卒中/短暂性脑缺血发作/血栓栓塞病史（S）	0
血管性疾病（V）	1
年龄65～74岁（A）	1
女性（Sc）	1
合计	5

表 3-2 出血风险评分

HAS-BLED	评分
高血压（H）	1
肝、肾功能不全（A）	1
卒中（S）	0
出血（B）	0
异常国际标准化比值（L）	0
年龄>65岁（E）	1
药物或饮酒（D）	1
合计	4

血栓形成的概率较大（图3-1）。

（2）经胸超声心动图：左心房增大；二尖瓣瓣环钙化，中度二尖瓣反流；主动脉瓣轻度钙化，中度三尖瓣反流。左心室收缩功能降低（心室律不齐）。LA 56 mm，LVDd 49 mm，左心室射血分数（LVEF）52%。

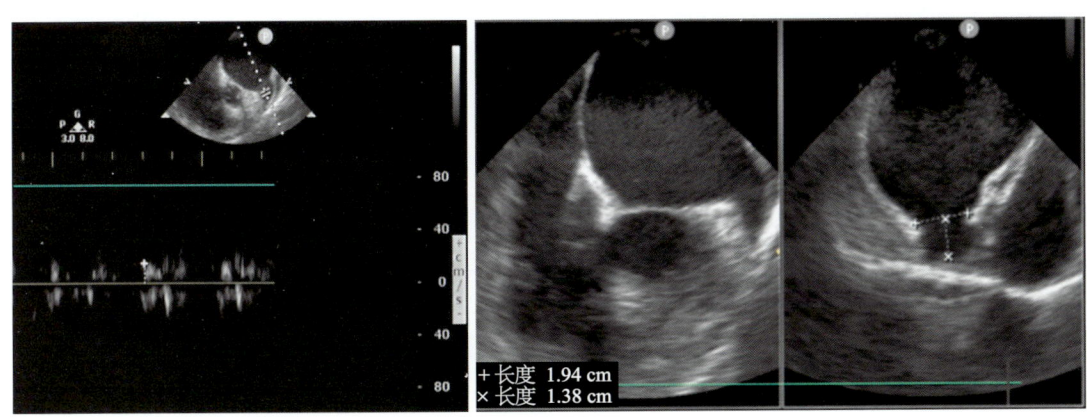

图 3-1 术前TEE

治疗方案

该患者卒中风险5分（表3-1），出血风险4分（表3-2），属于高卒中风险、高出血风险的非瓣膜性房颤患者，且肾功能不全，符合左心耳封堵术适应证。考虑患者的远期获益，与患者协商后达成一致，行经皮左心耳封堵术代替长期抗凝治疗。手术在TEE指导下进行，采用深度镇静的麻醉方式。

手术过程

（一）房间隔穿刺

DSA指导房间隔穿刺，穿刺位置靠下、靠前。穿刺后注射造影剂，造影剂在左心房弥散，确认房间隔穿刺成功。穿刺后确认无心包积液，根据患者体重给予100 IU/kg肝素抗凝，10分钟后测量ACT（图3-2）。

（二）左心耳造影

造影显示反鸡翅型左心耳，开口直径19.3 mm，深度14.5 m，梳状肌发达，内部空间有限，下缘多小分叶，轴向良好，考虑使用WATCHMAN FLX封堵器进行封堵（图3-3）。

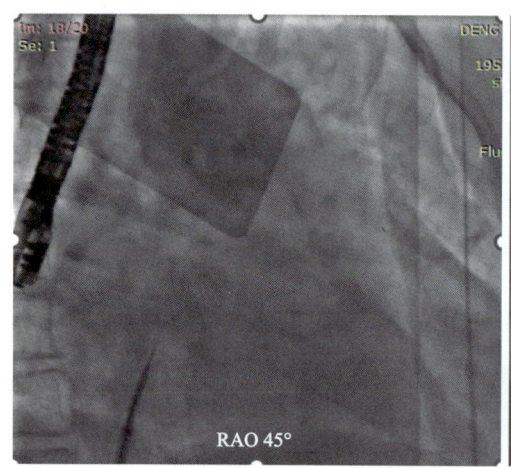

图3-2　房间隔穿刺（参见视频）　　图3-3　术中左心耳造影

（三）封堵策略分析

左心耳呈反鸡翅型，深度较浅，根据左心耳内部空间和深度综合考虑，"翅尖"不可用，决定进行"翅根"封堵。选择24 mm WATCHMAN FLX封堵器（图3-4），采用退鞘和进伞相结合的方式展开封堵器。

（四）封堵器展开

鞘管轴向良好，输送系统与导引系统形成组合鞘后，在左心耳体部退鞘形成FLX ball，组合鞘整体前送，将封堵器送至左心耳远端，继续结合使用退鞘和进伞，直至封堵器完全展开。随后立即用钢缆顶住伞面至轻微凹陷，维持至少10 s（图3-5）。

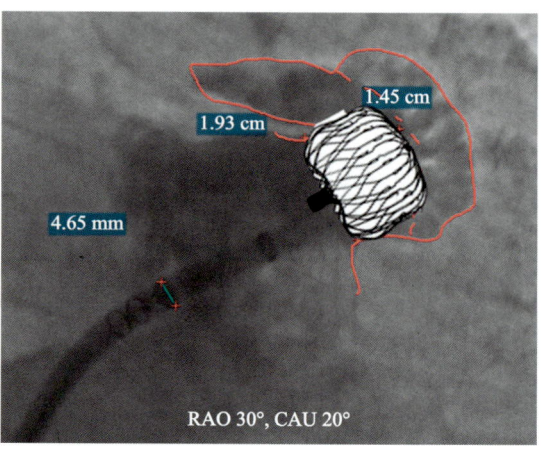

图3-4　封堵策略分析

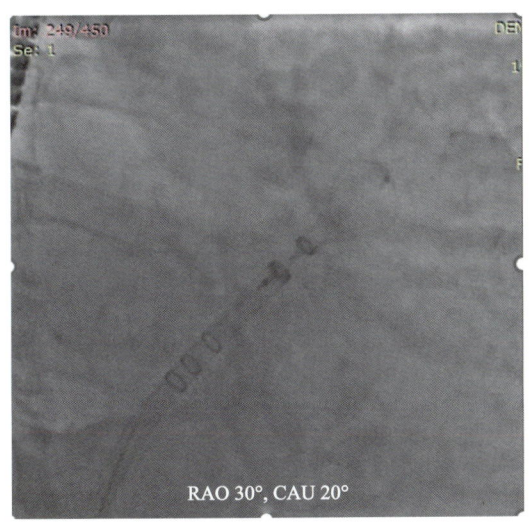

图 3-5 封堵器展开过程（参见视频）

（五）PASS原则评估

封堵器展开后，DSA下显示位置理想，为进一步验证封堵效果，进行PASS原则评估。对于封堵器位置，原则上应使封堵器最大直径平面刚好位于左心耳口部或略深一点的位置，露肩应小于封堵器展开长度的1/3。本例中造影可见封堵器位置良好，封堵器将左心耳内部空间充盈完全；TEE多角度下观察，封堵器位置良好，TEE 135°下测量封堵器展开后长度为15.6 mm，下缘露肩4.6 mm，满足位置要求（图3-6）。

对于封堵器的锚定，通常通过牵拉试验评估。具体来说，轻柔地向后牵拉释放手柄（1 cm左右），然后松开，锚定良好的封堵器应与左心耳同步运动。本例中牵拉试验稳定，无任何相对位移，DSA下可见封堵器远端黑色标记点未移动，TEE下可见封堵器与左心耳壁无相对位移（图3-7）。

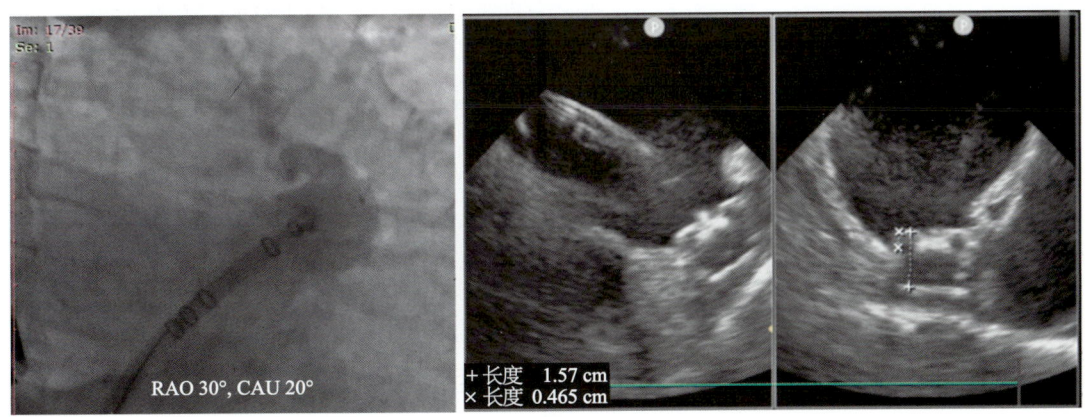

图 3-6 封堵器位置良好（参见视频）

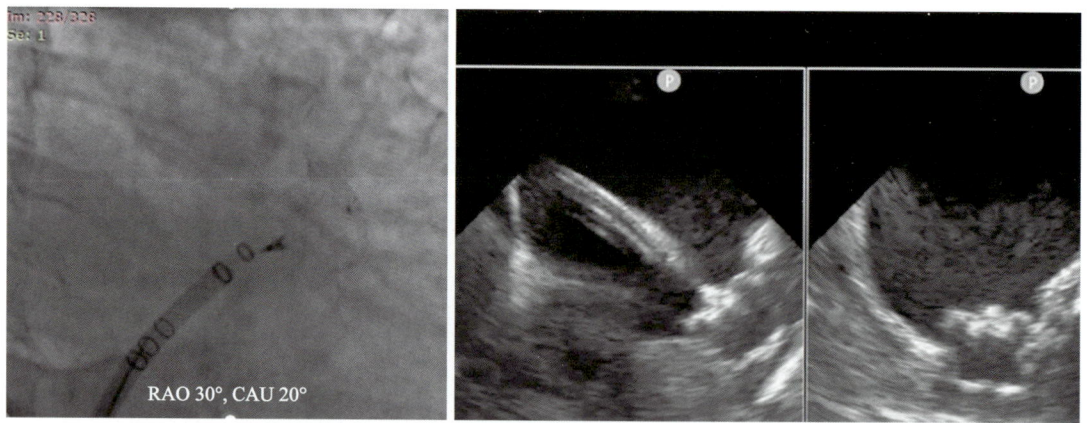

图3-7　牵拉试验稳定（参见视频）

对于封堵器的尺寸，可在TEE多角度下测量封堵器的最大直径，计算压缩比（正常应为10%~30%）。本例中，在TEE各角度下测量压缩比，为12.5%~18.3%，平均压缩比为14.5%（图3-8）。

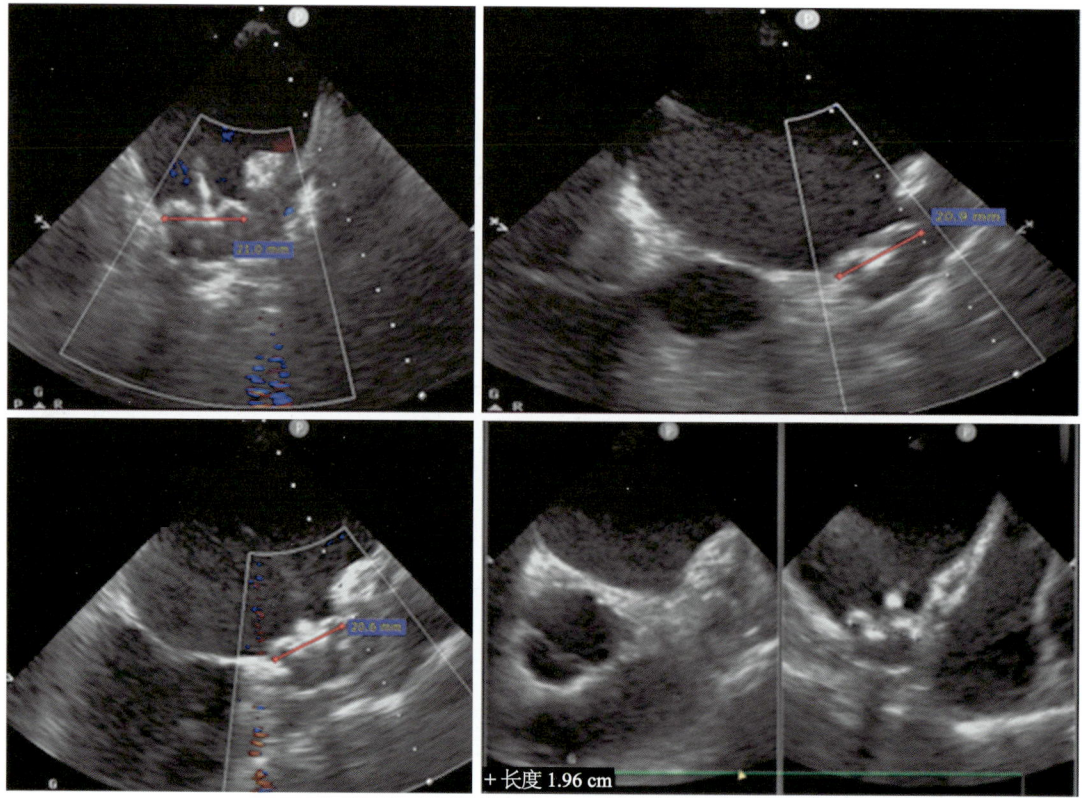

图3-8　测量压缩比

为确保左心耳的所有分叶都被封住,可在TEE多角度下评估是否存在残余分流,并确保残余分流＜5 mm。TEE各角度下见封堵器与左心耳壁紧密贴靠,彩色多普勒下未见任何残余分流,DSA下造影亦显示完全封堵,无任何残余分流(图3-9)。

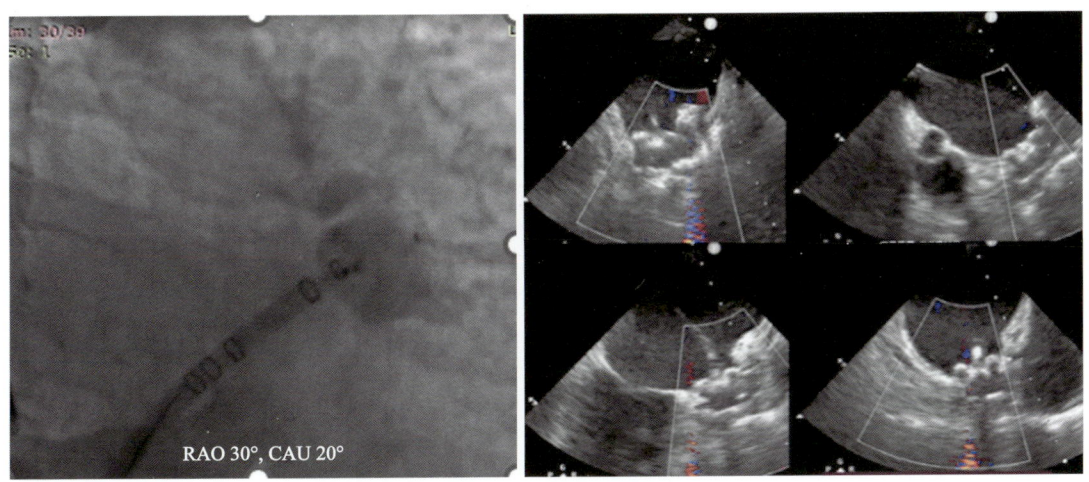

图3-9　评估封堵效果(参见视频)

(六)释放封堵器

植入的封堵器符合PASS原则,予释放封堵器(图3-10);未见心包积液(图3-11)。

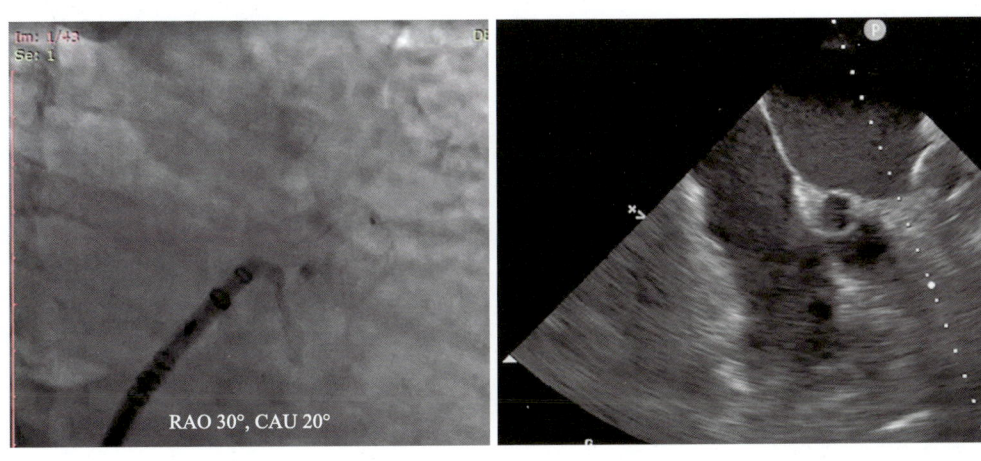

图3-10　封堵器释放(参见视频)　　　　图3-11　无心包积液(参见视频)

术后情况

(一)术后用药

给予利伐沙班(每日一次)+阿司匹林(每日一次)抗血栓三个月;控制血压、血糖;保护肾功能等对症治疗;三个月后复查TEE调整抗血栓方案。

(二)随访

术后四个月随访,TEE检查示多角度下封堵器无位移,无器械表面血栓形成,无术后残余分流,随访效果良好(图3-12),停用抗凝药物利伐沙班,给予阿司匹林(每日一次)+氯吡格雷(每日一次)。考虑到患者肾功能不全,未行左心房CTA随访。复查患者 Cr 129 μmol/L,eGFR 36 mL/(min·1.73 m^2)。

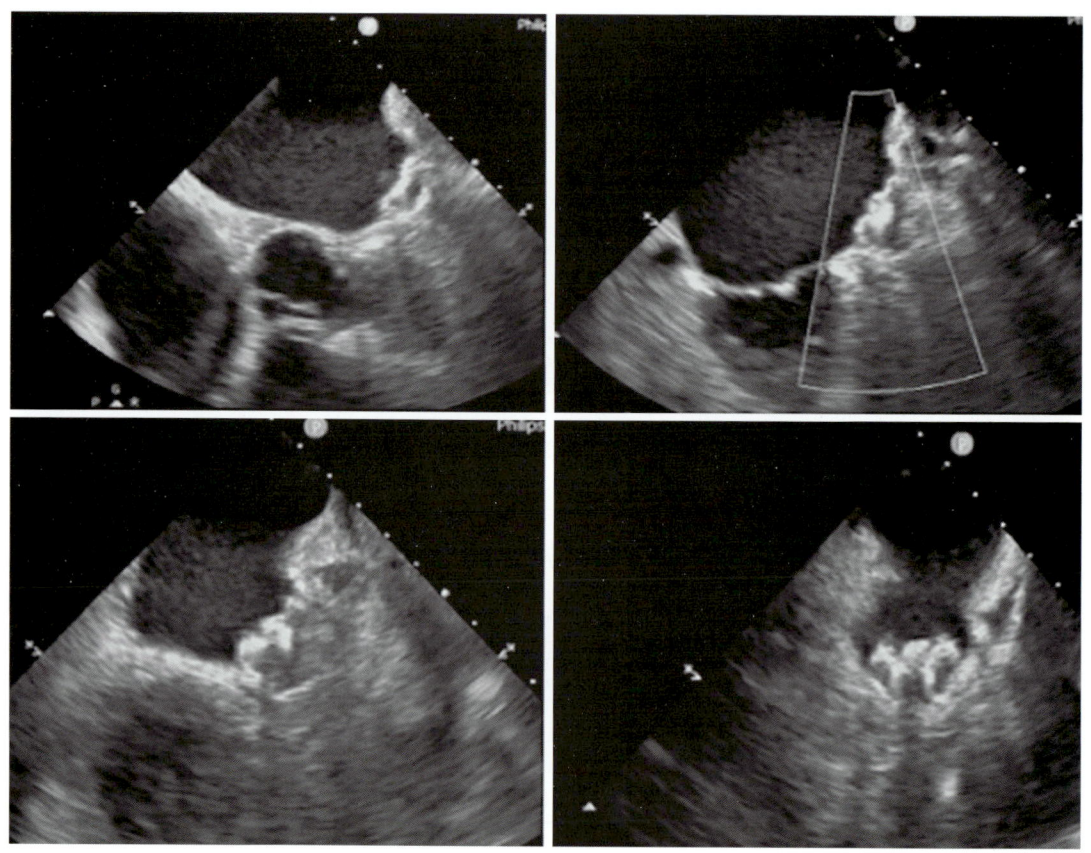

图3-12 术后随访

术者小结

该病例为高卒中、高出血风险房颤患者,反鸡翅型左心耳,深度较浅,采用深度镇静,在TEE指导下进行手术,术中患者配合良好,最终应用WATCHMAN FLX 24 mm封堵器完成了很好的封堵。房间隔穿刺是左心耳封堵成功与否的关键因素之一,术前应结合影像学充分评估,判断左心耳形态,预判穿刺点,本例为反鸡翅型,朝下、朝前穿刺获得了良好的轴向。考虑到本例患者合并慢性肾功能不全,因此术前、术后随访减少了CTA的检查,术中一次展开到位,也尽可能减少造影剂的使用,降低患者肾代谢负担,达到了理想效果。

专家点评

鸡翅型左心耳往往对于轴向的要求更高,尤其是反鸡翅型,穿刺肯定是要靠前、靠下。这个病例的左心耳可用深度很浅,可用空间有限,但好在术者导管操作经验丰富,手法较为娴熟,最后完成了一个令人满意的封堵效果。

(上海交通大学医学院附属新华医院 孙健教授)

这个病例难度较高。反鸡翅型左心耳对于术者的要求比较高,术前影像检查有助于判断穿刺位点、提高手术成功率。本例左心耳深度又比较浅,通过利用封堵器的顺应性,术者很好地完成了封堵。通过PASS原则评估封堵效果,证明满足释放条件,释放后造影结果令人满意。

(中国人民解放军总医院 陈韬教授)

浅反鸡翅型左心耳的封堵难度较大,封堵器可借深度非常少,仅有13 mm左右,术中考虑到患者合并慢性肾功能不全,为减少造影剂使用,术者一次性精准释放封堵器并取得成功,尽管造影显示下缘轻微露肩,但符合PASS原则。

(新疆医科大学第一附属医院 李耀东教授)

病例 4

极浅正反鸡翅型左心耳 WATCHMAN FLX 封堵

安徽医科大学附属安庆第一人民医院　彭杰成　余　飞

扫码看视频

病例资料摘要

（一）病史

患者女性，57岁。主诉胸闷、心悸2个月，轻微活动后胸闷、气喘加重。2022年曾在外院行经导管心脏射频消融术，术后1年内房颤复发。有慢性心功能不全，左侧颈动脉硬化狭窄伴斑块形成，外院头颅MRI提示脑卒中。持续性房颤6年余。否认传染病史。

（二）体格检查

体温36.3 ℃，心率65次/分，血压112/65 mmHg。双肺呼吸音粗糙，未闻及干湿性啰音；心律不齐，S1强弱不等，各瓣膜区未闻及病理性杂音；双下肢无凹陷性浮肿，四肢肌力、肌张力正常。

（三）实验室检查

肝功能、甲状腺功能与其他相关检查均未见明显异常。

诊断与评估

（一）入院诊断

持续性房颤，慢性心功能不全急性加重（NYHA 3级），射血分数中间值型心力衰竭，左侧颈动脉硬化狭窄伴斑块形成。

（二）术前评估

1. 手术风险评估　使用卒中风险评分量表（表4-1）和出血风险评分量表（表4-2）进行术前评估。

2. 术前影像检查

（1）计算机体层血管成像：术前利用计算机体层血管成像（computed tomography angiography，CTA）三维重建显示左心耳呈正反鸡翅型，远端严重向上反折。左心耳上下缘不对称，下缘较短，内部整体空间有限。左心耳开口大小约20.9 mm×23.6 mm，远端分叶深度19.5 mm，有效深度仅14 mm（图4-1）。

表 4-1 卒中风险评分

CHA$_2$DS$_2$-VASc	评分
慢性心力衰竭/左心室功能不全（C）	1
高血压（H）	0
年龄≥75 岁（A）	0
糖尿病（D）	0
卒中/短暂性脑缺血发作/血栓栓塞病史（S）	2
血管性疾病（V）	1
年龄 65～74 岁（A）	0
女性（Sc）	1
合计	5

表 4-2 出血风险评分

HAS-BLED	评分
高血压（H）	0
肝、肾功能不全（A）	0
卒中（S）	1
出血（B）	0
异常国际标准化比值（L）	0
年龄>65 岁（E）	0
药物或饮酒（D）	0
合计	1

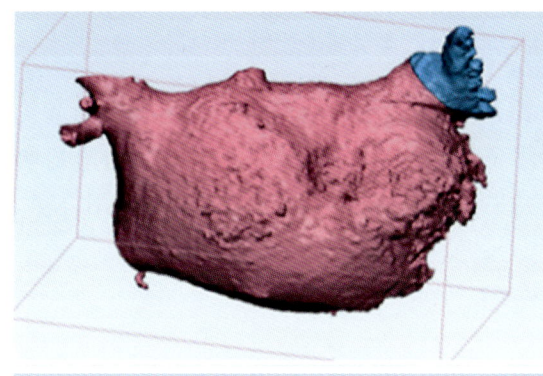
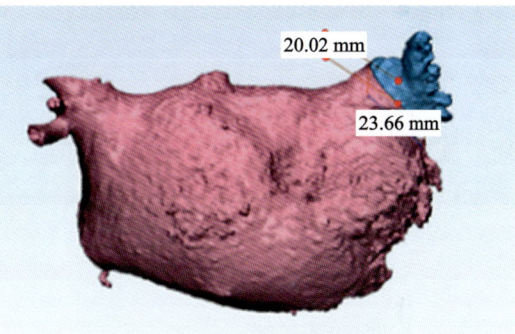
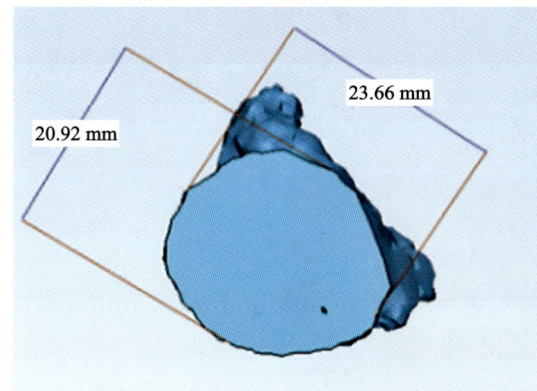
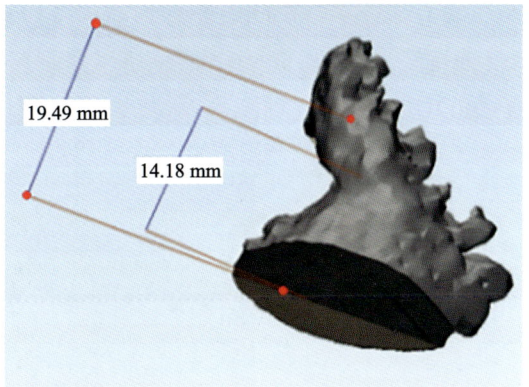

图 4-1 术前 CTA 三维重建

（2）经食管超声心动图：左心房及左心耳未见血栓。左心耳呈正反鸡翅型，内部空间狭小，开口呈水滴型，开口大小约 17.3 mm × 13.8 mm（图 4-2）。

（3）经胸超声心动图：双侧心房增大，左心功能不全，二尖瓣钙化伴少量反流，三尖瓣中度反流。LA 52 mm，LVDd 49 mm，LVEF 47%。

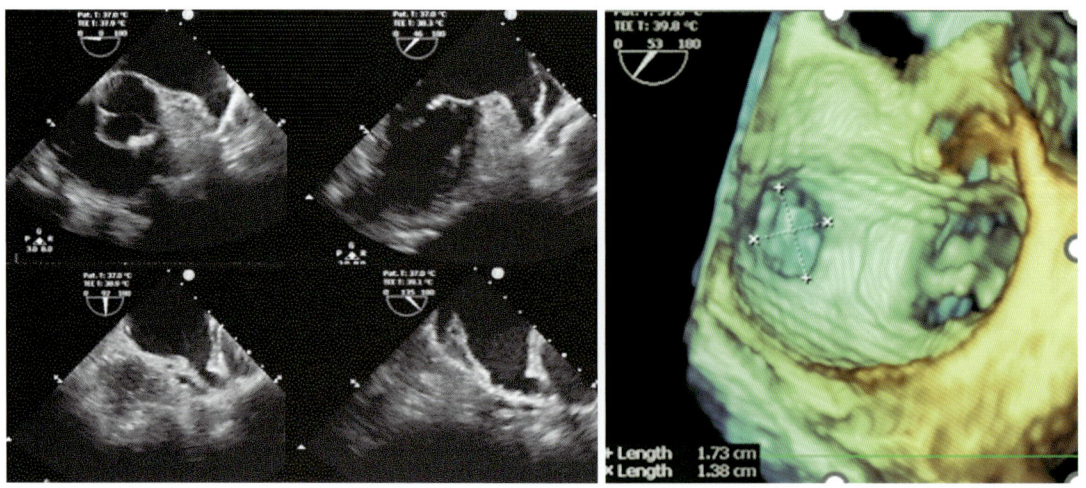

图 4-2 术前 TEE（参见视频）

治疗方案

该患者卒中风险 5 分（表 4-1），出血风险 1 分（表 4-2），存在卒中史且患者不愿意长期口服抗凝药，符合左心耳封堵术适应证。经协商后与患者达成一致，行经皮左心耳封堵手术以代替长期抗凝治疗，并预防其再次卒中。拟在 TEE 指导下采用标准术式，使用全麻。

手术过程

（一）房间隔穿刺

TEE 指导下行房间隔穿刺，穿刺位置靠下、靠中。穿刺后注射造影剂，左心房呈现"气泡影"，确认房间隔穿刺成功。穿刺后确认无心包积液（图 4-3）。根据患者体重给予 100 IU/kg 肝素抗凝。

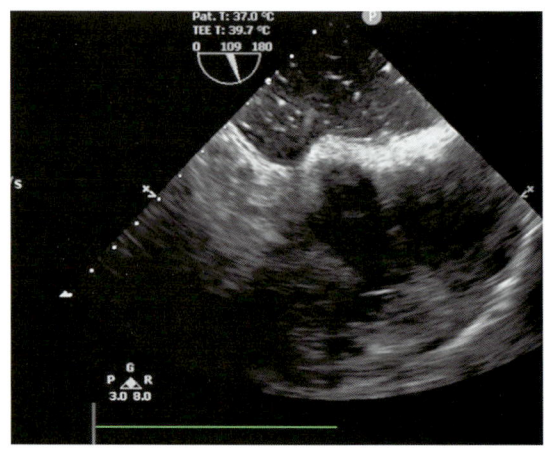

图 4-3 房间隔穿刺（参见视频）

(二)左心耳造影

术中多体位造影,工作体位显示左心耳呈正反鸡翅型,内壁相对光滑,分上、下两叶,可用深度较浅,但轴向良好。综合评估,首选WATCHMAN 2.5封堵器进行封堵(图4-4)。

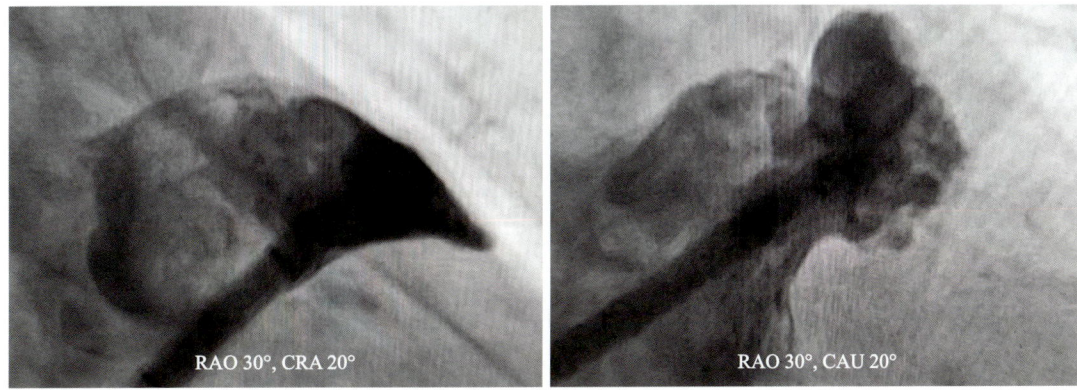

图4-4 术中左心耳造影(参见视频)

(三)WATCHMAN 2.5封堵策略及展开

1. WATCHMAN 2.5封堵策略分析 术中造影显示左心耳呈正反鸡翅型,开口23.8 mm,极限深度20 mm,根据左心耳内部空间和深度综合考虑,可以体外预借1～2 mm,术中缓慢退鞘展开,最后轻顶钢缆"三借"深度抵消封堵器自膨力,可能可以将封堵器放置于左心耳口部,故选择尝试27 mm WATCHMAN 2.5封堵器(图4-5)。

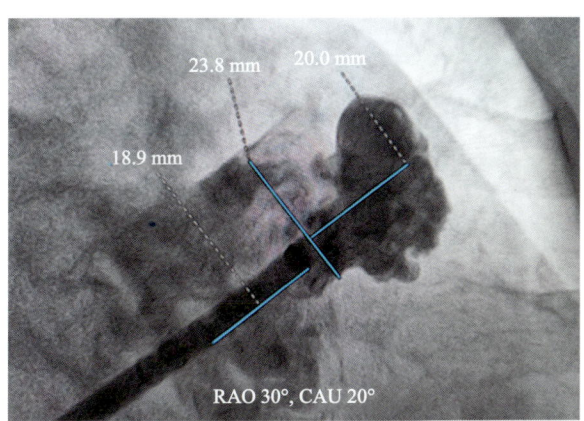

图4-5 WATCHMAN 2.5封堵策略分析

2. WATCHMAN 2.5封堵器展开 术中于上叶逆时针退鞘展开封堵器,因内部空间较小,封堵器滑落至下叶,整体被挤出露肩太多,不能满足PASS原则(图4-6)。因此,更换封堵策略,尝试WATCHMAN FLX封堵器。

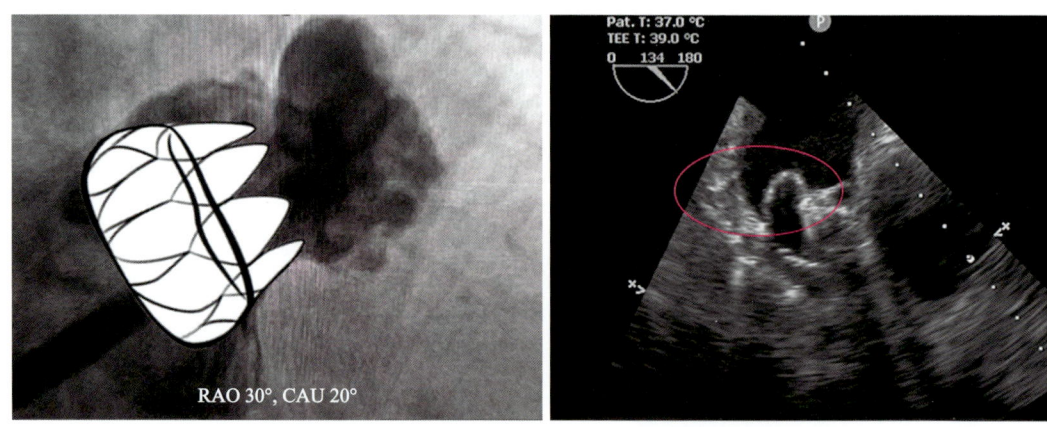

图 4-6　WATCHMAN2.5 封堵器展开效果

（四）WATCHMAN FLX 封堵策略及展开

1. WATCHMAN FLX 27 mm 封堵策略分析　WATCHMAN FLX 对深度的要求更低，全闭合设计也使得在形成 FLX ball 的情况下操作更加安全、可控，术中采用退鞘和进伞相结合的方式展开封堵器。根据测量结果，选择使用 27 mm WATCHMAN FLX，所需深度仅约 15.5 mm（图 4-7）。

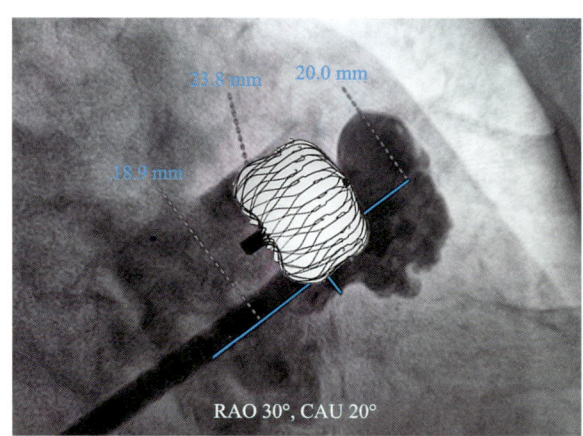

图 4-7　WATCHMAN FLX 封堵策略分析

2. WATCHMAN FLX 27 mm 封堵器展开　因该左心耳内部空间太小，WATCHMAN FLX 27 mm 展开后被挤出，露肩过多，多次尝试仍无法满足 PASS 原则（图 4-8），故只能再次更换封堵策略。因此，改为更小的封堵器，即 WATCHMAN FLX 24 mm 封堵器。

3. WATCHMAN FLX 24 mm 封堵策略分析　左心耳内口直径 19 mm，深度 15.7 mm，根据 WATCHMAN FLX 型号选择工具和前两次试展开结果，选择 WATCHMAN FLX 24 mm 封堵器尝试封堵（图 4-9）。

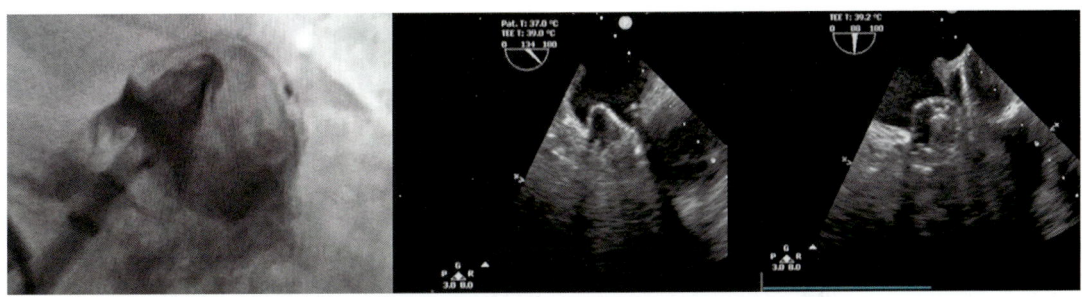

图 4-8 WATCHMAN FLX 27 mm 封堵器展开效果（参见视频）

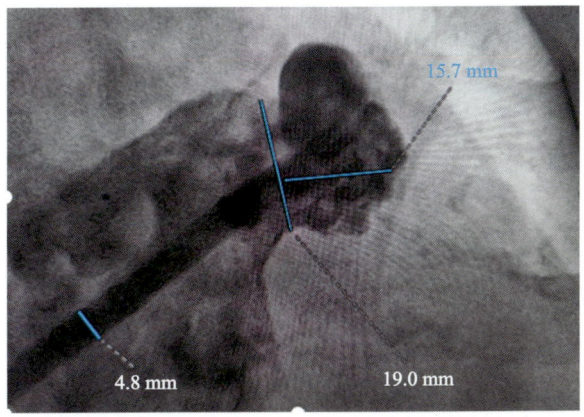

图 4-9 WATCHMAN FLX 24 mm 封堵策略分析

4. WATCHMAN FLX 24 mm 封堵器第一次展开（"退鞘"四步法） 第一次，尝试退鞘"四步法"展开 WATCHMAN FLX 24 mm 封堵器，展开后瞬间封堵器位置尚可（图 4-10A），下缘部分露肩。但是牵拉试验后封堵器下缘外移（图 4-10B），露肩较多，还是不能满足 PASS 原则（图 4-10）。

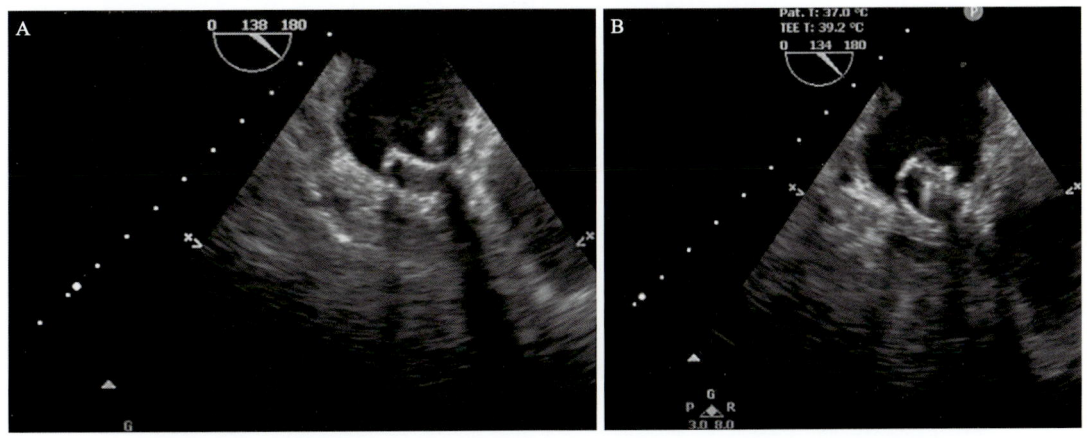

图 4-10 WATCHMAN FLX 24 mm 封堵器第一次展开效果（参见视频）
A. 牵拉前封堵器位置尚可；B. 牵拉后封堵器外移，稳定性不符合 PASS 原则

5. WATCHMAN FLX 24 mm封堵器第二次展开("进伞"四步法） 更换封堵策略，尝试使用"进伞"四步法展开，形成FLX ball之后"进伞"让其探寻可自适应空间；展开后造影显示封堵器位置良好，上下缘平口封堵，TEE 135°下亦显示下缘无露肩（图4-11）。

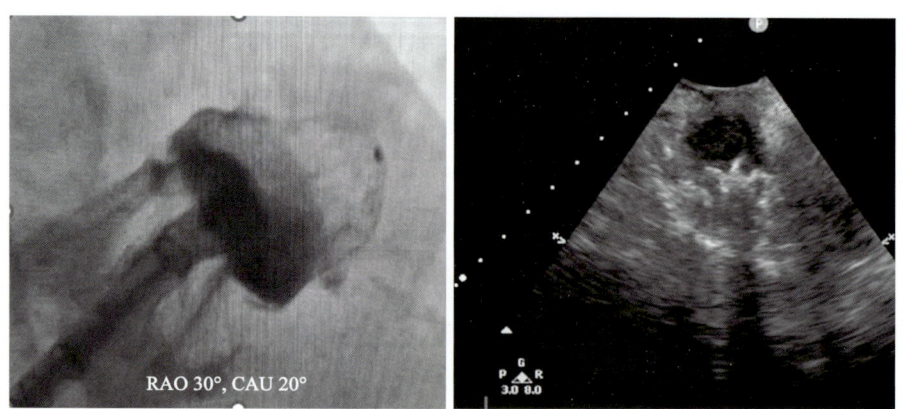

图4-11 WATCHMAN FLX 24 mm封堵器第二次展开效果（参见视频）

（五）PASS原则评估

封堵器展开后，多角度下评估，显示位置理想，为进一步验证封堵效果，进行PASS原则评估。为评估封堵器位置，在DSA下造影，可见封堵器位于左心耳口部，位置良好。TEE多角度下观察，封堵器位置良好（图4-12）。

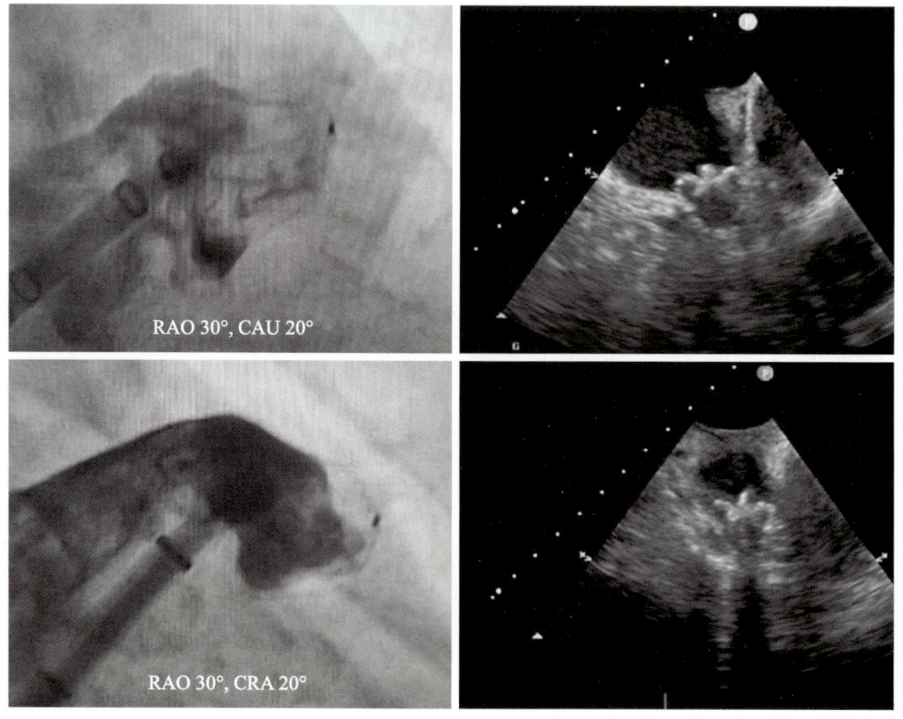

图4-12 封堵器位置良好（参见视频）

术中使用多种途径评估，牵拉试验稳定，无相对位移。封堵器整体呈"铃铛状"，最大直径为20.4 mm，平均压缩比约15%（图4-13）。

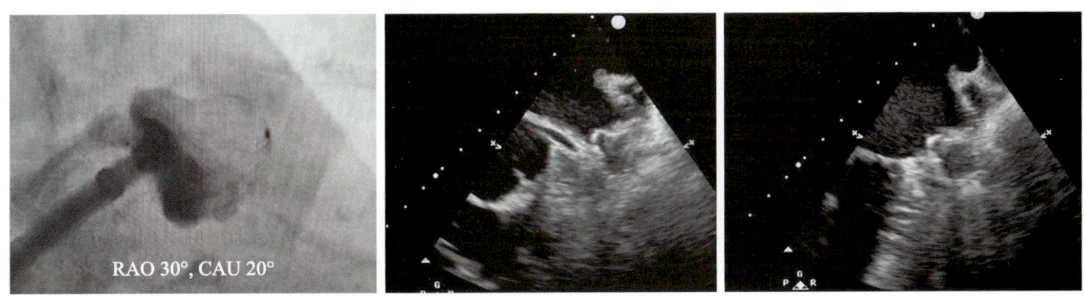

图4-13　牵拉试验及压缩比测量（参见视频）

TEE各角度下观察，封堵器与左心耳壁紧密贴靠，彩色多普勒下未见任何残余分流，DSA造影亦显示完全封堵，无任何残余分流（图4-14）。

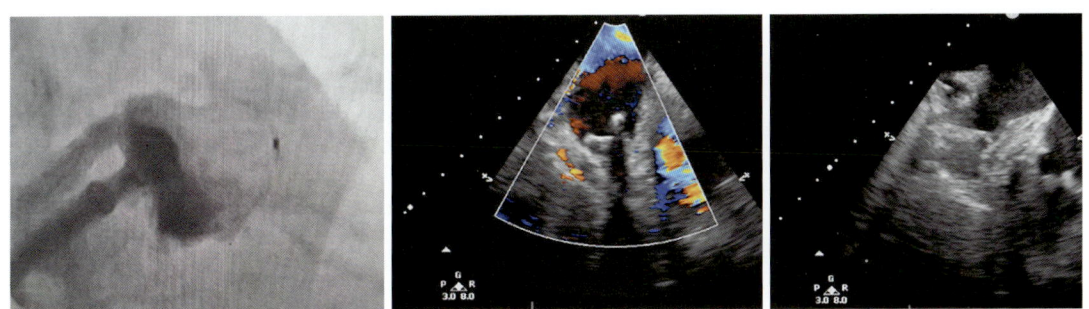

图4-14　评估封堵效果（参见视频）

（六）释放封堵器

植入的封堵器符合PASS原则，予释放封堵器；无心包积液（图4-15）。

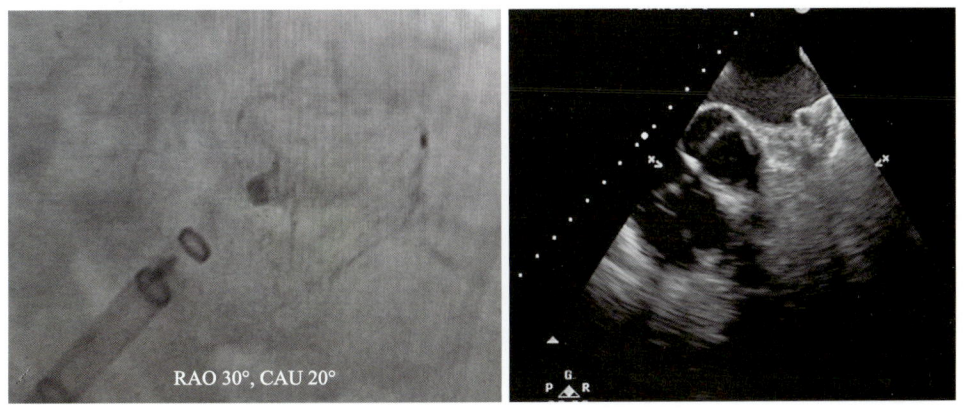

图4-15　封堵器释放且术后无心包积液（参见视频）

术后情况

(一)术后用药

给予利伐沙班(每日一次)+氯吡格雷(每日一次)抗血栓治疗三个月。计划三个月后复查CTA调整抗血栓方案。

(二)随访

术后三个月CTA随访,二维CTA显示左心耳完全封堵,封堵器无位移,多切面下左心耳内部未见造影剂进入,无任何器械周围残余分流,无器械相关血栓形成,提示封堵器表面可能形成内皮化;三维重建显示左心耳内部无任何造影剂进入,无法重建左心耳部分,再次验证封堵效果良好,提示可能已完全内皮化(图4-16)。血常规、尿常规、凝血指标、NT-proBNP等各项指标无明显差异。停用抗凝药物利伐沙班,给予阿司匹林(每日一次)+氯吡格雷(每日一次)。

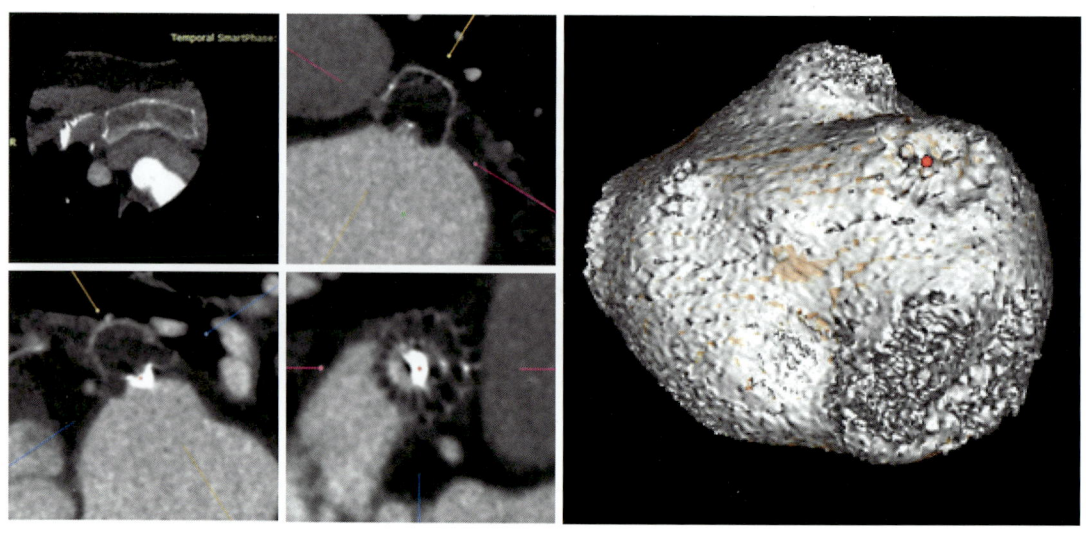

图4-16　术后CTA随访

术者小结

本病例患者房颤多年,属高卒中风险患者,并且之前有卒中史,符合左心耳封堵术适应证,本次行左心耳封堵术进行卒中二次预防,达到满意的效果。本例为正反鸡翅型左心耳,但深度较浅,仅15.7 mm,有一定难度,术中多次尝试,最终应用WATCHMAN FLX的良好特性,采用"进伞"四步法很好地完成了封堵。左心耳封堵的临床终点是器械完全内皮化,患者停用抗凝药,因此术后的定期随访必不可少。本病例随访影像发现手术效果良好,提示可能实现了内皮化。

专家点评

该病例难度较高,术前影像学评估十分重要,术中术者多次换伞、反复调整角度后成功封堵左心耳,获得满意的结果。需要强调,为获得良好同轴性、利于封堵器输送,术中穿刺房间隔的位置应更靠下。

(上海交通大学医学院附属新华医院 王群山教授)

这个病例难度较高,有一定的挑战性,整体上来说术者的操作很不错。术者有效地利用FLX ball推伞封堵方法,使得封堵器自适应左心耳结构,达到理想的封堵效果。

(山东省立医院 李学勋教授)

术中更换WATCHMAN FLX封堵器的选择十分明智。从左心耳形态来分析,本例事实上属于反鸡翅型,建议选择靠前的穿刺点或可优化手术进程。

(上海交通大学医学院附属新华医院 孙健教授)

本例左心耳的操作难度较高,通过多角度下造影评估,术者找到了最佳封堵位置。手术中通过进伞法进行封堵,利用WATCHMAN FLX封堵器的顺应性确保了手术安全性,可显著提高封堵成功率。

(中国人民解放军总医院 陈韬教授)

病例 5

多分叶敞口大左心耳 KISSING 术式封堵

汕头大学医学院第一附属医院　陈业群　萧钟波

扫码看视频

病例资料摘要

（一）病史

患者男性，66岁。主诉言语困难，头晕10余天，于2024年4月7日收治于神经内科。10余日前患者无明显诱因自觉言语表达欠流利、言语不清，偶伴头晕，有昏沉感。既往高血压病史5年，平时服用苯磺酸氨氯地平；房颤5年，服用达比加群治疗。

（二）体格检查

体温36.6 ℃，脉搏74次/分，呼吸频率20次/分，血压155/80 mmHg。

（三）辅助检查

1. 头颅磁共振血管成像

（1）左侧脑室后角旁、左侧枕叶梗死灶（急性—亚急性期）。

（2）左侧基底节区梗死后遗留改变（软化灶伴胶质增生）。

（3）双侧额叶皮层下、侧脑室周、双侧基底节区缺血变性灶，少部分软化灶且灶周胶质增生，较前略增多。

2. 心电图

（1）异位心律，房颤。

（2）Ⅲ导联异常Q波。

（3）ST-T改变。

诊断与评估

（一）诊断

持续性房颤，脑梗死，高血压。

（二）术前评估

使用卒中风险评分量表（表5-1）和出血风险评分量表（表5-2）进行术前评估。

表 5-1　卒中风险评分

CHA₂DS₂-VASc	评分
慢性心力衰竭/左心室功能不全（C）	0
高血压（H）	1
年龄≥75岁（A）	0
糖尿病（D）	0
卒中/短暂性脑缺血发作/血栓栓塞病史（S）	2
血管性疾病（V）	0
年龄65～74岁（A）	1
女性（Sc）	0
合计	4

表 5-2　出血风险评分

HAS-BLED	评分
高血压（H）	1
肝、肾功能不全（A）	0
卒中（S）	0
出血史或出血倾向（B）	1
异常国际标准化比值（L）	0
年龄>65岁（E）	1
药物或饮酒（D）	0
合计	3

治疗方案

患者长期房颤，此次考虑脑梗死，予申请多学科会诊（multiple disciplinary team，MDT）。MDT后决定转入心内科行射频消融术+左心耳封堵术治疗。

手术过程

（一）左心耳造影

肝位造影示左心耳呈多分叶菜花型，开口直径29.5 mm，深度24.8 mm（图5-1）。头位造影示左心耳开口直径32.5 mm，深度23 mm（图5-2）。选择WATCHMAN FLX 35 mm封堵器。

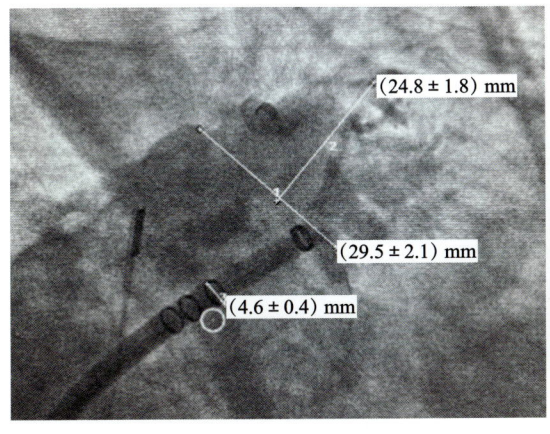

图5-1　肝位造影（参见视频）

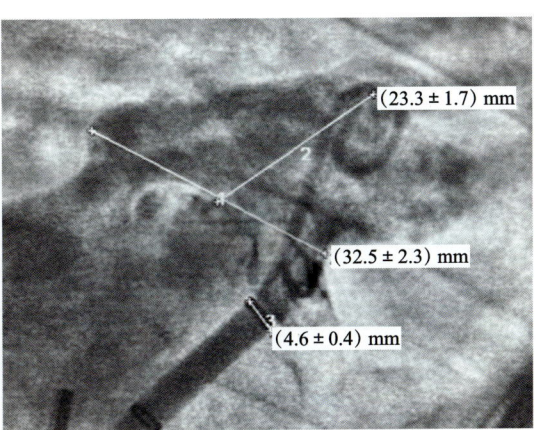

图5-2　头位造影（参见视频）

（二）封堵器展开

运用退鞘四步法展开封堵器（图5-3）。封堵器展开后造影，显示封堵器位置较深，下缘残余分流较大（图5-4）。尝试牵拉使封堵器贴合左心耳（图5-5）。ICE下测量残余分流，为4.1 mm。考虑患者预后，决定重新展开（图5-6）。

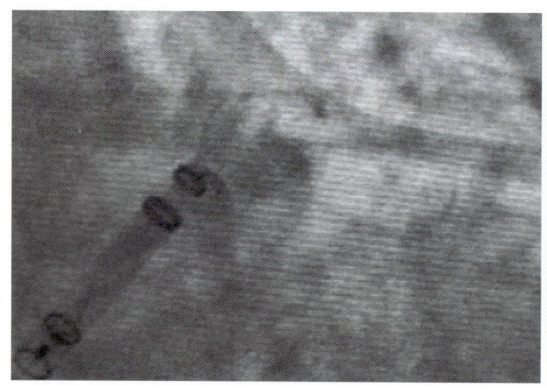

图5-3 展开封堵器（参见视频）

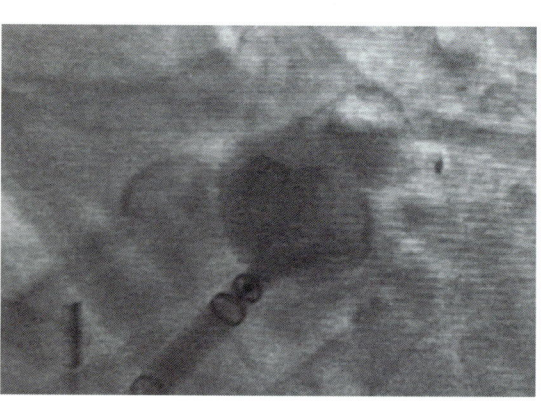

图5-4 展开后造影（参见视频）

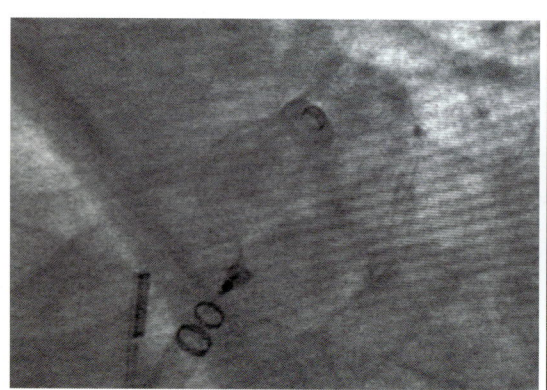

图5-5 牵拉使封堵器贴合左心耳（参见视频）

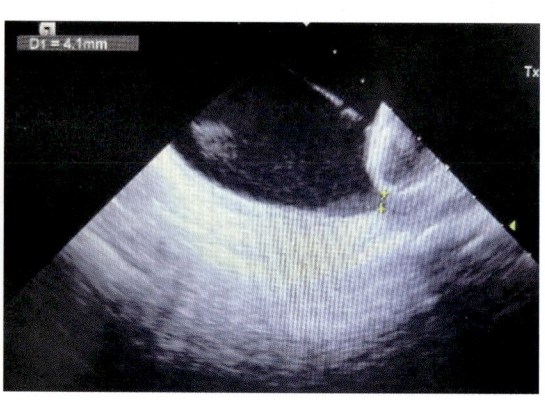

图5-6 ICE下测量残余分流

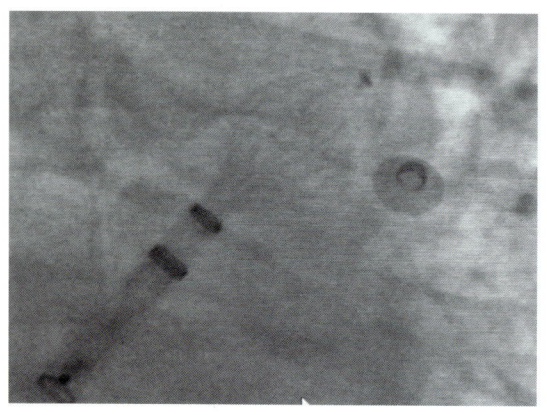

图5-7 重新展开封堵器（参见视频）

回收封堵器，形成FLX ball后整体下拉，然后展开（图5-7）。展开后顶住释放手柄10 s，使封堵器充分贴靠（图5-8）。造影后测量下缘残余分流，减少至1.9 mm（图5-9）。牵拉封堵器，发现封堵器形态改变（图5-10），随后造影显示封堵器下缘未贴靠左心耳壁（图5-11）。再次牵拉封堵器，见其远端回缩，形成"四方形"形态（图5-12）。ICE下见残余分流，虽在允许范围内（图5-13），但考虑下缘分叶梳状肌发达。之后内皮化进程中有血栓脱落的风险，于是再次调整封堵器。

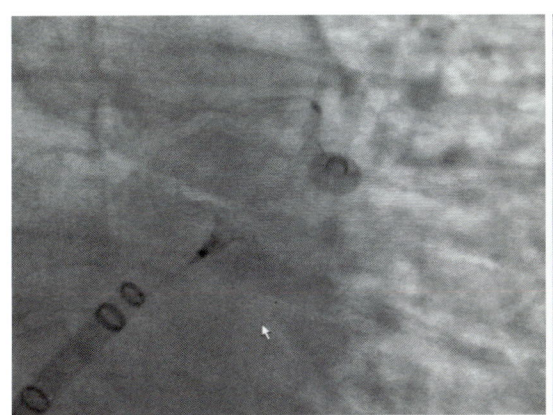

图 5-8　顶住释放手柄

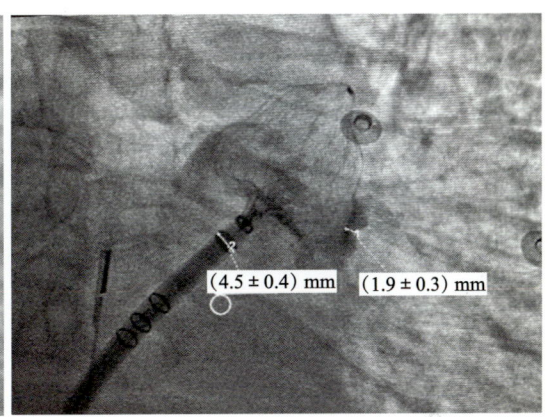

图 5-9　造影测量残余分流（参见视频）

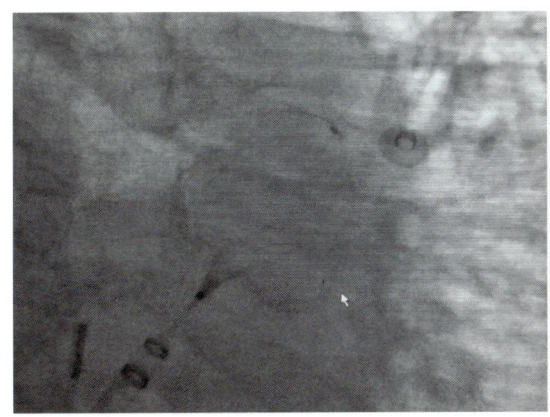

图 5-10　牵拉试验（参见视频）

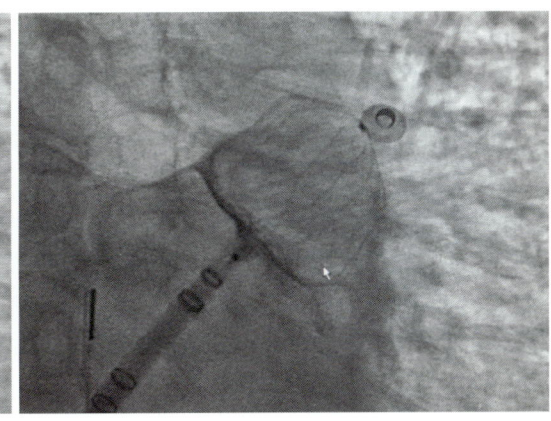

图 5-11　牵拉后造影（参见视频）

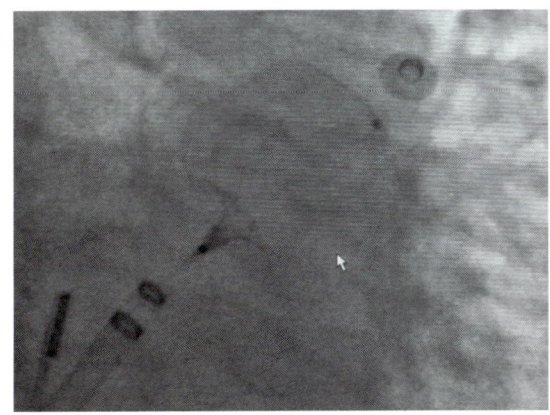

图 5-12　再次牵拉封堵器（参见视频）

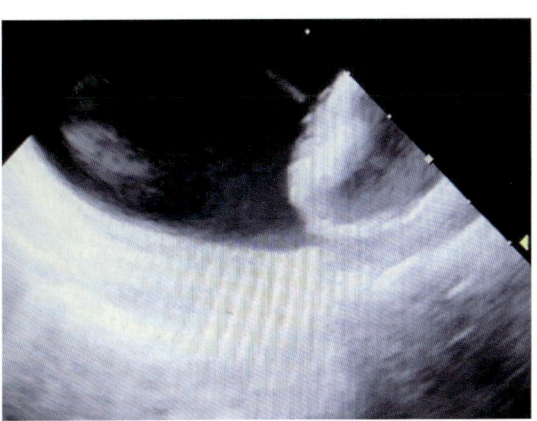

图 5-13　ICE 下观察封堵器位置（参见视频）

（三）术中重新制订封堵策略

本例左心耳特点为：① 下缘极早分叶，使用三角形法走上叶封堵无法将其封堵（图5-14）；② 中间梳状肌低矮，公干区域较浅，使用四边形法有较大露肩（图5-15）；③ 敞口型，开口大，易形成残腔。

封堵器特性：WATCHMAN FLX远端闭合且有优异的顺应性，展开后的封堵器可顺应左心耳内部结构，呈现多种形态，实现"填充式封堵"。

封堵策略：化繁为简，一分为二，即利用下缘单独的早分叶将左心耳视作两个独立的心耳进行KISSING封堵（图5-16）。

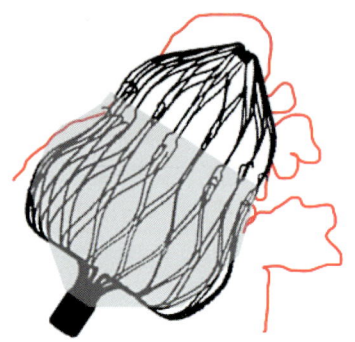 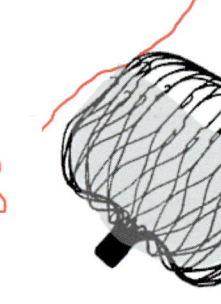 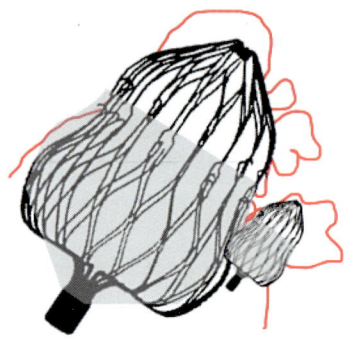

图5-14　三角形法封堵上叶　　图5-15　四边形法封堵共干区域　　图5-16　KISSING封堵

（四）KISSING术式封堵

使用原WATCHMAN FLX 35 mm封堵器封堵左心耳上叶及中叶，采用退鞘四步法进入上叶展开封堵器（图5-17）；展开封堵器后造影，上叶及中叶遮盖完全（图5-18）；牵拉稳定（图5-19），DSA切线位测量压缩比为26%（图5-20），释放第一个封堵器。测量下叶大小，开口直径12 mm，深度13 mm，选择WATCHMAN FLX 20 mm封堵器（图5-21）。

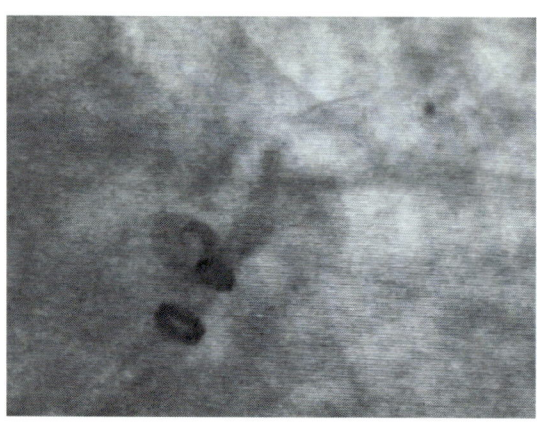 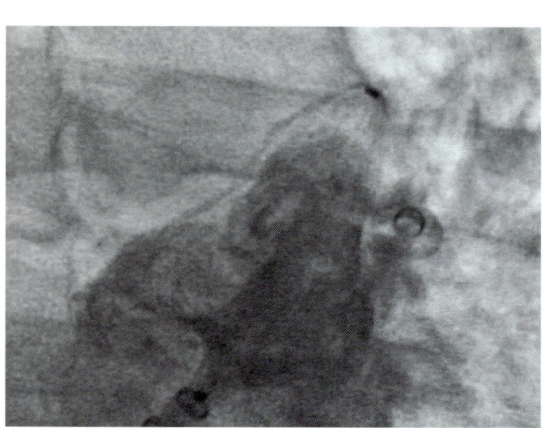

图5-17　展开第一个封堵器（参见视频）　　图5-18　展开后造影（参见视频）

采用退鞘四步法进入下叶展开封堵器（图5-22）；展开后造影，两个封堵器贴合严密，位置合适（图5-23）；ICE下测量下叶封堵器压缩比为27.5%（图5-24），无残余分流（图5-25）。两个封堵器均符合PASS原则。

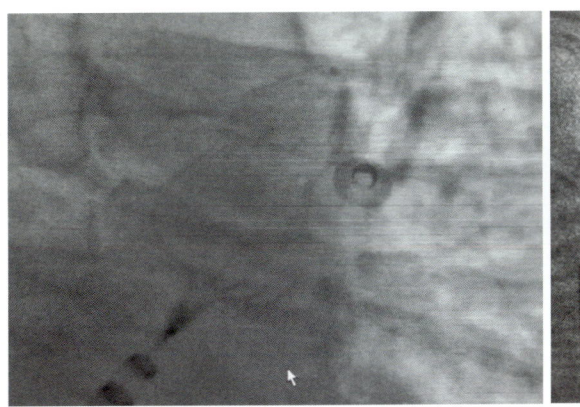

图5-19　牵拉稳定（参见视频）　　　　图5-20　测量压缩比

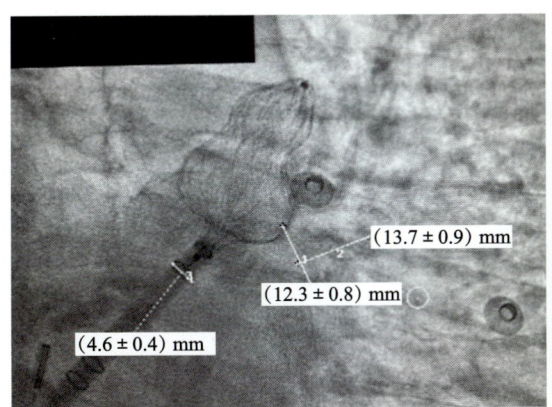
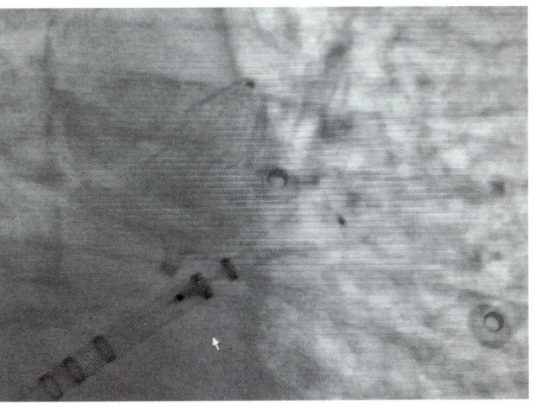

图5-21　下叶开口及深度测量　　　　图5-22　展开第二个封堵器（参见视频）

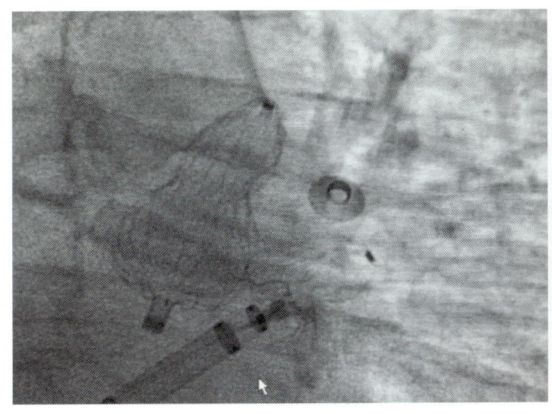
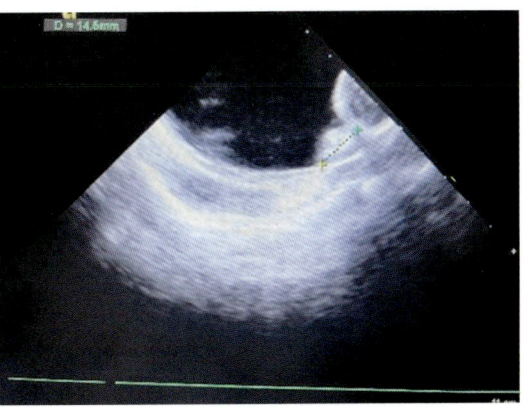

图5-23　展开后造影（参见视频）　　　　图5-24　压缩比测量

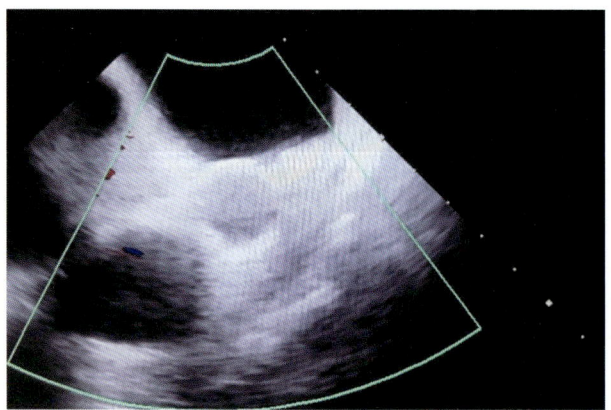

图5-25 残余分流观察

（五）释放封堵器

植入的封堵器符合PASS原则，予释放封堵器。释放后造影示封堵完全（图5-26）。

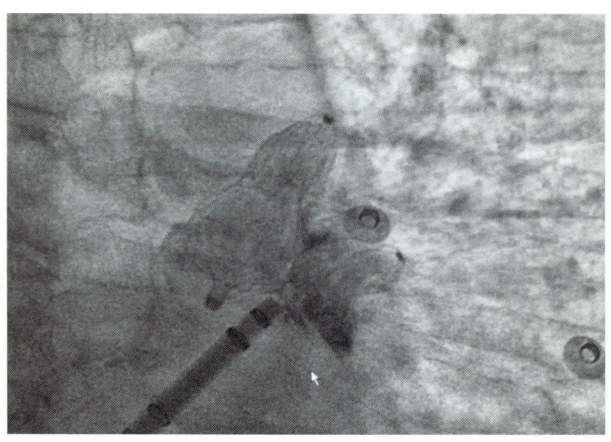

图5-26 释放后造影（参见视频）

术后情况

（一）术后用药

阿托伐他汀钙，每晚一次；利伐沙班，每日一次；氟比洛芬，外用，每日一次；盐酸胺碘酮，每日三次；艾普拉唑，每日一次；格列齐特，每日一次；沙库巴曲缬沙坦钠，每日两次；苯磺酸氨氯地平，每日一次；艾托格列净，每日一次；依折麦布，每日一次；盐酸二甲双胍（缓释），每日两次；盐酸曲马多，每日一次。

（二）术后随访

患者于2024年4月15日手术，术后第70天行CTA，显示两个封堵器表面无器械相关血栓，无残余分流，大封堵器已内皮化，小封堵器未内皮化，部分造影剂从小封堵器冲至大封堵器远端（图5-27）；三维重建下见两个封堵器贴合紧密，中间未出现"缝隙"（图5-28）；小封堵器未内皮化可能与靠近二尖瓣、术后时间较短等有关。已停用抗凝药。

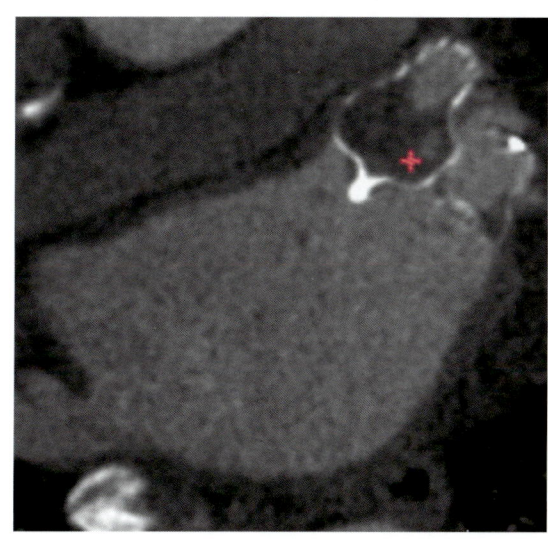

图5-27　术后第70天CTA

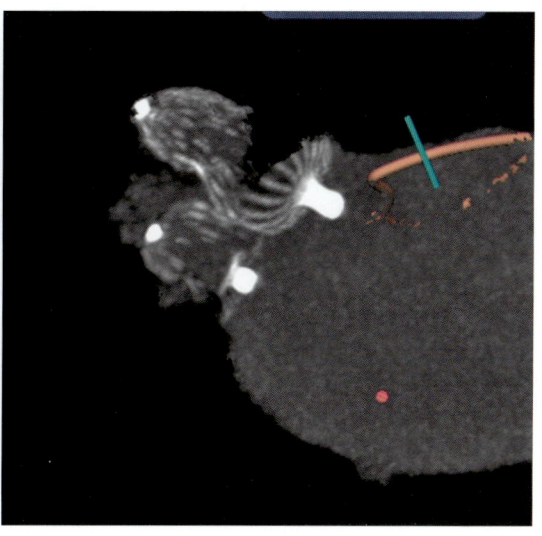

图5-28　术后三维重建

术者小结

（1）在对多分叶敞口型且大开口左心耳进行经皮左心耳封堵术时面临极大的挑战性。研究报道，对于双分叶或多分叶左心耳，植入两个WATCHMAN封堵器在术中是可行和安全的，但其长期安全性和有效性还需更多临床案例以进一步研究和评估。

（2）新一代封堵器WATCHMAN FLX具有极强的顺应性，术中采用单鞘管策略，没有进行第二次房间隔穿刺，不仅可以减少手术步骤，还能最大限度地降低持续性医源性房间隔缺损的风险。无论是使用单鞘管策略还是双鞘管策略，均必须以封堵器稳定为前提，选择单鞘管操作的过程中需更加小心。

（3）选择KISSING术式，必须基于梳状肌将左心耳分为独立两叶的前提，这种解剖结构保证了两个封堵器是分开植入的而不是相邻植入的，两个封堵器都要完成PASS原则评估，同时第二个封堵器释放前要完成左心耳整体封堵效果的验证，以确保封堵效果及手术安全性。

（4）KISSING术式目前在国内外开展的例数较少。对于两个封堵器切合处可能会有缝隙的疑虑，本病例的术后随访给出了一个很好的答案，充分印证了WATCHMAN FLX优异的骨架贴合特性。随访时仅术后两个多月，内皮化效果令人惊喜，相信半年后的复查将会有更满意的效果。

专家点评

这例患者左心耳早分叶、大开口，一般的术式难以进行封堵，只能考虑放弃封堵或使用KISSING术式。术者的操作细腻，决策果断，特别是在下叶封堵中，充分体现了术者的精湛手法。

（同济大学附属东方医院　张旭敏教授）

这个病例很有挑战性，对于大开口早分叶型的左心耳，都很难完成全封堵。而本例中，术者通过充分应用影像评估，选择KISSING术式完美封堵，做到了使有效性和安全性最大化，术后随访也显示封堵效果非常好。这是一个很有价值的病例。

（云南省第一人民医院　张曦教授）

病例 6

高难度超大左心耳KISSING术式 WATCHMAN FLX单封堵

上海交通大学医学院附属新华医院　孙　健　陈　牧

扫码看视频

病例资料摘要

（一）病史

患者女性，66岁，因反复心悸7年伴乏力2个月入院。多年前于外院就诊，诊断为房颤，予达比加群治疗，症状好转。5年前开始出现双下肢水肿，未予重视。近2个月出现乏力，遂至我院就诊，心电图提示房颤，V5、V6导联ST段水平型压低0.5 mm，V5、V6导联T波低平、切迹。冠脉CTA提示左主干、左前降支近中段及左回旋支中远段有钙化、混合斑块伴管腔轻中度狭窄。左心耳局部充盈缺损。

（二）体格检查

体温36.6 ℃。脉搏70次/分，呼吸频率19次/分，血压133/82 mmHg。心前区无隆起，心尖搏动位于左侧锁骨中线第五肋间，心室率70次/分，节律不齐，第一心音强弱不等，余未见明显阳性体征。

（三）实验室检查

（1）血常规：PLT 160×10^9/L。

（2）心肌损伤标志物：高敏肌钙蛋白T 0.016 ng/mL。

（3）肝、肾功能及电解质：[K^+] 3.76 mmol/L。

（4）BNP、凝血功能、糖化血红蛋白、甲状腺功能、感染性疾病筛查等未见明显异常。

诊断与评估

（一）入院诊断

持续性房颤，高血压（中危组），冠状动脉粥样硬化。

（二）术前评估

1. **手术风险评估**　使用卒中风险评分量表（表6-1）和出血风险评分量表（表6-2）进行术前评估。

表 6-1　卒中风险评分

CHA$_2$DS$_2$-VASc	评分
慢性心力衰竭/左心室功能不全（C）	0
高血压（H）	1
年龄≥75岁（A）	0
糖尿病（D）	0
卒中/短暂性脑缺血发作/血栓栓塞病史（S）	0
血管性疾病（V）	1
年龄65～74岁（A）	1
女性（Sc）	1
合计	4

表 6-2　出血风险评分

HAS-BLED	评分
高血压（H）	1
肝、肾功能不全（A）	0
卒中（S）	0
出血（B）	1
异常国际标准化比值（L）	0
年龄>65岁（E）	1
药物或饮酒（D）	0
合计	3

2. 术前影像检查

（1）经胸超声心动图：左、右心房增大；左、右心室大小正常，左向右分流。LA 68 mm，EF 59%。肺动脉压 66 mmHg。

（2）计算机体层血管成像：左心耳充盈缺损，疑似左心耳血栓（图6-1）。

（3）经食管超声心动图：术前12小时行TEE检查，食管探头插入顺利，各心腔内未探及异常回声，扫查范围各

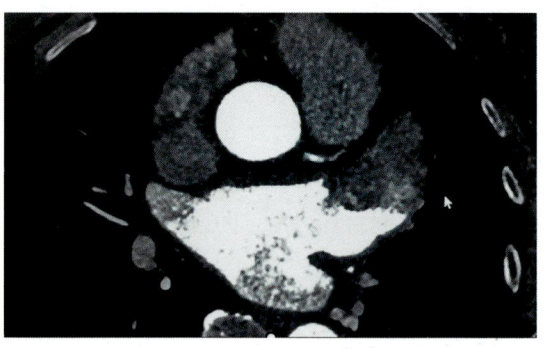

图 6-1　术前CTA（参见视频）

动脉壁未探及明显斑块形成，心包腔内未探及液性暗区；房间隔连续性良好，CDFI下未见明显穿隔血流信号。测量左心耳开口大小，外口为30.2 mm×35.7 mm，内口为28.3 mm×32.4 mm；开口直径约为28.8 mm，深度30 mm；45°下开口直径26.4 mm，深度33.9 mm；90°下开口直径29.7 mm，深度38.9 mm；135°下开口直径33.2 mm，深度35.3 mm（表6-3）。患者左心房及左心耳重度血液瘀滞，呈"泥沙样"改变，未见左心房内血栓，需结合术中心腔内超声心动图（intracardiac echocardiography，ICE）排除血栓。

表 6-3　TEE下左心耳测量数据

角　度	开口直径（mm）	深度（mm）
0°	28.8	30.0
45°	26.4	33.9
90°	29.7	38.9
135°	33.2	35.3

治疗方案

该患者卒中风险4分（表6-1），出血风险3分（表6-2），符合左心耳封堵术适应证，并且患者有消化道出血史，考虑患者的远期获益，建议行射频消融+经皮左心耳封堵术一站式手术。选择优化式（简化式）手术方式，采用局麻（备静脉麻醉）。

手术过程

（一）术中左心耳造影

造影显示左心耳远端呈双分叶型，口部较大并且上缘长、下缘短，颈部有一定空间。测量左心耳开口，囊袋部分左心耳开口径为38.22 mm，口部大小为36 mm，鞘管校正（与鞘管远端两个标记环之间的真实数值比较）发现测量出的左心耳开口大小数值偏低。综合考虑后，选择WATCHMAN FLX 35 mm封堵器尝试进行封堵（图6-2）。

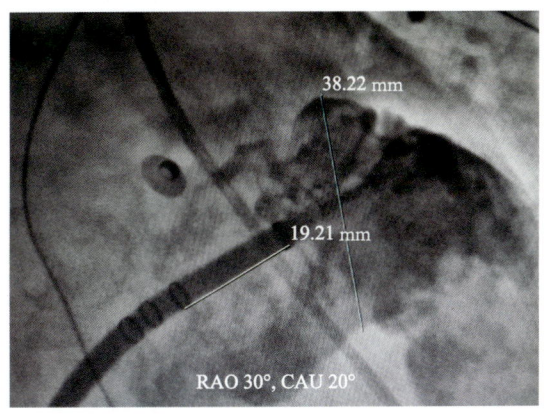

图6-2 术中左心耳造影（参见视频）

术中ICE下观察右心室流出道，未见明显血栓。进一步观察左心房，亦未见血栓；左心耳远端无血栓形成（图6-3）。

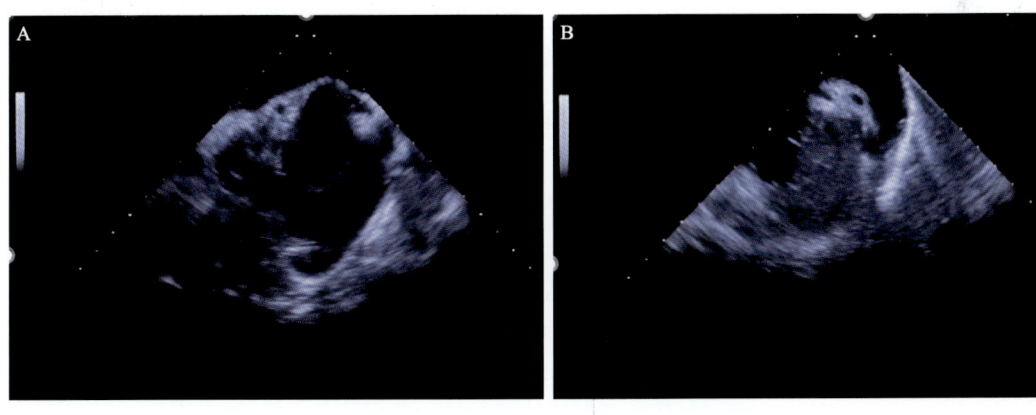

图6-3 ICE下排除血栓（参见视频）
A. 右心室流出道无血栓；B. 左心房无血栓

（二）封堵器第一次展开

封堵器展开过程中先形成FLX ball，在左心耳共干部分封堵，封堵器展开后使鞘管抵住伞面致伞面有轻微形变，保持10 s。然后造影确定封堵效果，显示封堵器位置不理想（过于靠外），考虑进一步调整（图6-4）。

DSA指导下回收封堵器形成FLX ball，采用"毛毛虫"法，进一步把封堵器放到上缘分叶内部（图6-5）。

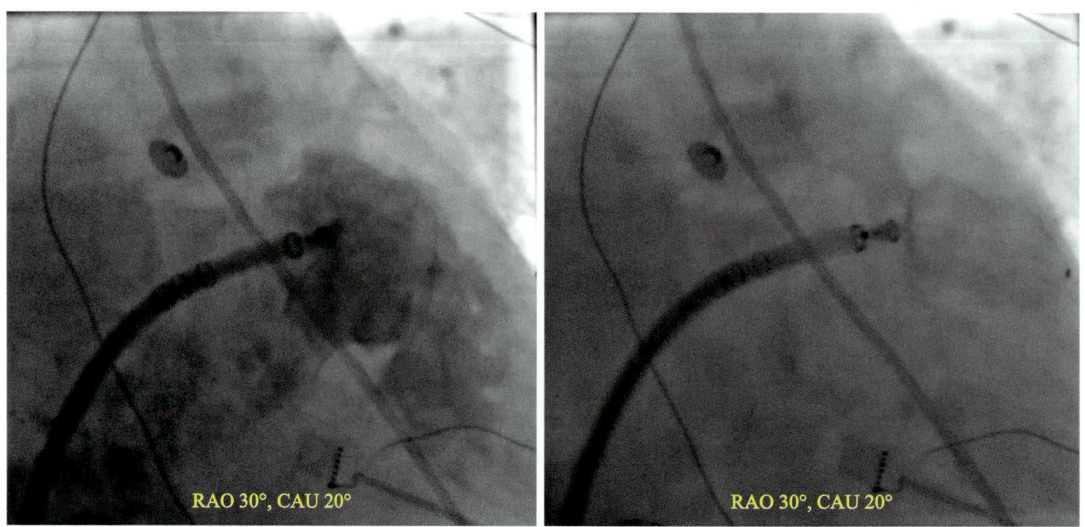

图6-4　封堵器第一次展开后效果（参见视频）　　图6-5　向内调整封堵器（参见视频）

多角度造影评估进一步调整后的封堵效果，发现封堵器下缘存在很大的残余分流（图6-6）。

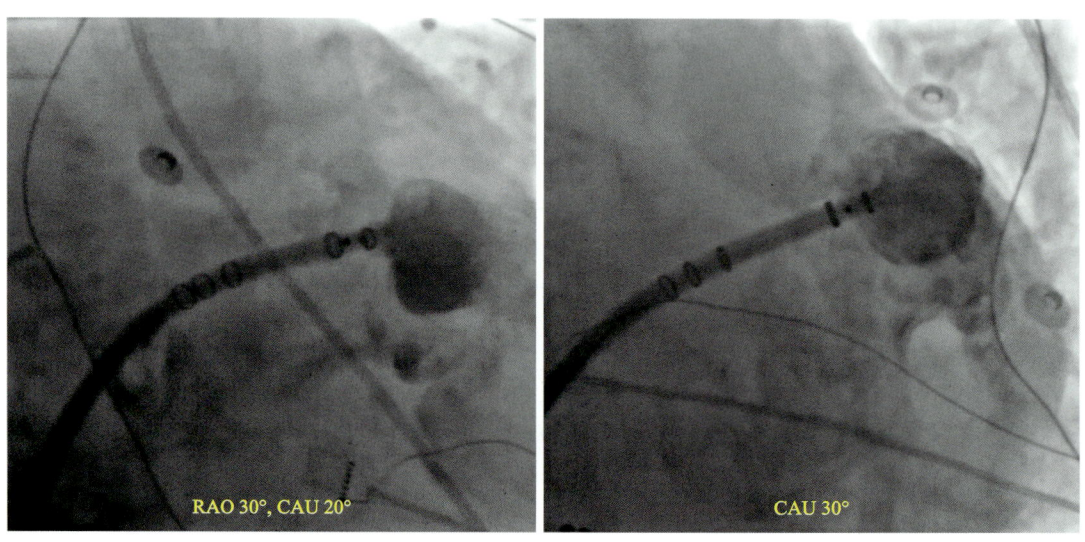

图6-6　多角度评估封堵效果（参见视频）

继续调整后，下缘仍然存在一定的残余分流，最大处有12 mm。决定另建左心房通道，进一步确认是否有行WATCHMAN FLX KISSING术式的可能（图6-7）。

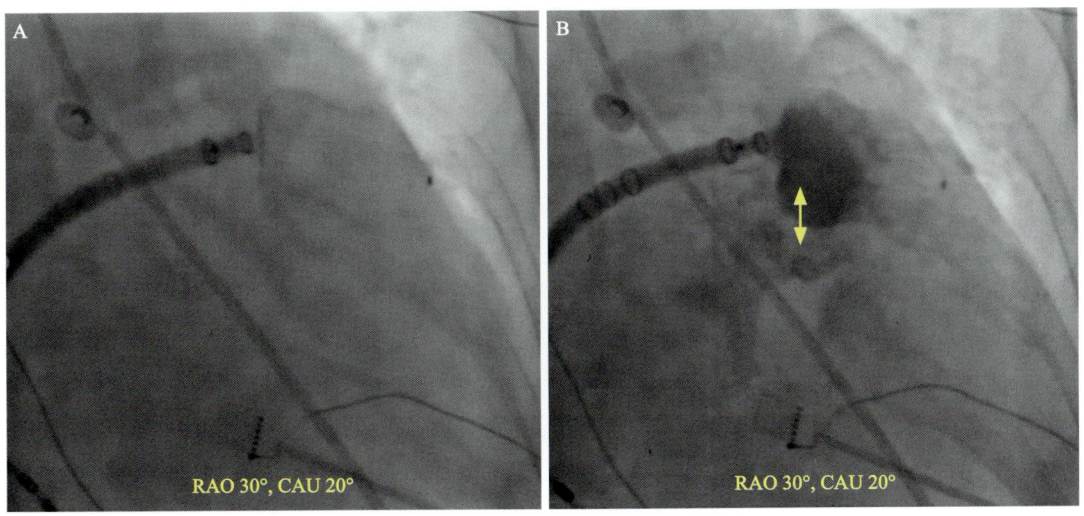

图6-7　继续向分叶内调整后评估封堵效果（参见视频）

A.调整过程；B.造影评估

（三）封堵策略调整

本例左心耳封堵难以通过使用单一的WATCHMAN FLX 35 mm封堵器完成，综合分析后决定采用KISSING术式，以实现封堵完全。在更低的位置进行房间隔穿刺，为封堵左心耳下叶建立另一个左心房通道（图6-8）。计划选择WATCHMAN FLX 20 mm封堵器尝试封堵下叶。

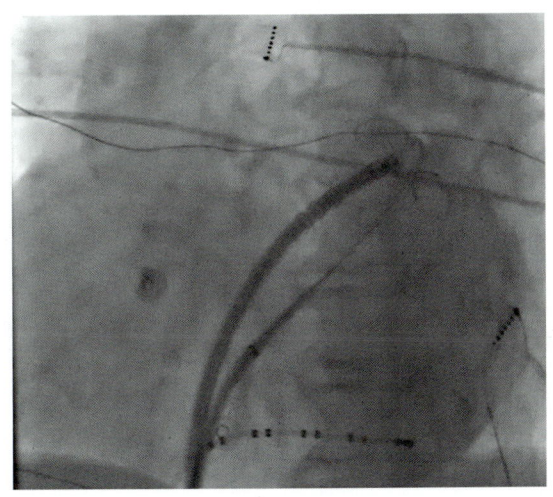

图6-8　另建一个左心房通道（参见视频）

（四）WATCHMAN FLX 20 mm封堵器封堵下叶

形成FLX ball后，在下叶展开封堵器，封堵左心耳下叶部分。造影评估封堵效果，两封堵器之间存在错位（图6-9）。

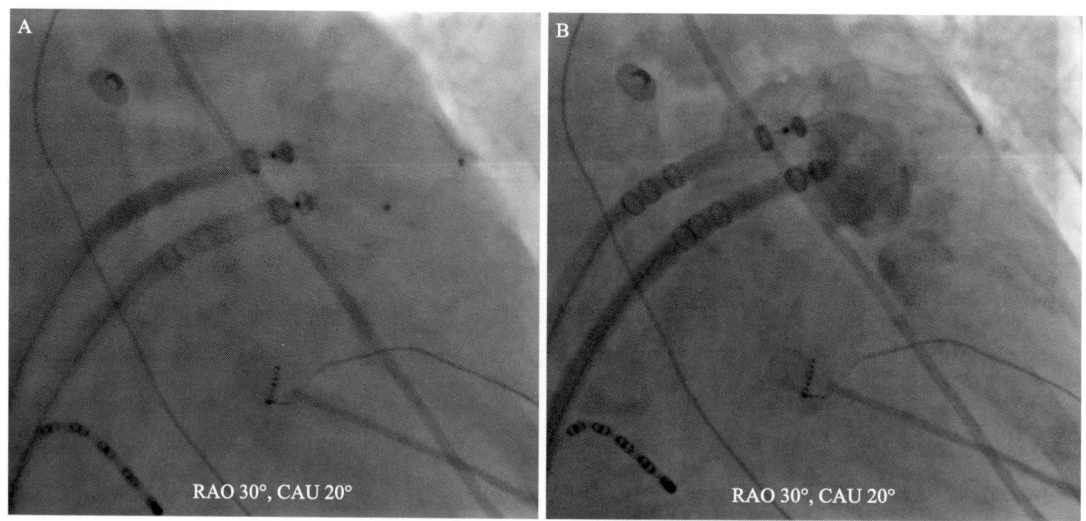

图6-9　封堵器缓慢展开及评估（参见视频）
A. 肝位下封堵器展开；B. 封堵效果评估

进一步调整封堵器，使得封堵器之间保持同轴性（图6-10）。

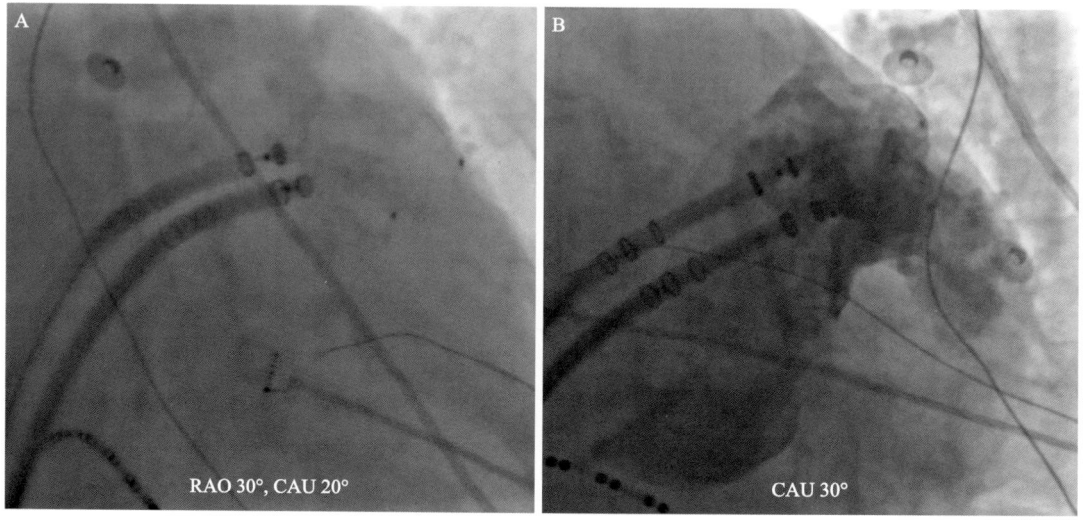

图6-10　调整封堵器以满足同轴性要求（参见视频）
A. 肝位下调整过程；B. 足位评估调整后效果

回撤鞘管，留出牵拉空间，对两封堵器同步进行牵拉测试，造影发现两封堵器之间存在明显错位（图6-11）。

调整上叶的WATCHMAN FLX 35 mm封堵器（保持两个封堵器之间的同轴性）。调整后再次进行同步牵拉试验，两封堵器稳定、有效（图6-12）。

多角度下评估封堵效果，封堵效果理想（图6-13）。

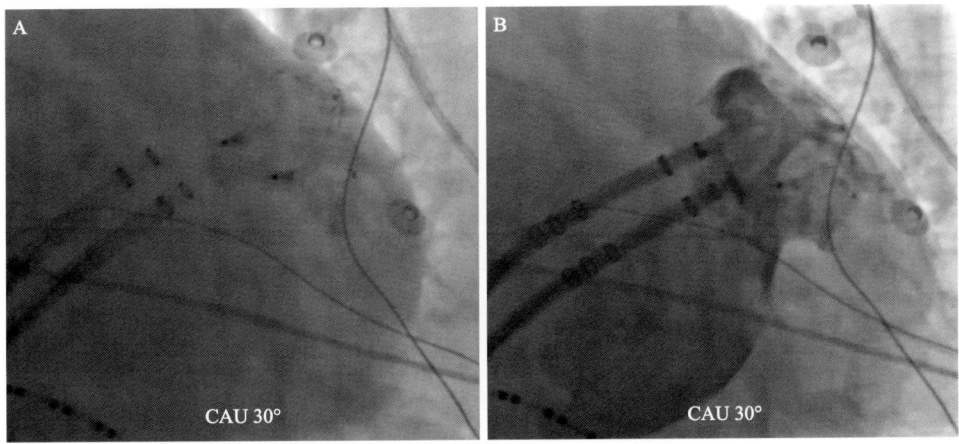

图6-11 两封堵器的牵拉试验（参见视频）

A. 同步牵拉试验；B. 评估封堵器位置

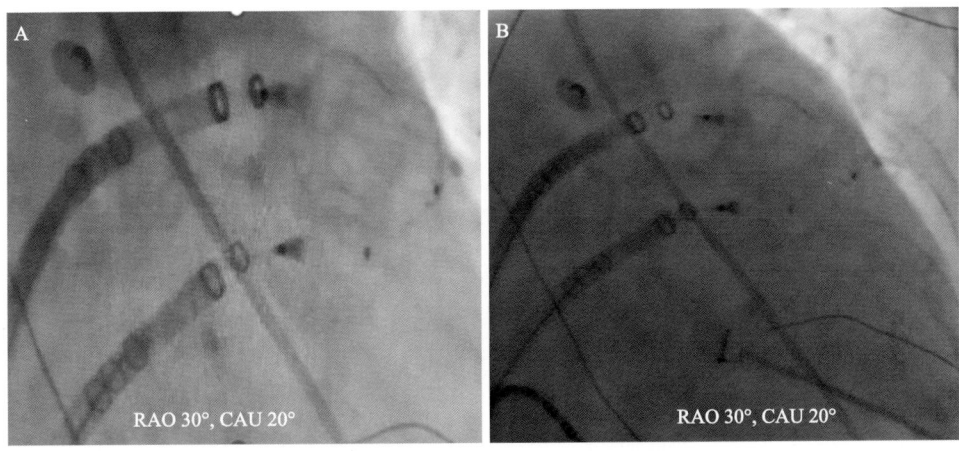

图6-12 调整上叶封堵器（参见视频）

A. 调整上叶封堵器位置；B. 调整后进行牵拉试验

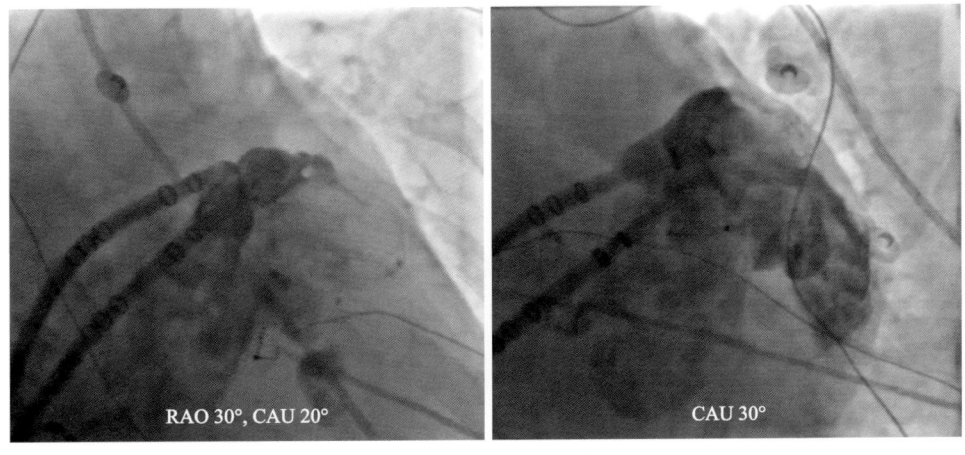

图6-13 多角度评估封堵效果（参见视频）

ICE引导下评估封堵效果,两封堵器贴合良好(图6-14)。

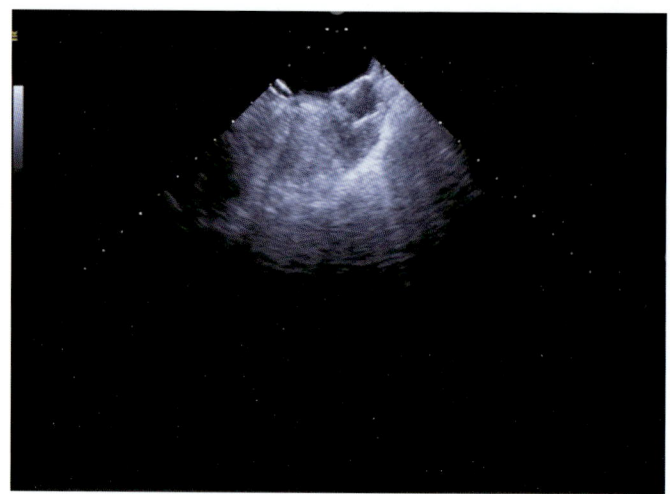

图6-14　ICE引导下评估封堵效果(参见视频)

(五)释放封堵器

综合分析,符合封堵器释放条件,成功释放封堵器(图6-15)。释放步骤为:先释放下缘封堵器,再释放上缘封堵器,以保障释放的稳定性及有效性。

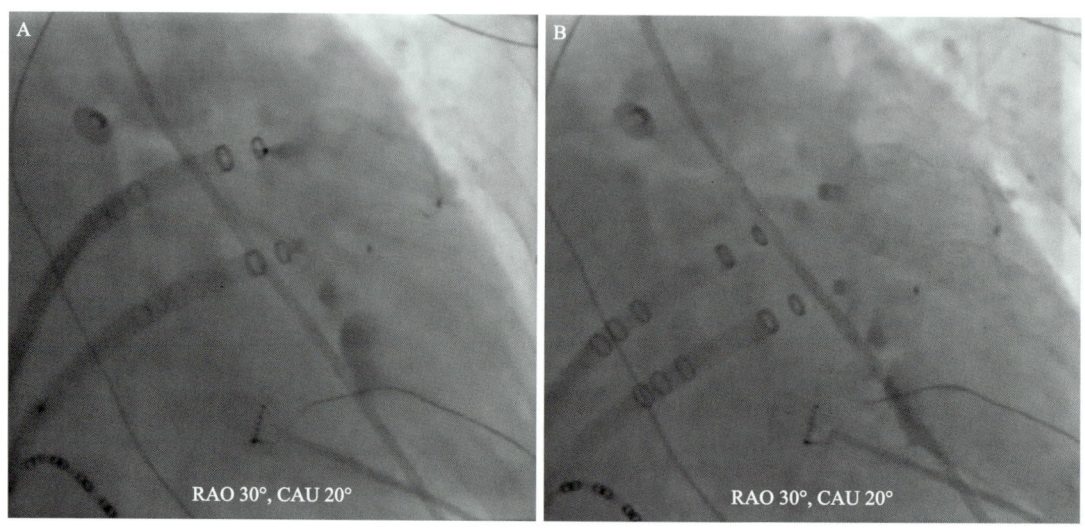

图6-15　封堵器释放(参见视频)
A.先释放下叶封堵器;B.释放后评估

释放后,ICE引导下进一步确定释放后封堵器情况,符合预期(图6-16)。

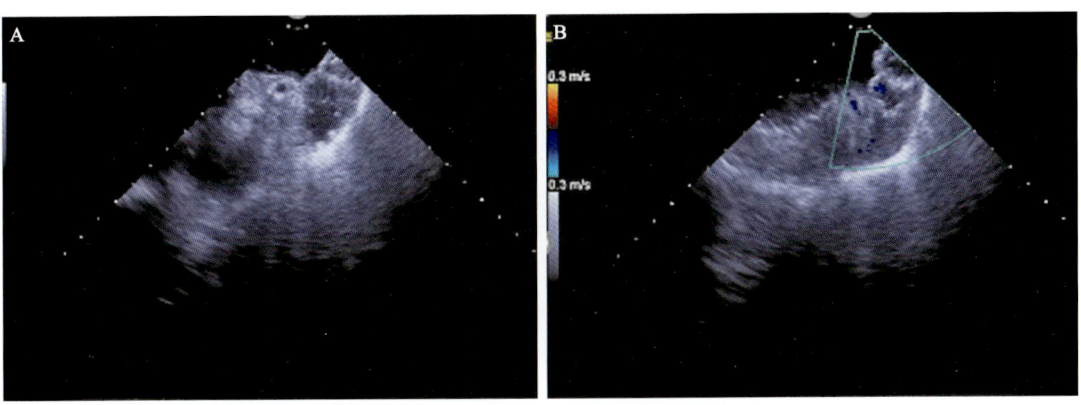

图 6-16　封堵器释放后ICE下评估释放效果（参见视频）
A.评估封堵器位置；B.评估残余分流

术后情况

（一）术后用药

术后常规抗凝45天，然后停用抗凝药物，改服用双联抗血小板至术后6个月，之后改服阿司匹林。

（二）随访

术后1年CTA随访，显示封堵器内皮化良好，与术中ICE检测结果相似，下缘存在一定的残余分流，需要进一步的随访评估（图6-17）。

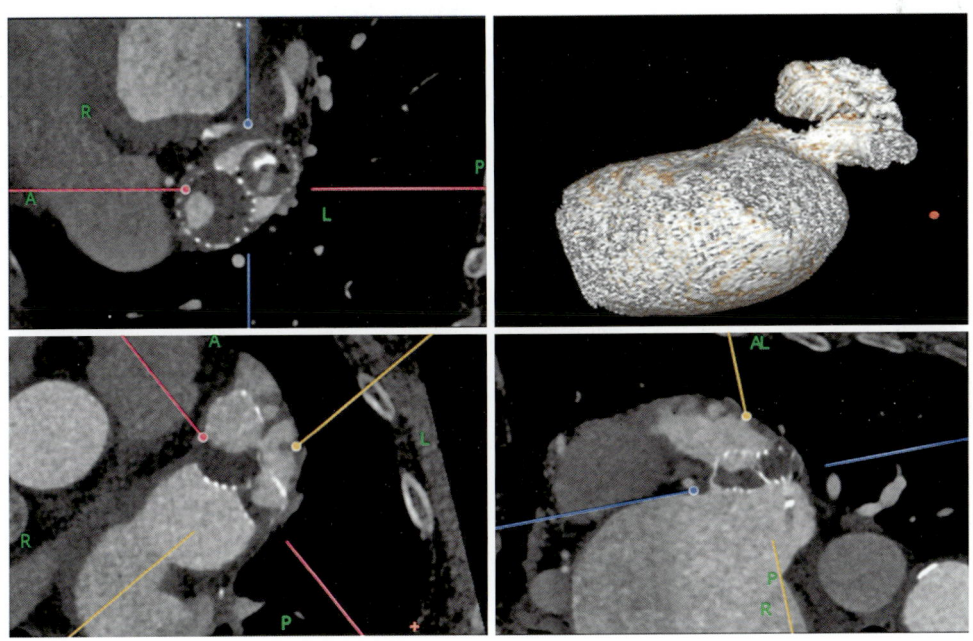

图 6-17　术后1年CTA

术者小结

患者术前CT示左心耳有巨大充盈缺损，结合术前ICE显示左心房血流淤滞，排除相关左心耳血栓。患者左心耳巨大，常规WATCHMAN FLX 35 mm封堵器难以有效、安全封堵，综合考虑左心耳结构，最终决定行WATCHMAN FLX KISSING术式进行封堵。多影像学下评估，封堵达到预期。术后CTA随访示封堵器内皮化良好，下缘存在一定的残余分流，需要进一步的随访评估。此类左心耳复杂，为保证封堵的安全、有效性，应该在术前进行多影像学的评估，以设计合理的封堵策略；术中也要在多角度下进行评估。

专家点评

此病例十分优秀，适应证把控得很严格，封堵流程规范，PASS原则评估到位。此外，本例左心耳巨大，利用平行四边形策略，使用WATCHMAN FLX 35 mm封堵器进行封堵存在一定可能，但考虑到左心耳的特点，还是难以实现。KSSING术式更能兼顾好封堵的有效性和稳定性，术者在平衡稳定性和封堵效果上做出了很好的选择。

（山西医科大学第二附属医院　梁斌教授）

该病例操作起来比较困难，利用WATCHMAN FLX产品的特性，结合KISSING技术能很好地完成封堵。术者通过该病例向我们展示了很多临床技巧，体现了术者精湛的操作能力。

（嘉兴市第一医院　莫斌峰教授）

病例 7

大开口仙人掌型左心耳封堵

广州医科大学附属第三医院　燕　翼　陈永权　蔡玉宇

扫码看视频

病例资料摘要

（一）病史

患者男性，83岁。主诉反复胸闷7年余。患者7余年前无明显诱因开始出现心悸，有持续性心跳加速及紊乱感，症状可自行缓解，间伴有胸闷、头晕症状。曾在我院住院治疗，动态心电图提示房颤伴长RR间期（最长5.2 s），冠脉CTA提示右冠脉中段轻–中度狭窄，行人工心脏起搏器安置术，予药物抗凝、控制血压和心室率等处理，症状缓解后出院。现症状仍有反复，性质同前，为求诊治入院。

高血压病史3年余，最高血压200/90 mmHg。2021年12月18日出现右侧肢体乏力伴言语不能，考虑急性脑梗死，手术治疗后遗留言语欠清症状。2022年5月发现血小板减低，血小板计数波动于65×10^9/L至82×10^9/L，考虑骨髓相关可能。

（二）体格检查

体温36.2 ℃，脉搏56次/分，呼吸20次/分，血压158/77 mmHg，体重44 kg，身高170 cm。神志清醒，双肺未闻及啰音；第一心音强弱不等，未闻及杂音；双下肢未见异常。

（三）实验室检查

（1）肝功能、甲状腺功能均未见异常。

（2）凝血五项：活化部分凝血活酶时间（APTT）36.2 s，凝血酶原时间（PT）11.8 s，国际标准化比值（INR）1.07。

诊断与评估

（一）入院诊断

持续性房颤，冠状动脉粥样硬化性心脏病，高血压（很高危组），血小板减少症；脑梗死恢复期。

（二）术前评估

1. 手术风险评估　使用卒中风险评分量表（表7-1）和出血风险评分量表（表7-2）

进行术前评估。

表 7-1　卒中风险评分

CHA$_2$DS$_2$-VASc	评分
慢性心力衰竭/左心室功能不全（C）	0
高血压（H）	1
年龄≥75岁（A）	2
糖尿病（D）	0
卒中/短暂性脑缺血发作/血栓栓塞病史（S）	2
血管性疾病（V）	1
年龄65～74岁（A）	0
女性（Sc）	0
合计	5

表 7-2　出血风险评分

HAS-BLED	评分
高血压（H）	1
肝、肾功能不全（A）	0
卒中（S）	1
出血（B）	0
异常国际标准化比值（L）	0
年龄>65岁（E）	1
药物或饮酒（D）	0
合计	3

2. 术前影像检查

（1）肺静脉计算机体层血管成像重建：排除血栓，提示左心耳为大开口仙人掌型。测量左心耳开口大小，直径29～30 mm，深度29 mm（图7-1）。

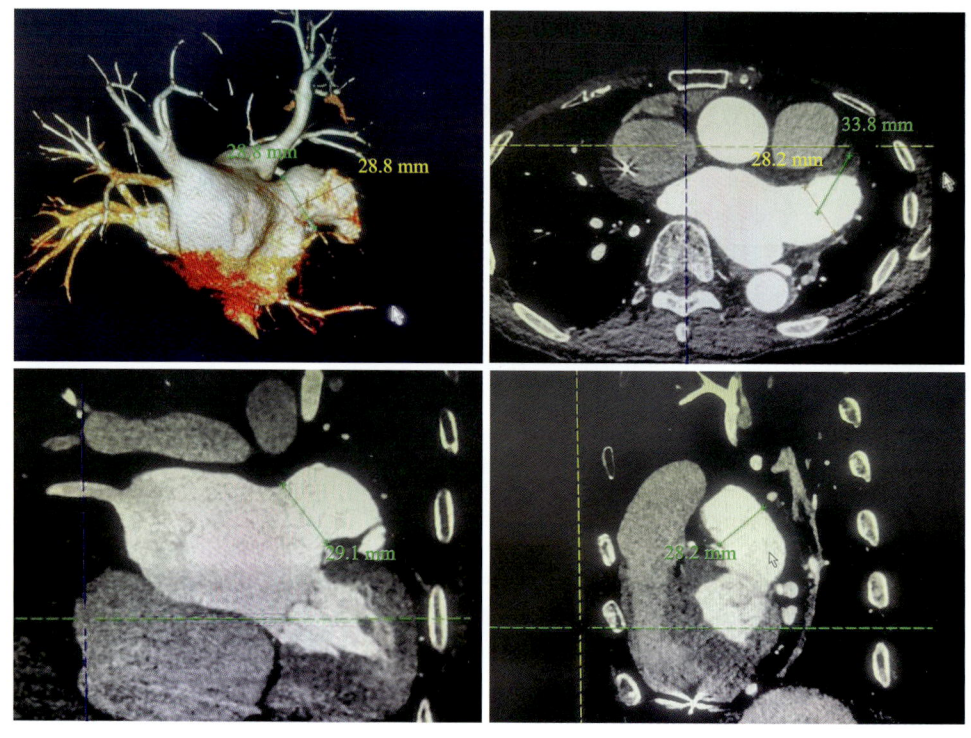

图 7-1　术前CTA三维重建及二维断面（参见视频）

（2）心脏彩超：右心、左心房增大，左心室收缩、舒张功能正常。轻微主动脉瓣膜反流，中度二尖瓣反流，重度三尖瓣反流。起搏器术后。

治疗方案

该患者属于非瓣膜性房颤患者，卒中风险5分（表7-1），出血风险3分（表7-2），符合左心耳封堵术适应证。患者不愿意长期服用抗凝药，并且曾出现脑梗死且年纪较大，建议行经皮左心耳封堵术替代抗凝治疗。术前CTA分析示左心耳开口较大，预计选择35 mm WATCHMAN FLX封堵器进行封堵。

手术过程

（一）术中左心耳造影

造影显示菜花型左心耳，开口直径31 mm，深度27 mm，远端梳状肌发达，口部有囊袋。左心耳开口较大，考虑使用WATCHMAN FLX 35 mm封堵器进行试封堵（图7-2）。

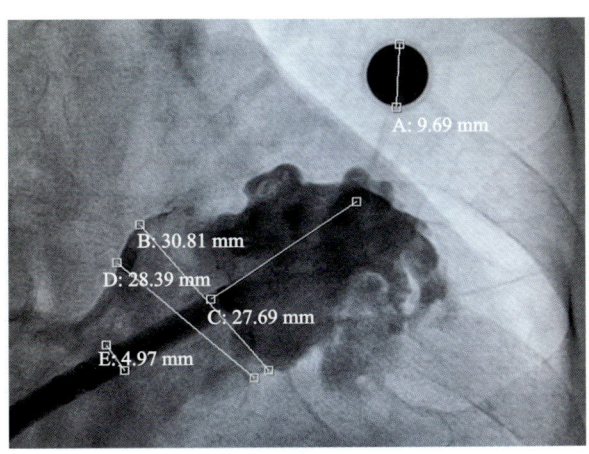

图7-2 术中左心耳造影

（二）封堵器展开

标准WATCHMAN FLX四步法封堵左心耳。操纵鞘管进入左心耳口部，在口部退鞘展开FLX ball，推FLX ball至封堵器腰部线与开口平齐后，退鞘展开封堵器。全程顶住钢缆带逆时针力展开，展开瞬间向前推钢缆，顶至伞面凹陷，保持10 s以上，使得封堵器近端充分膨胀，确保封堵器不因受上叶挤压被弹出左心耳。DSA下观察，封堵器位置理想（图7-3）。

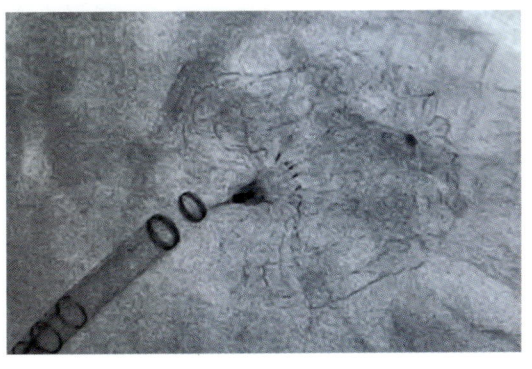

图7-3 封堵器展开（参见视频）

（三）PASS原则评估

DSA下肝位造影，发现封堵器位置佳，无残余分流。牵拉稳定，回弹迅速，封堵器无位移。TEE下各角度未见残余分流，压缩比为14%～17%。满足PASS原则（图7-4～图7-8）。

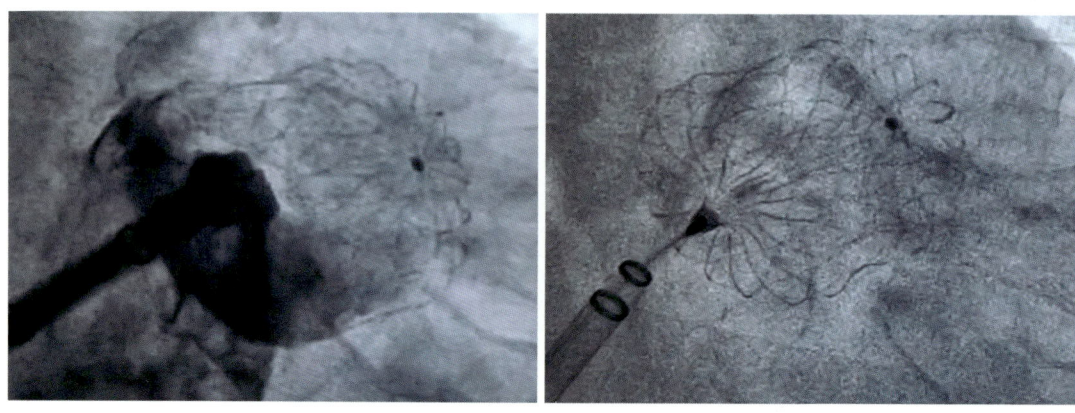

图7-4　DSA下造影（参见视频）　　　图7-5　DSA下评估封堵器稳定性（参见视频）

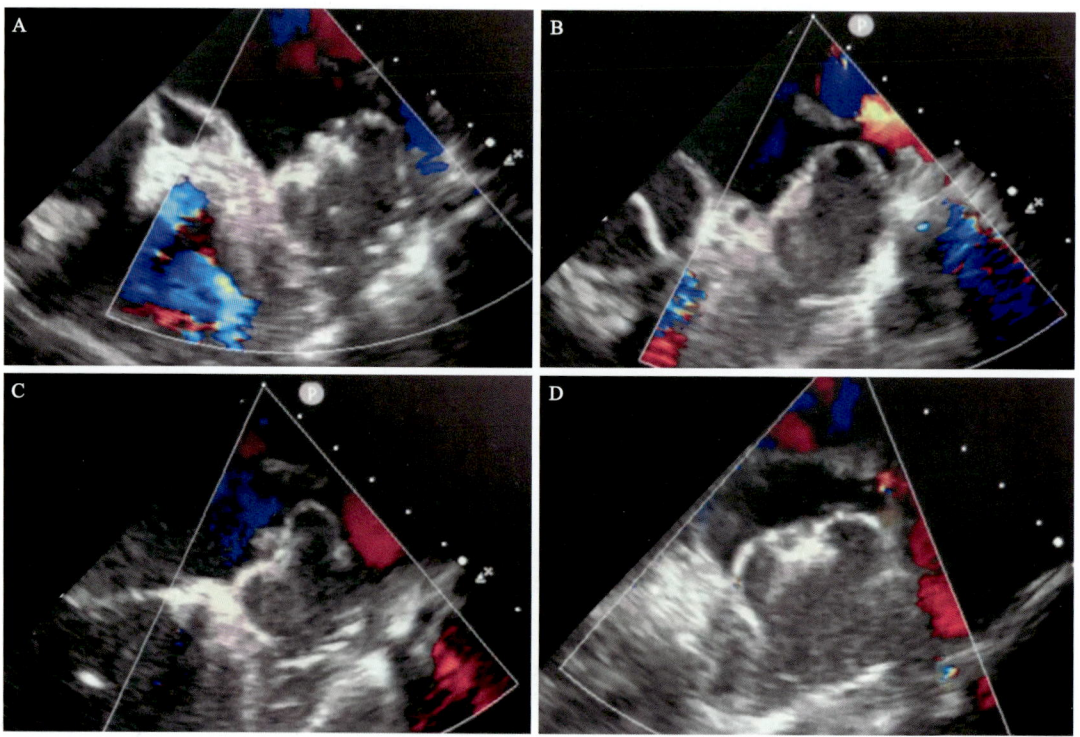

图7-6　TEE下各个角度评估封堵器残余分流（参见视频）
A. TEE 0°；B. TEE 46°；C. TEE 90°；D. TEE 134°

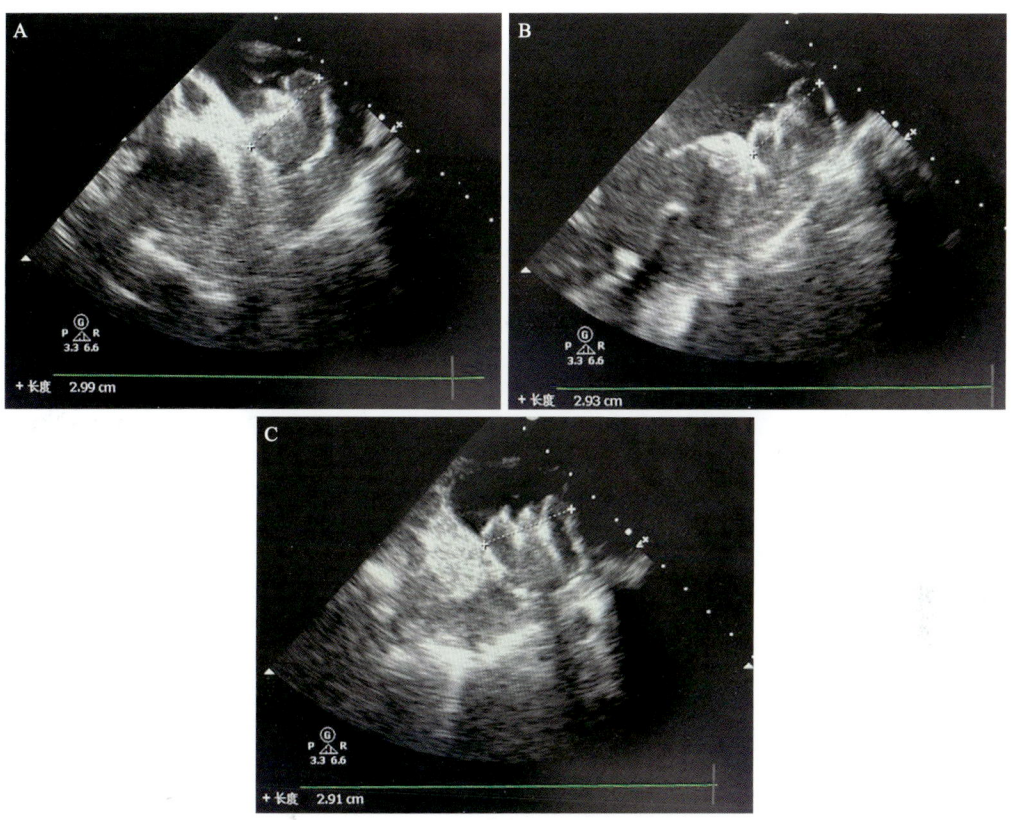

图 7-7　TEE 下评估封堵器压缩比

A. TEE 0°，压缩比 11.7%；B. TEE 90°，压缩比 16.2%；C. TEE 135°，压缩比 16.8%

（四）释放封堵器

植入的封堵器符合 PASS 原则，予释放封堵器；无心包积液（图 7-8）。

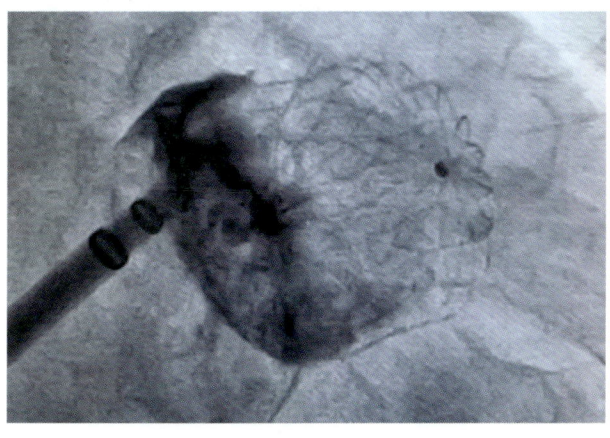

图 7-8　封堵器释放（参见视频）

术后情况

(一)术后用药

给予利伐沙班(每日一次)抗凝三个月;控制血压、血糖,保护肾功能。

(二)随访

术后45天CTA随访,示无器械周围残余分流,无器械相关血栓,内皮化进程良好。由于患者年纪大且封堵器型号较大,内皮化即将完成(图7-9,图7-10)。

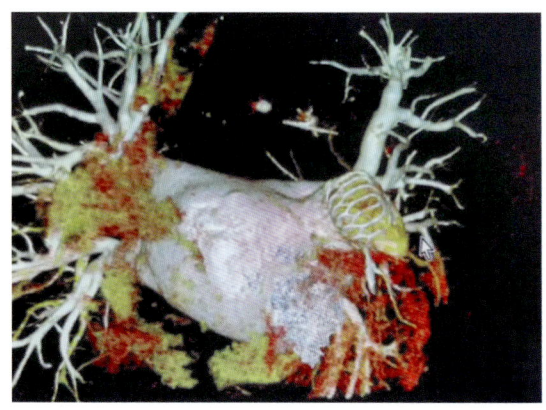

图7-9 术后CTA重建(参见视频)

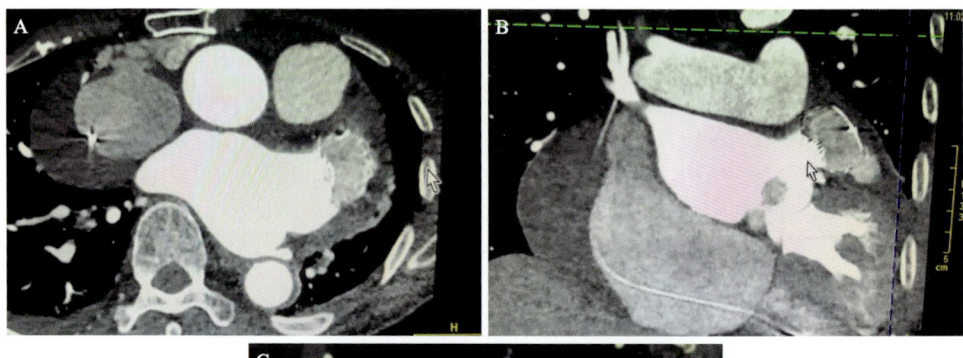

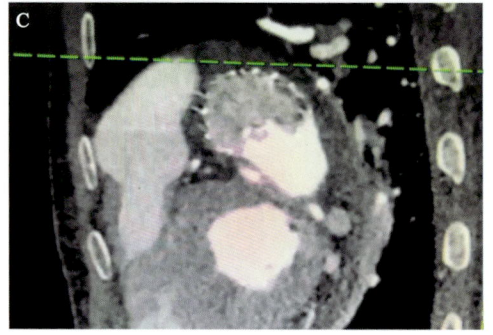

图7-10 术后CTA(参见视频)
A.横断面;B.冠状面;C.矢状面

术者小结

患者高龄，有脑梗死病史，且卒中和出血评分都较高，进行左心耳封堵术的获益大，可减少卒中风险、降低抗凝药的负担。左心耳开口较大，开口径31 mm，选择WATCHMAN FLX 35 mm封堵器。术后45天随访结果良好，内皮化速度快，基本完成内皮化，无残余分流及器械相关血栓，安心地停用抗凝药。

病例 8

低位极浅短上缘左心耳WATCHMAN FLX封堵

新疆维吾尔自治区人民医院　姚　娟　方　舒

扫码看视频

病例资料摘要

（一）病史

患者女性，82岁。7年前活动后有胸闷、气促不适，休息后可缓解，伴有双下肢水肿，因上述不适症状反复住院治疗，对症处理后症状好转。近1个月患者感觉胸闷、气促症状加重，就诊于我院。完善心电图检查，示房颤心律，予抗凝、利尿、改善心功能等对症处理后好转出院。现为行进一步诊治再次来我院，以房颤收住我科。

（二）体格检查

体温37.2 ℃，心率91次/分，体重50 kg，身高157 cm。律不齐，房颤律；未闻及杂音；双下肢未见异常。

（三）实验室检查

（1）肝功能、甲状腺功能均未见异常。
（2）生化检查：血 Cr 139 μmol/L。

诊断与评估

（一）入院诊断

持续性房颤，高血压。

（二）术前评估

1. **手术风险评估**　使用卒中风险评分量表（表8-1）和出血风险评分量表（表8-2）进行术前评估。

2. **术前影像检查**

（1）经食管超声心动图：左心房自发显影，未见左心房内血栓；左心耳上缘短，下缘早分叶（图8-1）。测量左心耳大小，具体数值见表8-3。

（2）经胸超声心动图：双侧心房略大；主动脉瓣钙化；三尖瓣反流（轻度）；左心房前后径40 mm；EF 56%。

表 8-1　卒中风险评分

CHA₂DS₂-VASc	评分
慢性心力衰竭/左心室功能不全（C）	0
高血压（H）	1
年龄≥75岁（A）	2
糖尿病（D）	0
卒中/短暂性脑缺血发作/血栓栓塞病史（S）	0
血管性疾病（V）	0
年龄65～74岁（A）	0
女性（Sc）	1
合计	4

表 8-2　出血风险评分

HAS-BLED	评分
高血压（H）	1
肝、肾功能不全（A）	0
卒中（S）	0
出血（B）	0
异常国际标准化比值（L）	0
年龄>65岁（E）	1
药物或饮酒（D）	0
合计	2

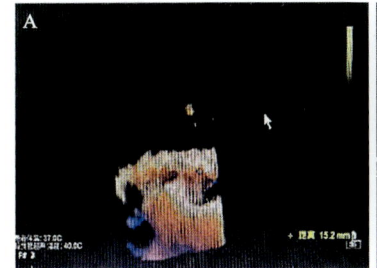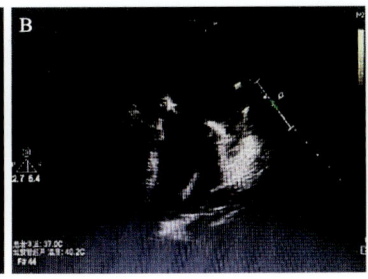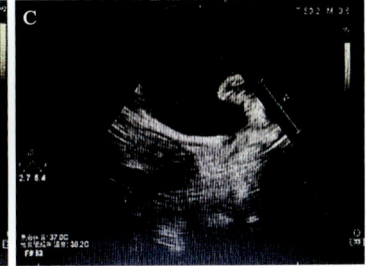

图 8-1　术前 TEE

A. 三维 TEE，测量左心耳开口大小 17 mm × 15 mm；B. TEE 45°，14/18 mm（宽度/深度）；C. TEE 90°，15/17 mm（宽度/深度）

表 8-3　TEE 下左心耳测量数据

角　度	开口直径（mm）	深度（mm）
0°	15	17
45°	14	18
90°	15	17
135°	19	18

治疗方案

该患者属于非瓣膜性房颤患者，卒中风险 4 分（表 8-1），出血风险 2 分（表 8-2），符合左心耳封堵术适应证。患者高龄，卒中评分高且患者服用抗凝药物的依从性不佳，建议行冷冻消融＋经皮左心耳封堵术替代抗凝治疗。

手术过程

(一)术中左心耳造影

造影显示菜花型多分叶左心耳,开口直径26 mm,深度23 mm,实际可用深度20 mm。心房侧显影,轴向偏高、偏前,考虑使用WATCHMAN FLX封堵器进行试封堵(图8-2)。

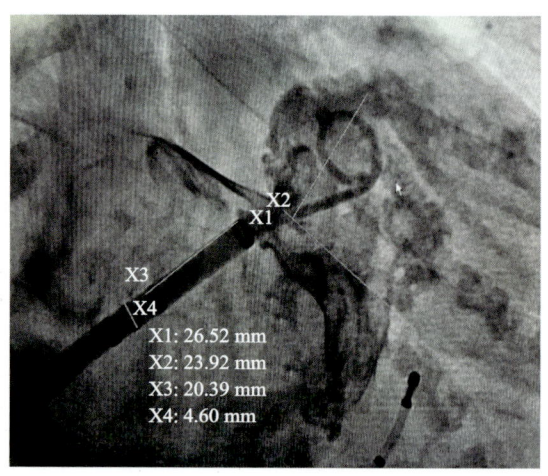

图8-2 术中左心耳造影(参见视频)

(二)封堵策略分析

左心耳上缘短,下缘早分叶,轴向高,有一个主干分叶(图8-3)。可以选取一叶定位,利用肩部膨胀封堵口部。因展开过大后不易进入分叶,展开前推荐先形成FLX ball,这样会更容易进入想要定位的分叶远端。

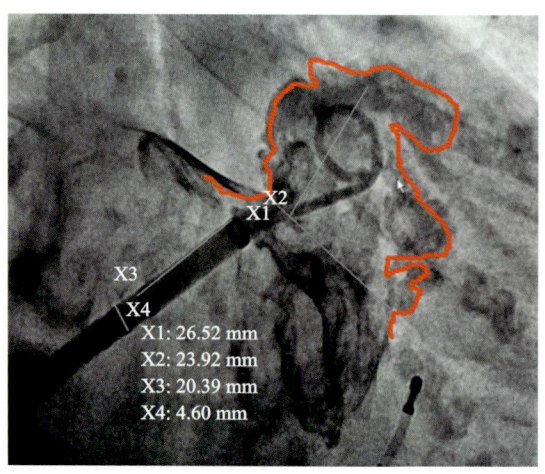

图8-3 封堵策略分析

(三)封堵器第一次展开

第一次,选择WATCHMAN FLX 31 mm封堵器,展开封堵器后发现放置位置过浅,上、下缘露肩较多(图8-4)。

(四)封堵器第二次展开

回收封堵器至FLX ball,重新调整,再次展开后即刻造影,显示上缘露肩多,下缘未贴靠(图8-5)。

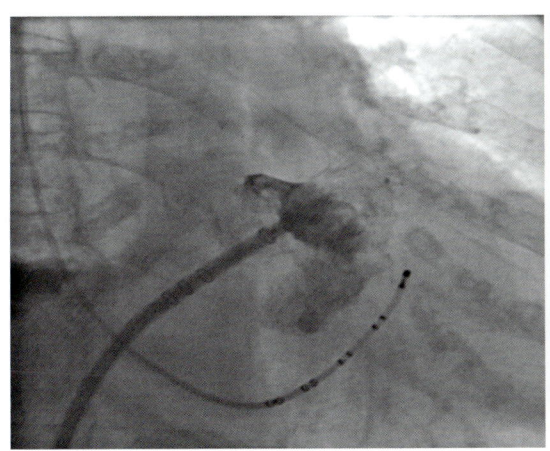 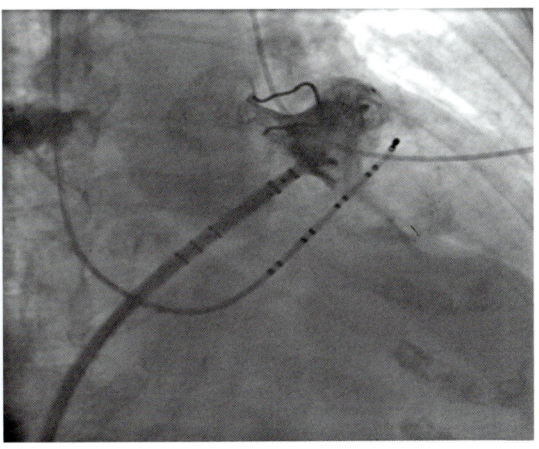

图8-4 封堵器展开后造影(参见视频)　　图8-5 ICE下评估封堵器位置(参见视频)

(五)封堵策略调整

两次展开均不符合PASS原则,分析原因,考虑是因为左心耳轴向太高,形成FLX ball再向前推展开时有"低头"趋势。本例左心耳深度较小,上缘短,下缘早分叶,封堵时即需要达到上缘少露肩,又要让下缘尽可能没有残余分流。因此,需要重新穿刺,以获取良好轴向。应在WATCHMAN FLX展开后顶住钢缆至少10 s,使封堵器自适应左心耳形态(图8-6)。

本例左心耳上缘短,下缘早分叶,轴向偏高;梳状肌较短,无法钩住展开后的封堵器,不能维持"草莓"形态,最终会变成"棉花糖"形态(图8-6),因此可直接选择

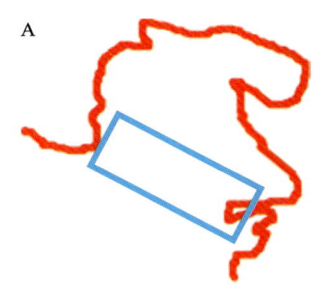 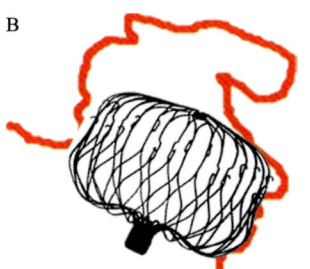 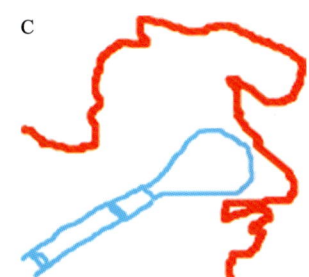

图8-6 封堵策略调整

A. 四边形法则;B. "棉花糖"形封堵器;C. 鞘管轴向

共干区域封堵。因左心耳轴向较高，拟在左心耳体部形成FLX ball整体前进至远端，同时避免封堵器弯折，最后退鞘展开。

（六）调整策略后再次展开封堵器

重新穿刺后，显示轴向稍低，心房侧有遮挡（图8-7）；肝位下造影，可见轮廓清晰的左心耳（图8-8）。

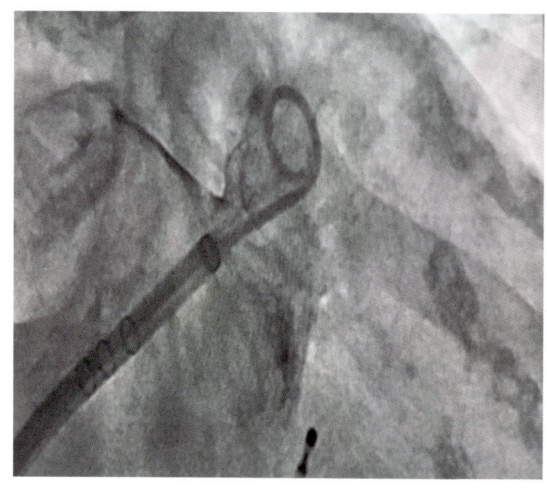
图8-7　左心耳造影（参见视频）

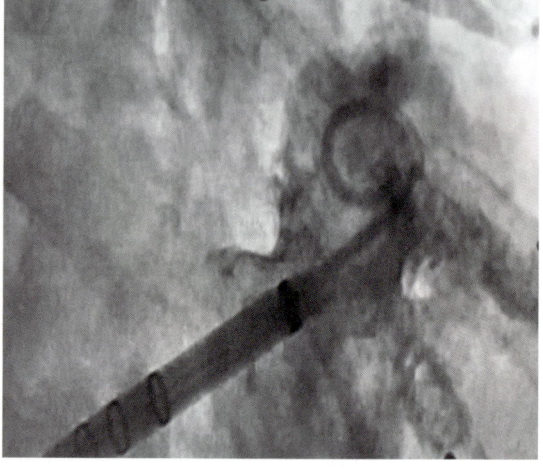
图8-8　肝位下造影（参见视频）

运用"毛毛虫"法展开封堵器（图8-9），展开后即刻顶住钢缆。WATCHMAN FLX展示出其自适应性。

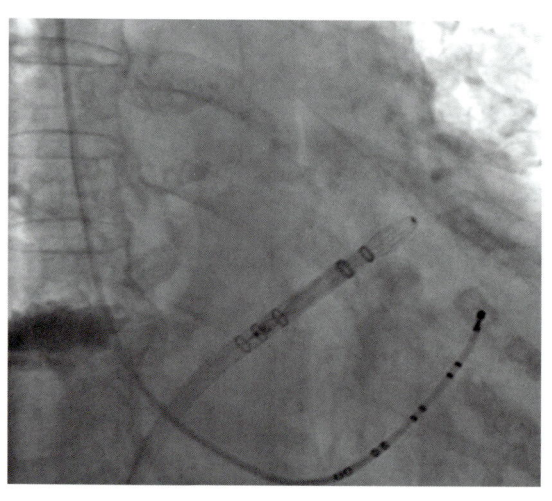
图8-9　展开封堵器（参见视频）

WATCHMAN FLX展开即刻顶住钢缆，封堵器在左心耳内出现三种形态变化，由开始的"杠铃"形变为"热狗"形，最终自适应为"棉花糖"形（图8-10）。

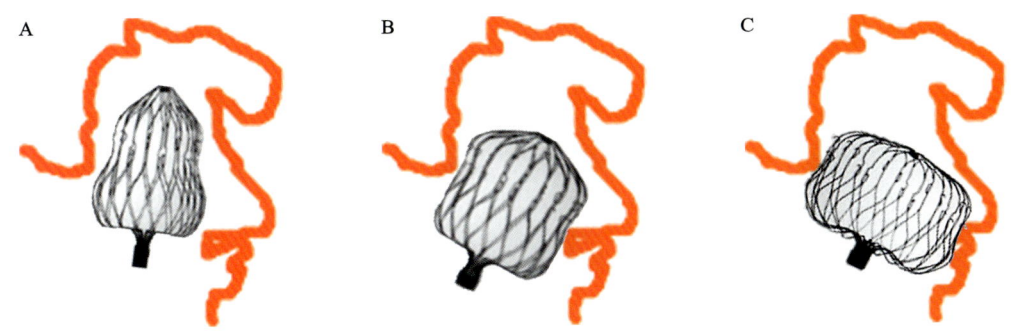

图 8-10 封堵器在左心耳内形状变化
A."杠铃"形；B."热狗"形；C."棉花糖"形

(七) PASS 原则评估

为进一步验证封堵效果，于多角度下造影，可见封堵器位置合适，基本与左心耳平口，下缘无明显露肩，多角度下显示无明显残余分流（图 8-11A～C）。牵拉稳定，压缩比为 13%～16%，满足 PASS 原则，予释放封堵器（图 8-11D、E）。

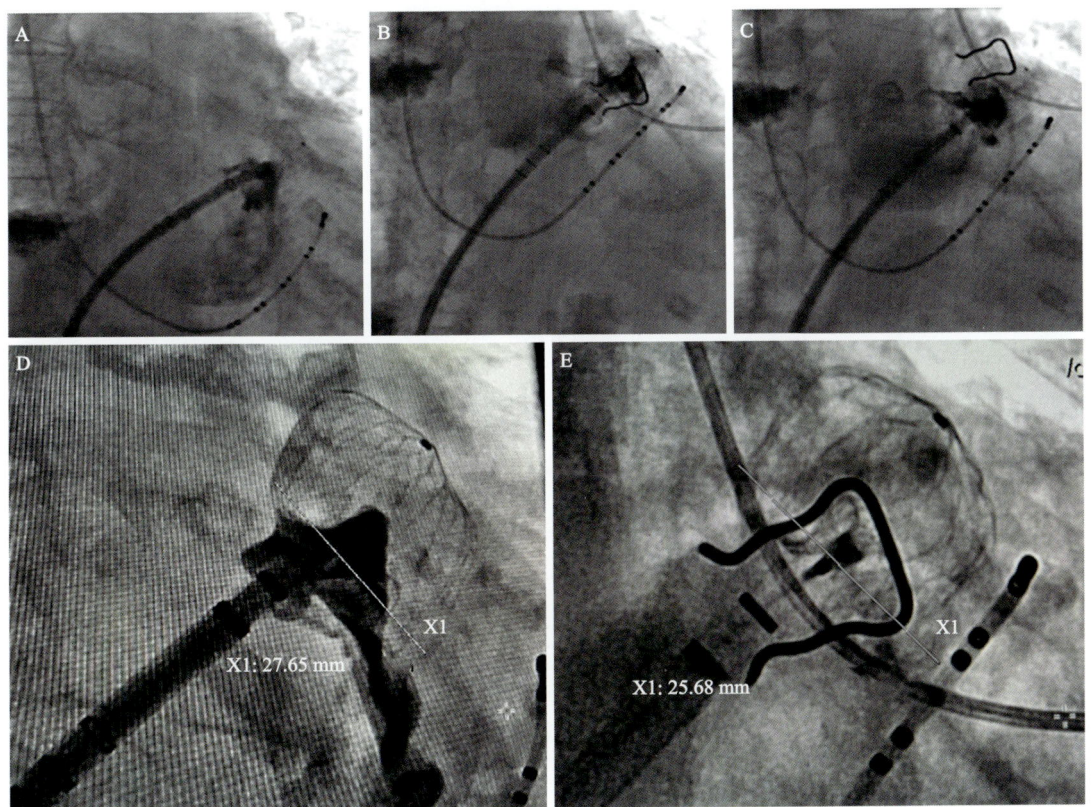

图 8-11 PASS 原则评估（参见视频）
A～C.造影观察；D、E.压缩比测量

术后情况

（一）术后用药

给予利伐沙班（每日一次）抗凝三个月；控制血压、血糖，保护肾功能。

（二）随访

术后CT显示封堵器位置良好（图8-12）。

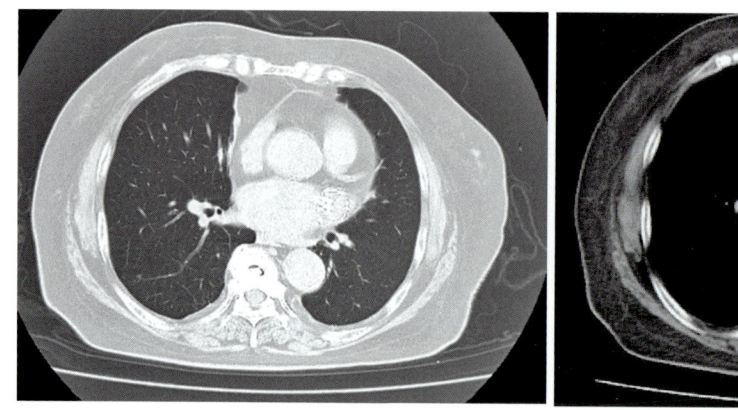
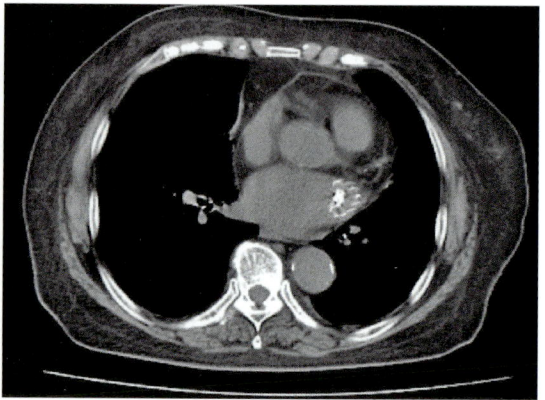

图8-12　随访CT

术后TEE显示封堵器位置固定，与左心耳壁贴附良好，左心房与左心耳间未见分流（图8-13）。

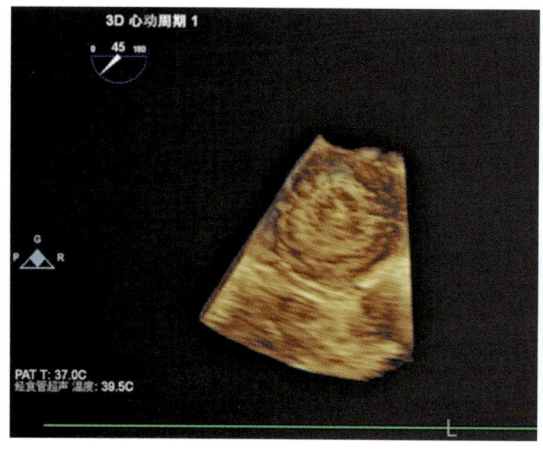
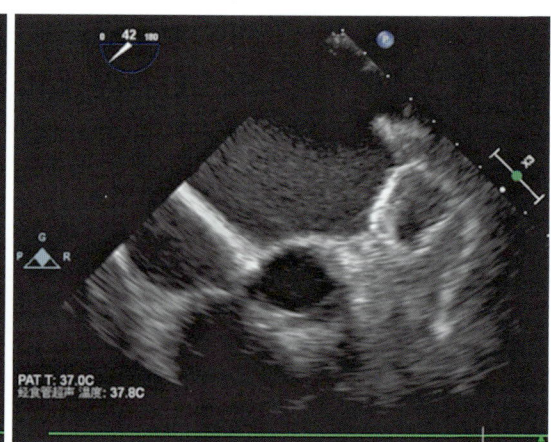

图8-13　随访TEE

术者小结

术前通过CTA、TEE对左心耳的形态进行初步评估有一定的必要性。该左心耳深度浅，上缘短，下缘有早分叶，位置极低。良好的穿刺轴向是高效成功封堵的必要条件，而造影提示第一次穿刺位点偏高、偏前，两次尝试WATCHMAN FLX展开，但露肩较多，故选择重新靠下穿刺。WATCHMAN FLX展开即刻顶住钢缆尤为重要，由于WATCHMAN FLX具有良好自适应性，故展开后由最开始的"杠铃"形变化为"热狗"形，最终自适应为"棉花糖"形，结果满足PASS原则。

专家点评

这是一个非常复杂的左心耳封堵病例，通过术前对TEE的充分评估，明确是一个低开口、主叶朝上、下缘伴有早分叶的左心耳。想达到完美的封堵效果，其实很有难度。通过造影发现，穿刺轴向偏高、偏前，及时做出了调整，重新穿刺，也满足了左心耳封堵术需要偏前、偏下的轴向需求。封堵器展开后，进行多角度造影及牵拉试验等进行PASS原则评估后，确认封堵效果很好，也充分证明了WATCHMAN FLX的良好适应性。同时，术者封堵策略很明确，达到了预期的效果。

（同济大学附属东方医院　余金波教授）

病例 9

菜花浅型左心耳WATCHMAN FLX封堵

广州医科大学附属第一医院　陈爱兰　韩敦正

扫码看视频

病例资料摘要

（一）病史

患者男性，65岁，4个月前无明显诱因下出现心悸，伴左侧肢体乏力，反应迟钝，口角向左侧轻度歪斜，至我院神经内科就诊，诊断为急性脑梗死、心房颤动。经治疗好转后出院，规律服用药物控制心室率，接受抗凝等对症治疗。近3日，患者心悸症状加重，持续时间较前延长，为求进一步诊治，遂至我院就诊。

（二）体格检查

体温36.3 ℃，脉搏68次/分，心率86次/分，呼吸频率20次/分，血压128/85 mmHg，体重68 kg，身高168 cm。神志清醒，双侧瞳孔等大等圆，直接、间接对光反射正常；双侧头面部感觉正常对称，龇牙、伸舌、鼓腮正常对称。第一心音强弱不等，各瓣膜区未闻及明显杂音，无心包摩擦音及心包叩击音。左上肢肌力4级，左下肢肌力5级，病理征阴性，双下肢无水肿。

（三）实验室检查

（1）血常规：WBC 7.06×10^9/L，中性粒细胞比例59.6%，淋巴细胞比例28.7%，Hb 136 g/L，红细胞比容0.40 L/L，PLT 248×10^9/L。

（2）肝肾功能：肝功能未见异常；总蛋白64.4 g/L，白蛋白36.3 g/L，γ-谷氨酰基转移酶103.1 U/L。血尿素氮（BUN）6.59 mmol/L，Cr 91.50 μmol/L，[K^+] 4.51 mmol/L，[Na^+] 142.7 mmol/L，[Cl^-] 107.6 mmol/L，[Ca^{2+}] 2.32 mmol/L，尿酸691.7 μmol/L。

（3）生化检查：甘油三酯2.80 mmol/L，HDL-C 1.01 mmol/L，脂蛋白（a）38.38 mg/dL。

（4）粪便常规+潜血：发现华支睾吸虫卵0～1/LP，潜血阳性（血红蛋白法）。

（5）心肌损伤标志物：proBNP 1 005.00 pg/mL（↑）。

诊断与评估

（一）入院诊断

持续性房颤，脑梗死恢复期，冠状动脉粥样硬化，二尖瓣轻度反流，支气管扩张并感染。

（二）术前评估

1. 手术风险评估 使用卒中风险评分量表（表9-1）和出血风险评分量表（表9-2）进行术前评估。

表9-1 卒中风险评分

CHA_2DS_2-VASc	评分
慢性心力衰竭/左心室功能不全（C）	1
高血压（H）	0
年龄≥75岁（A）	0
糖尿病（D）	0
卒中/短暂性脑缺血发作/血栓栓塞病史（S）	2
血管性疾病（V）	1
年龄65～74岁（A）	1
女性（Sc）	0
合计	5

表9-2 出血风险评分

HAS-BLED	评分
高血压（H）	0
肝、肾功能不全（A）	0
卒中（S）	1
出血（B）	0
异常国际标准化比值（L）	1
年龄>65岁（E）	1
药物或饮酒（D）	0
合计	3

2. 术前影像检查

（1）经食管超声心动图：未见左心房内血栓，左心耳呈菜花型（图9-1）。

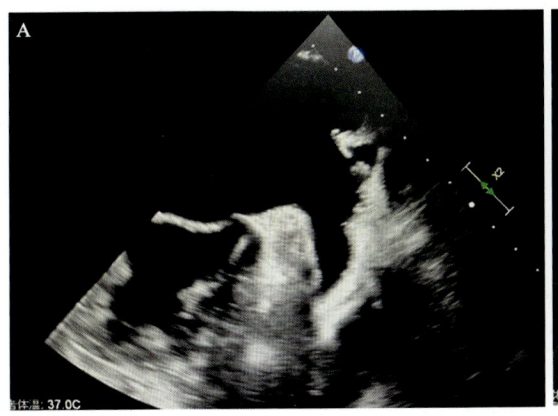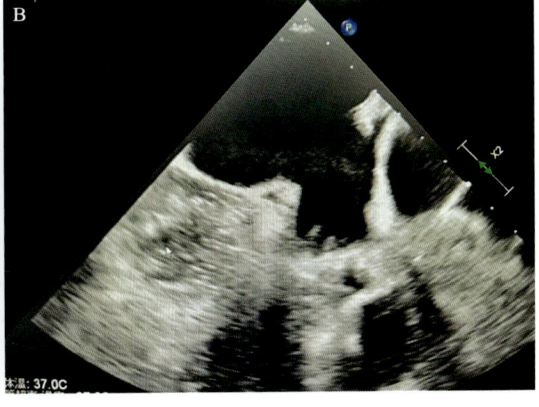

图9-1 术前TEE
A. TEE 78°；B. TEE 110°

（2）肺静脉CTA重建：左心房增大；主动脉瓣反流（轻度）；三尖瓣反流（轻度）。左心房前后径39.1 mm，LVDd 40.6 mm，EF 69%（图9-2）。

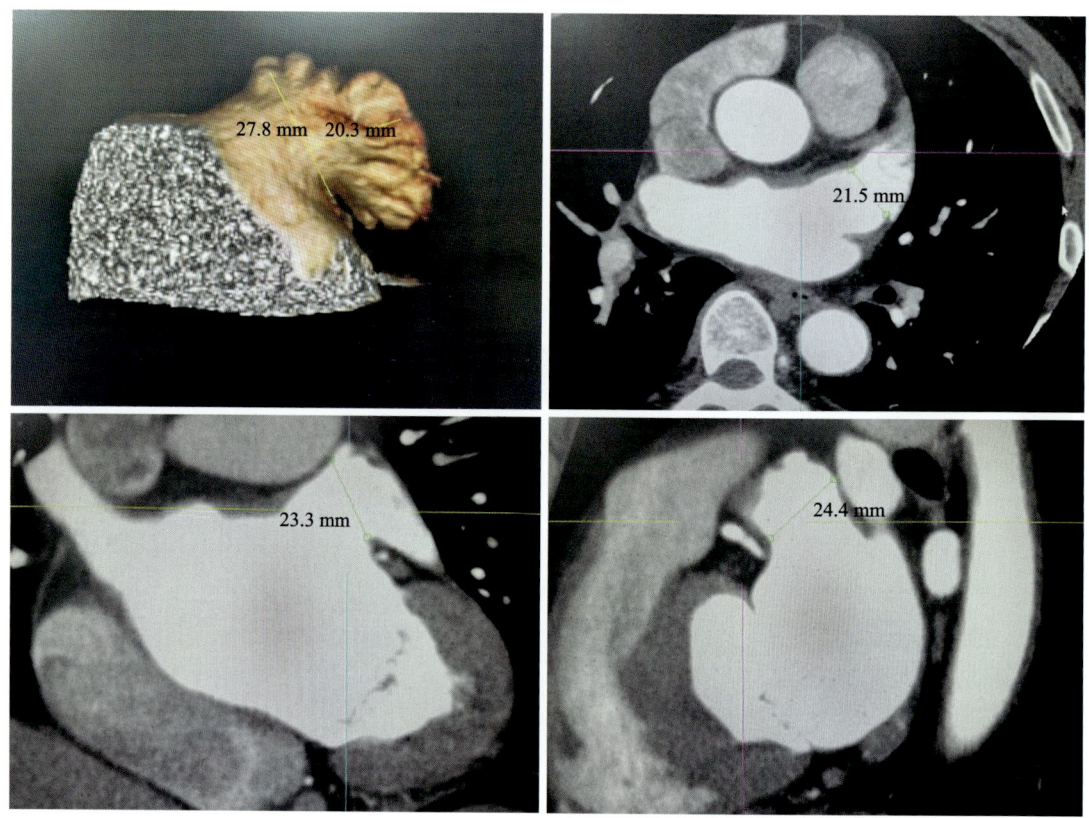

图9-2 术前肺静脉CTA重建

治疗方案

该患者属于非瓣膜性房颤患者，卒中风险5分（表9-1），出血风险3分（表9-2），符合左心耳封堵术适应证。患者有脑梗死病史且不愿长期服用抗凝药，建议行房颤射频消融+经皮左心耳封堵术替代抗凝治疗。

手术过程

（一）房颤射频消融

在Ensite系统指导下完成消融，采用双鞘管的方法，进行肺静脉电隔离（pulmonary vein isolation，PVI）+顶部线消融（图9-3）。

（二）术中左心耳造影

造影显示菜花型多分叶左心耳，开口直径27 mm，深度25 mm，梳状肌发达，内部空间有限，考虑使用WATCHMAN FLX封堵器进行试封堵（图9-4）。

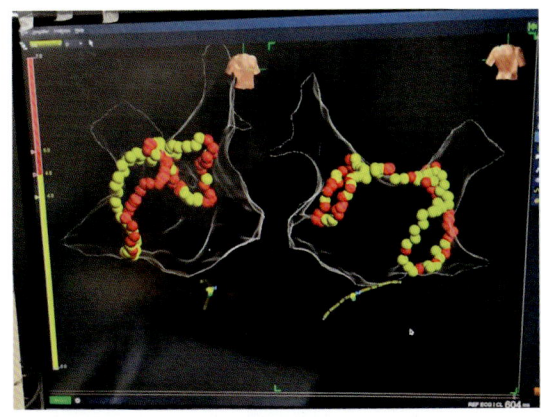
图 9-3　房颤射频消融

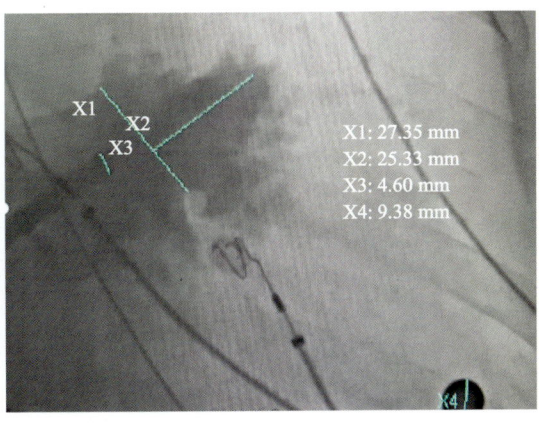
图 9-4　术中左心耳造影（参见视频）

（三）封堵策略分析

测量显示：左心耳开口直径 27 mm，深度 25 mm；根据测量结果选择 WATCHMAN FLX 31 mm 封堵器。鞘管走上叶，利用三角形法定位主干分叶，退鞘展开，FLX ball 尽量走到左心耳上叶远端；全程顶住钢缆带逆时针力展开，展开瞬间向前推钢缆，顶至伞面凹陷，保持 10 s 以上使得近端充分膨胀，确保封堵器不因受上叶挤压被弹出左心耳。

（四）封堵器展开

鞘管定位上叶，采用标准 FLX "四步法" 展开封堵器，然后牵拉封堵器向外调整，减小远端受力压缩，改善近端膨胀。DSA 下观察，封堵器位置理想（图 9-5）。

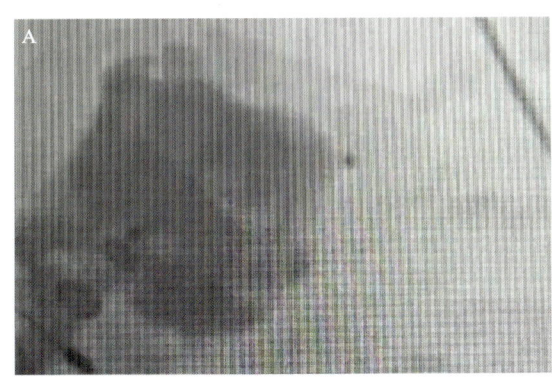
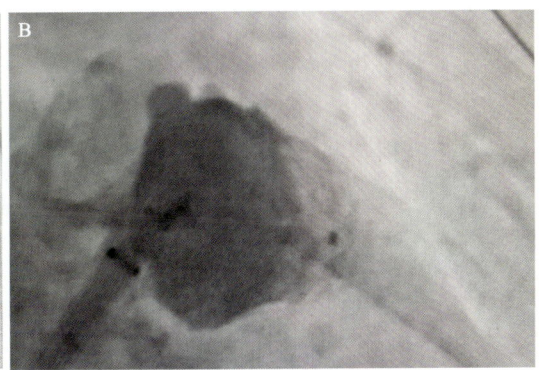

图 9-5　封堵器展开后造影（参见视频）
A. 肝位；B. 右肩位

（五）PASS 原则评估

为进一步验证封堵效果，ICE 多角度下观察封堵器位置：位置合适，基本与左心耳平口（图 9-6）。

牵拉稳定，回弹迅速，DSA 下牵拉，封堵器无位移，压缩比为 13%～14%，无残余分流（图9-7）。

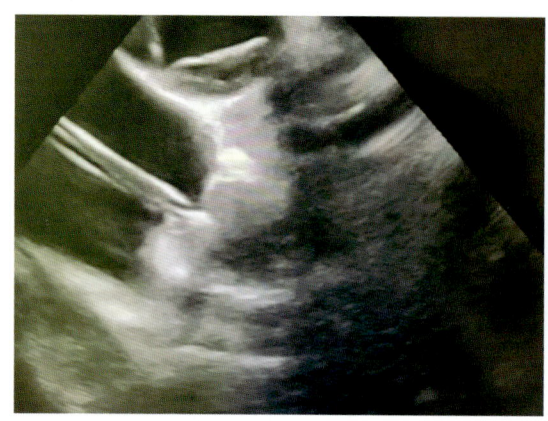

图9-6　ICE下评估封堵器位置（参见视频）

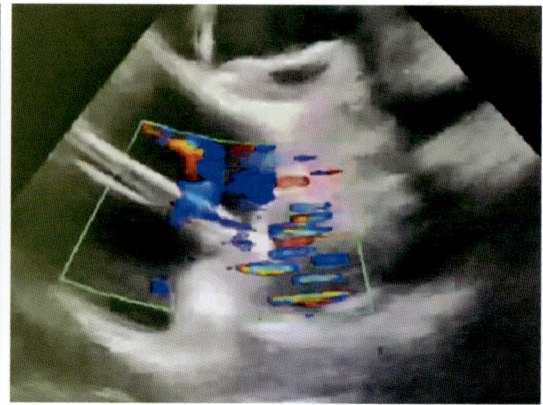

图9-7　检测残余分流（参见视频）

（六）释放封堵器

植入的封堵器符合PASS原则，予释放封堵器（图9-8）。

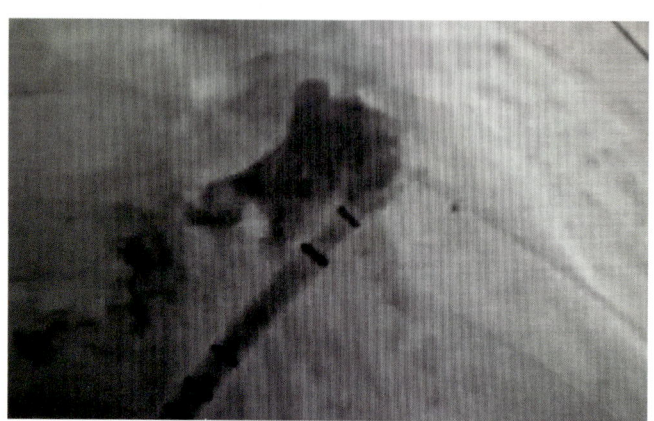

图9-8　封堵器释放（参见视频）

术后情况

（一）术后用药

达格列净，每日一次；螺内酯，每日一次；阿托伐他汀，每日一次；盐酸胺碘酮，每日三次，然后改为每日两次，最后为每日一次（三个月）；比索洛尔，每日一次；利伐沙班，每日一次（三个月）。

（二）随访

术后3个月随访，无心悸发作，无血栓栓塞事件。动态心电图提示窦性心律。肺静脉CT重建提示封堵器已完全内皮化（图9-9）。

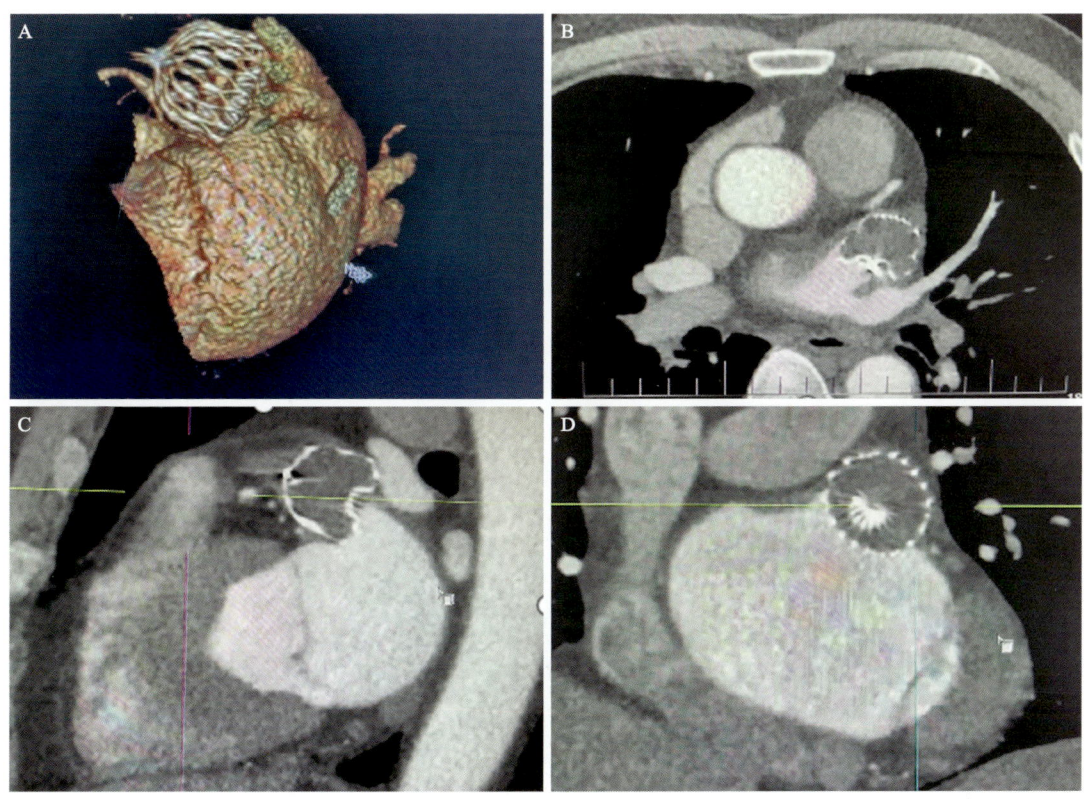

图9-9 封堵器完全内皮化（参见视频）
A. 三维重建；B. 横断面；C. 矢状面；D. 冠状面

术者小结

本例为多学科联合治疗房颤血栓脱落导致急性脑梗死的患者，多学科联动可帮助患者得到较好获益。术前做好左心耳形态评估，初步制订手术策略。在本病例中，左心耳开口较大，开口径27 mm，内部空间小，深度一般，因此选择偏小的WATCHMAN FLX 31 mm封堵器，实现了完全封堵。推荐使用一次展开成功率高、操作安全简单的WATCHMAN FLX封堵器；双排精密倒钩起到很好的作用，提供了更好的牢固力。我们也做好了术后随访，明确封堵器在术后完全内皮化，无残余分流和器械相关血栓事件发生，确保患者获益佳，安心地停用抗凝药物。

专家点评

此病例是一个十分标准的左心耳封堵术案例，从术前筛查到术中操作，以及术后随访，都遵照标准流程进行，最后也获得了达到预期的封堵效果。本例虽然简单，但也有一定的借鉴价值。

（云南省第一人民医院　张曦教授）

病例 10

轴向欠佳大开口菜花型左心耳封堵

天津市第一中心医院　何　强

扫码看视频

病例资料摘要

（一）病史

患者男性，59岁，因心悸2年入院。既往有高血压1年余，最高220/100 mmHg，服用沙库巴曲缬沙坦控制，未规律监测血压；有脑梗死病史，因脑梗于其他医院住院诊治。头磁共振血管造影示左侧大脑中动脉可能有脑动脉瘤。

（二）体格检查

体温37.2 ℃，心率78次/分，血压168/85 mmHg，体重80 kg，身高176 cm。神志清醒，双肺未闻及啰音；律不齐，房颤律，未闻及杂音；双下肢未见异常。

（三）实验室检查

（1）血常规：Hb 96 g/L，WBC 8.1×10^{12}/L，PLT 165×10^9/L。

（2）生化检查：Cr 79 μmol/L，[K^+]3.95 mmol/L。

（3）心肌损伤标志物：cTNT 0.048 ng/L，proBNP 25 804 pg/mL（↑）。

诊断与评估

（一）入院诊断

持续性房颤，高血压3级，陈旧性脑梗死。

（二）术前评估

1. 手术风险评估　使用卒中风险评分量表（表10-1）和出血风险评分量表（表10-2）进行术前评估。

2. 术前影像检查

（1）经食管超声心动图：入院后TEE检查提示左心耳血栓，经抗凝治疗后复查血栓消失。左心耳呈菜花型，内部梳状肌发达。左心耳开口直径28.2～30.0 mm，深度23.2～24.0 mm（图10-1）。

（2）经胸超声心动图：检查结果提示升主动脉及主动脉窦部增宽，双侧心房、左心室增大，二、三尖瓣反流（少量），肺动脉高压（轻度），心功能减低（图10-2，表10-3）。

表 10-1 卒中风险评分

CHA₂DS₂-VASc	评分
慢性心力衰竭/左心室功能不全（C）	0
高血压（H）	1
年龄≥75岁（A）	0
糖尿病（D）	0
卒中/短暂性脑缺血发作/血栓栓塞病史（S）	2
血管性疾病（V）	0
年龄65～74岁（A）	0
女性（Sc）	0
合计	3

表 10-2 出血风险评分

HAS-BLED	评分
高血压（H）	1
肝、肾功能不全（A）	0
卒中（S）	1
出血（B）	0
异常国际标准化比值（L）	0
年龄>65岁（E）	0
药物或饮酒（D）	0
合计	2

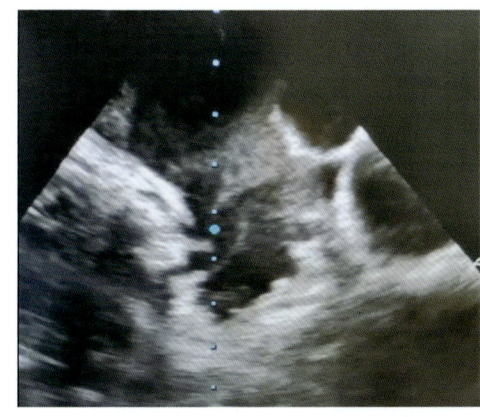

图 10-1　术前 TEE（参见视频）

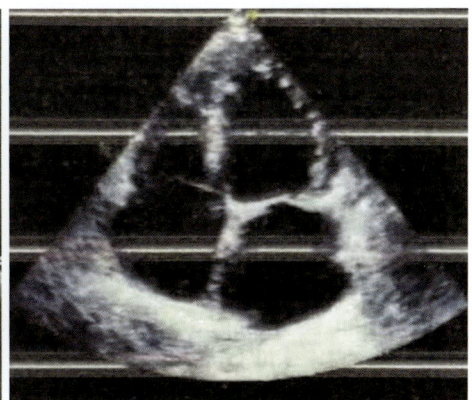

图 10-2　术前 TTE

表 10-3　术前 TEE 测量结果

项目	结果
升主动脉内径（AAO）	39 mm
左心房（LA）	53 mm
左心室舒张末径（LVIDs）	52 mm
主动脉内径（AO）	38 mm
右心房（RA）	40 mm × 60 mm
射血分数（EF）	45%

（3）术前CTA：左心房增大，左心室舒张末径52 mm，左心房前后径53 mm；EF 45%（图10-3）。

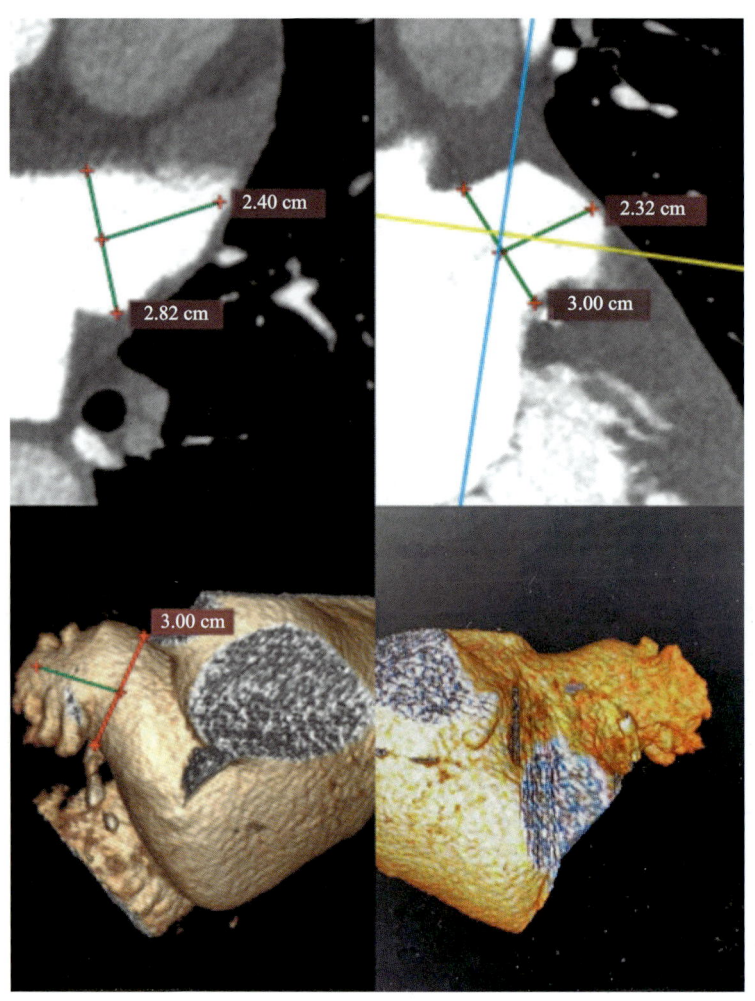

图10-3　术前CTA

治疗方案

该患者属于非瓣膜性房颤患者，卒中风险3分（表10-1），出血风险2分（表10-2），符合左心耳封堵术适应证，建议行房颤射频消融+经皮左心耳封堵术治疗。

手术过程

（一）房间隔穿刺

DSA下进行房间隔穿刺，穿刺位置靠下、靠后，穿刺后无心包积液，即刻使用8 000 IU肝素抗凝。

（二）术中左心耳造影

造影显示菜花型左心耳，下缘早分叶，开口直径29 mm，深度22 m，梳状肌发达，内部空间有限，考虑使用WATCHMAN FLX封堵器进行试封堵（图10-4）。

（三）封堵策略分析

测量显示：左心耳开口直径29 mm，深度22 mm；根据测量结果选择WATCHMAN FLX 35 mm封堵器（图10-5）。鞘管走上叶，利用四边形法定位主干，采用进伞法展开，FLX ball尽量走到左心耳上叶远端；保持鞘管稳定，使用推伞法展开封堵器，展开瞬间向前推钢缆，顶至伞面凹陷，保持10 s以上使得封堵器近端充分膨胀，确保封堵器不因受远端梳状肌挤压被弹出左心耳。

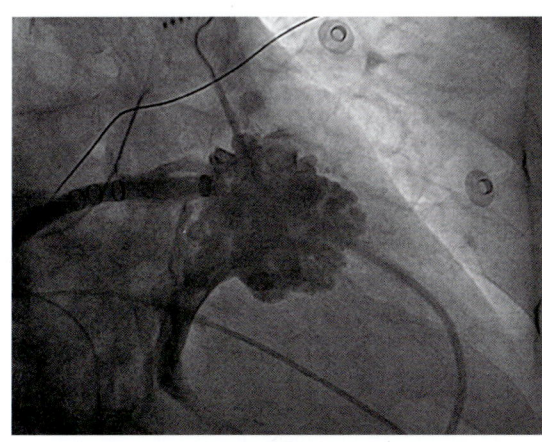

图10-4　术中左心耳造影（参见视频）　　　图10-5　测量结果及封堵策略分析

（四）第一次封堵器展开

于左心耳体部形成FLX ball（图10-6），使用进伞法缓慢展开封堵器（图10-7），推送过程中封堵器发生轴向变化。

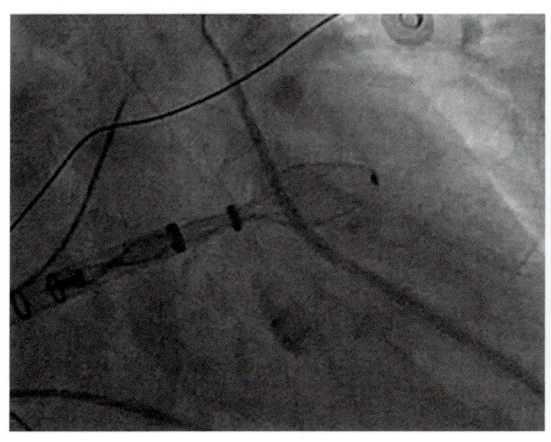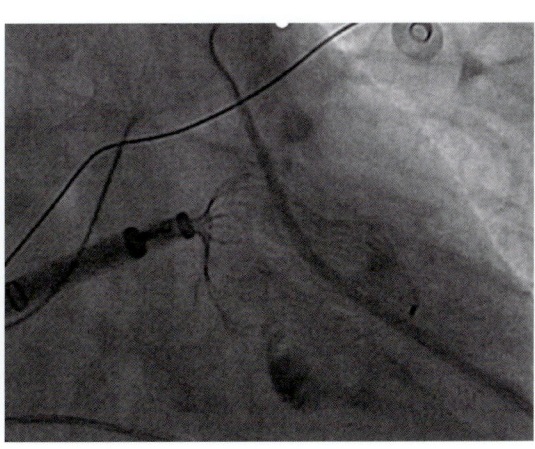

图10-6　形成FLX ball（参见视频）　　　图10-7　进伞法展开封堵器（参见视频）

第一次展开后分别于肝位（图10-8）及足位造影评估（图10-9），显示露肩过大。

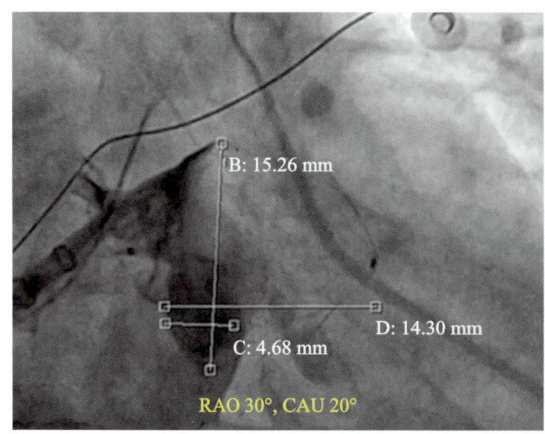
图10-8　第一次展开后肝位造影（参见视频）

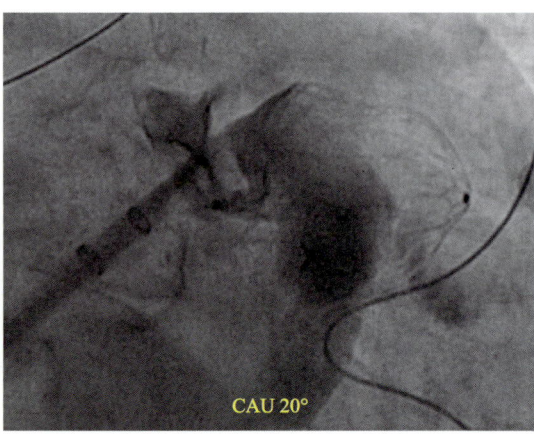
图10-9　第一次展开后足位造影（参见视频）

（五）第二次封堵器展开

回收封堵器形成FLX ball，稍微退鞘，调整轴向并继续使用进伞法第二次展开封堵器（图10-10）。展开后即刻造影，显示位置良好（图10-11）。

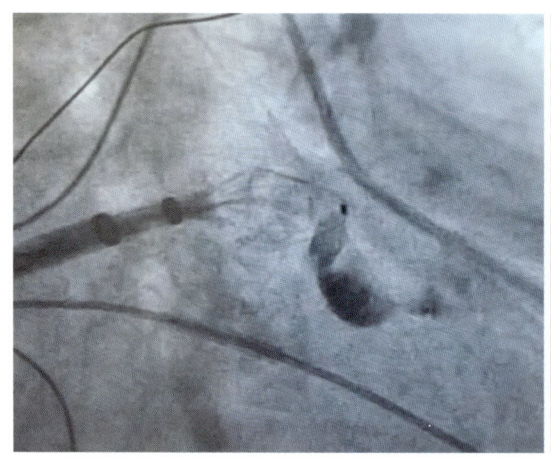
图10-10　回收形成FLX ball（参见视频）

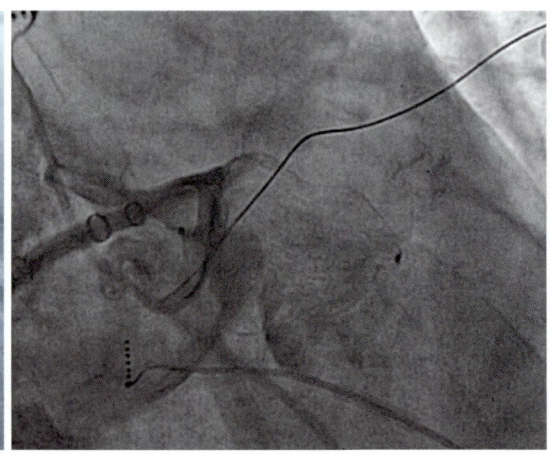
图10-11　第二次展开后造影（参见视频）

（六）PASS原则评估

TEE多角度下观察封堵器，位置良好，基本与左心耳平口（图10-12）。为进一步评估封堵效果，再次于DSA多角度下造影评估封堵器位置情况（图10-13）。牵拉稳定，回弹迅速，DSA下牵拉，封堵器无位移（图10-14）。测量压缩比为16%～18.5%，满足尺寸方面的要求（图10-15）。TEE多普勒模式多角度下评估，无残余分流（图10-16）。

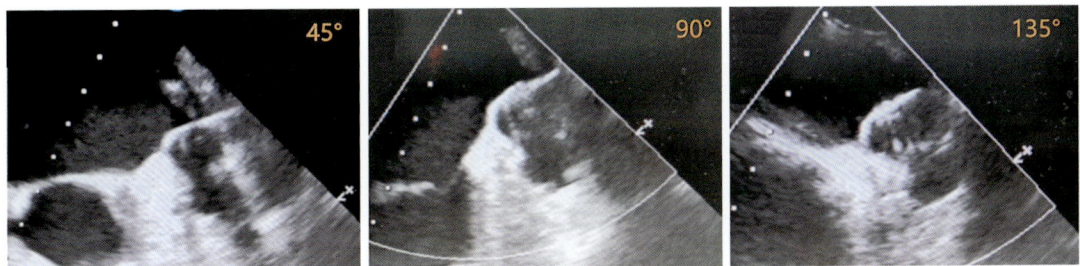

图 10-12　TEE 下评估封堵器位置（参见视频）

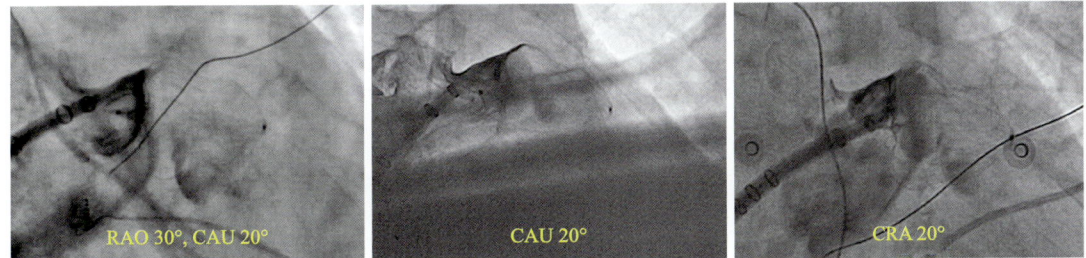

图 10-13　DSA 下造影评估封堵器位置（参见视频）

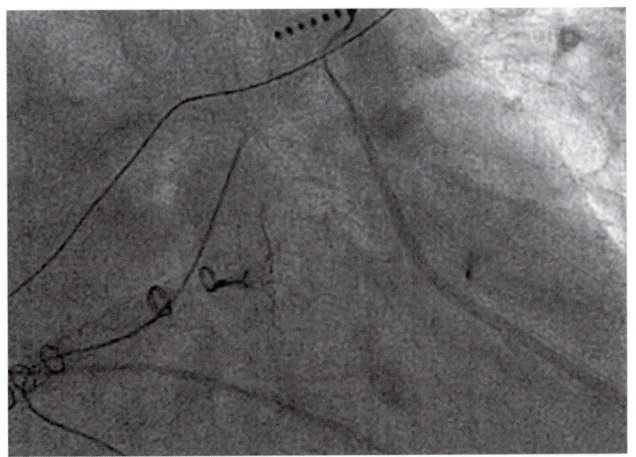

图 10-14　DSA 下评估稳定性（参见视频）

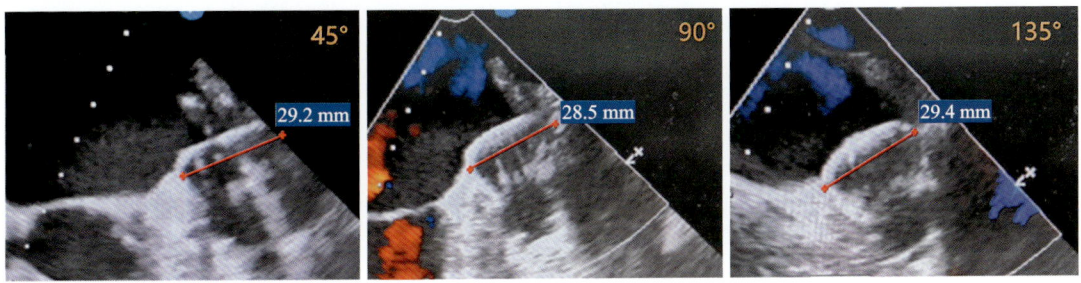

图 10-15　测量压缩比

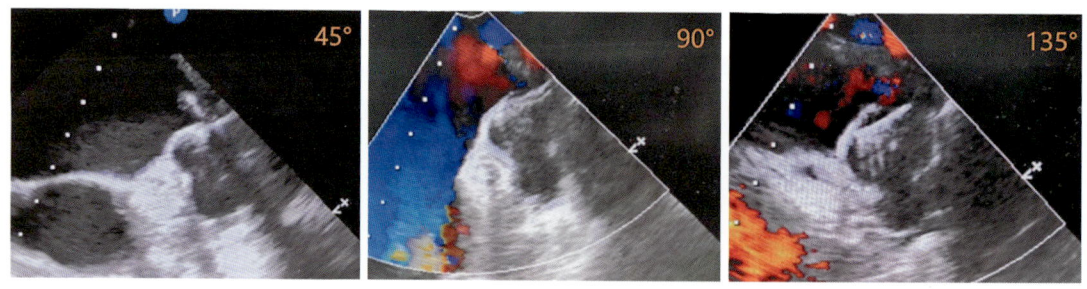

图 10-16　评估残余分流（参见视频）

（七）释放封堵器

植入的封堵器符合 PASS 原则，予释放封堵器；DSA 多角度下造影，示封堵器位置良好（图 10-17）。

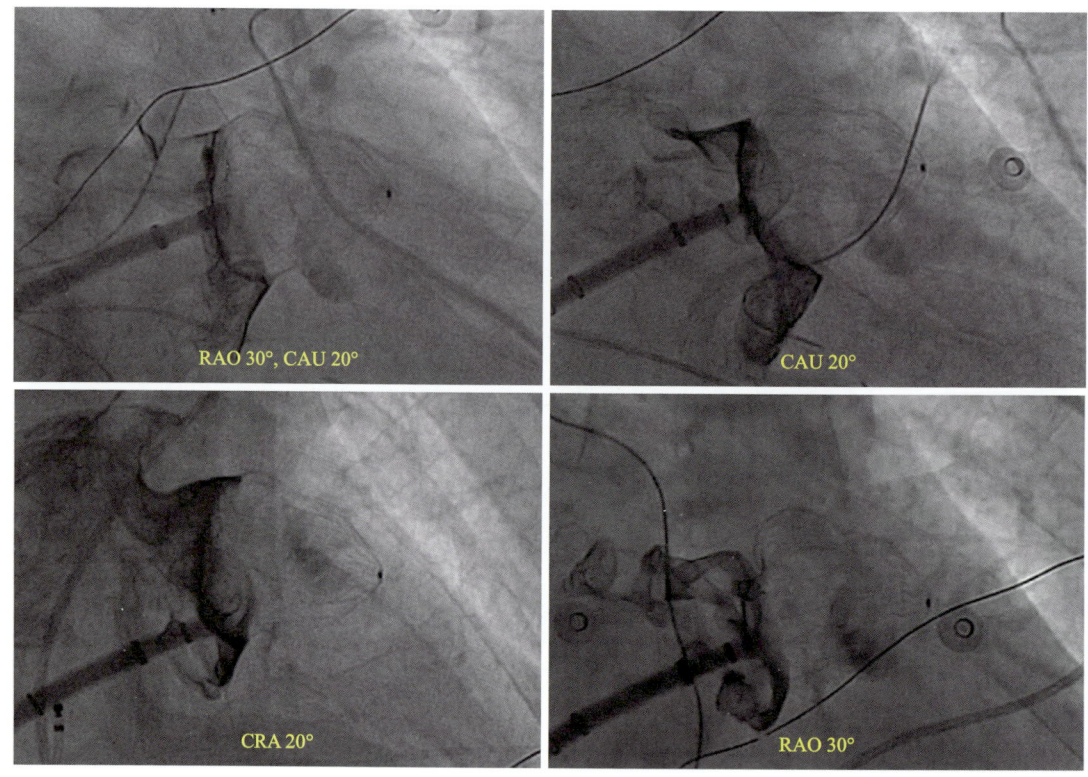

图 10-17　封堵器释放（参见视频）

术后情况

（一）术后用药

术后利伐沙班，每日一次，抗凝三个月；控制血压、血糖，保护肾功能。

(二)随访

术后三个月随访时,无心悸发作,无血栓栓塞事件发生。动态心电图提示窦性心律。CT提示左心耳封堵完全,内皮化已完成(图10-18)。

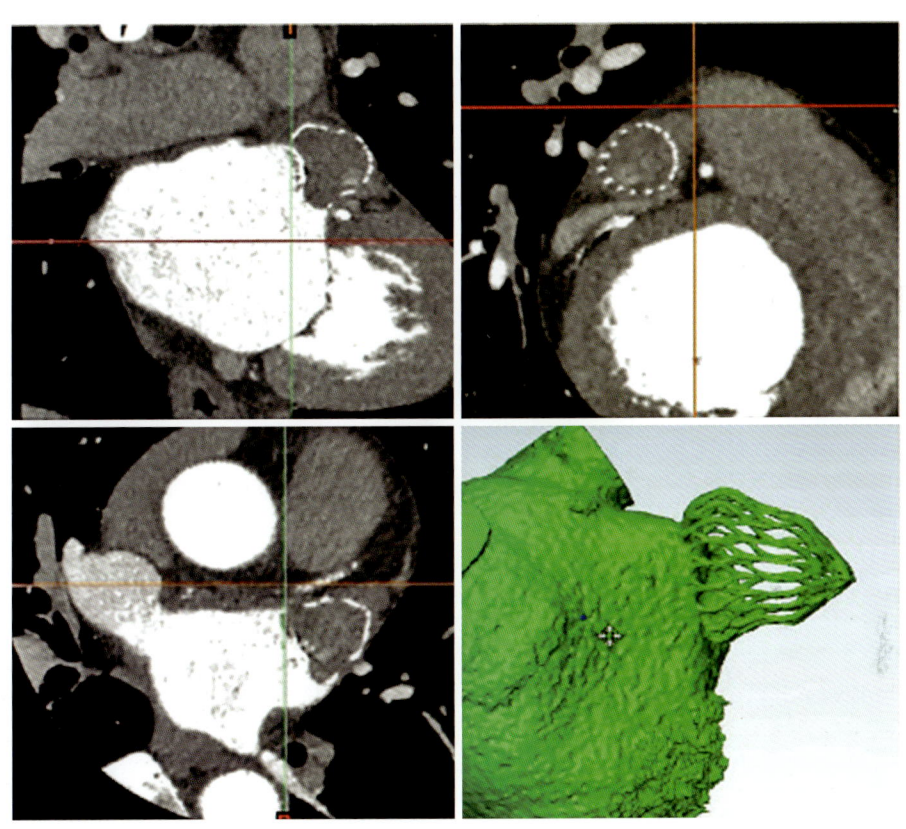

图10-18 CT随访(参见视频)

术者小结

该患者有菜花型大开口多分叶左心耳,开口径29 mm,深度22 mm,梳状肌发达,内部空间有限,远端空间较小。因此,需要使用四边形法封堵公干区域,减小远端受力压缩。术前进行CT重建,精准分析以制订策略很重要。WATCHMAN FLX顺应性强,能够顺应不同的左心耳形态及鞘管轴向,对传统封堵器的轴向要求降低。WATCHMAN FLX骨架设计使得在不同压缩状态下,都能真正做到填充式封堵;同时轻微露肩不影响内皮化,因此内皮化时间短。

专家点评

该病例非常完整,不管是适应证的把控,还是术前的CT检查及TEE检查、术中的操作步骤和展开策略、术后随访的结果,都比较理想。此外,本例展示了WATCHMAN FLX 的填充式封堵,结果轻微露肩但不影响后期的内皮化,是比较好的病例。

(佛山市第二人民医院　梁健球教授)

病例 11

心腔内超声下折角"象鼻"形左心耳 WATCHMAN FLX 封堵

海军军医大学第一附属医院　黄松群

扫码看视频

病例资料摘要

患者男性，79岁。自诉1年前无明显诱因感心悸、胸闷，否认突发突止，无小便增多，无胸痛、大汗，无黑矇、晕厥，无畏寒、发热，无恶心、呕吐。门诊行心电图检查，提示房颤，口服胺碘酮、利伐沙班治疗，症状逐渐缓解。2023年5月15日，外院动态心电图示：① 基础心律为房颤律（慢室率），总心搏数71 339次，平均心率55次/分；最快心率104次/分，为房颤律（快室率）；最慢心率33次/分，为房颤律（慢室率）；② 全程房颤。冠状动脉造影示右优势型冠状动脉。左主干无狭窄；前降支近段30%节段性狭窄、中段有20 mm长的心肌桥，血流TIMI 3级；回旋支无狭窄，血流TIMI 3级。右冠状动脉管壁不光滑，近中段30%局限性狭窄，血流TIMI 3级。予稳定斑块、抑酸护胃等治疗，近1周胸闷明显，为求进一步诊治，来我院就诊。

高血压病史20年，长期口服硝苯地平（每日一次，每次30 mg），血压控制情况不详。2型糖尿病史20年，长期口服二甲双胍（每日两次，每次500 mg），血糖控制情况不详。胃出血病史5年，曾行胃镜检查，提示胃溃疡，后经抑酸、抗幽门螺杆菌治疗后好转，未再发生胃出血。肺结节病史10年。否认吸烟、饮酒。

诊断与评估

（一）入院诊断

心房颤动，高血压。

（二）术前评估

1. 手术风险评估　使用卒中风险评分量表（表11-1）和出血风险评分量表（表11-2）进行术前评估。

2. 术前影像检查

（1）计算机体层成像：CTA示无充盈缺损，排除左心耳血栓；中位左心耳，房间隔穿刺位点应靠下、靠后，获得良好轴向。横断面测量开口26.5 mm×27.6 mm，圆口多分叶左心耳，上缘有一囊袋，预计使用31 mm WATCHMAN FLX封堵器（图11-1）。

（2）经胸超声心动图：LA 56 mm，室间隔厚度（IVS）12 mm，左心室舒张末期内径（LVEDD）52 mm，EF 48%，升主动脉内径38 mm。

表11-1 卒中风险评分

CHA_2DS_2-VASc	评分
慢性心力衰竭/左心室功能不全（C）	1
高血压（H）	1
年龄≥75岁（A）	2
糖尿病（D）	1
卒中/短暂性脑缺血发作/血栓栓塞病史（S）	0
血管性疾病（V）	1
年龄65～74岁（A）	0
女性（Sc）	0
合计	6

表11-2 出血风险评分

HAS-BLED	评分
高血压（H）	1
肝、肾功能不全（A）	1
卒中（S）	0
出血（B）	1
异常国际标准化比值（L）	0
年龄>65岁（E）	1
药物或饮酒（D）	0
合计	4

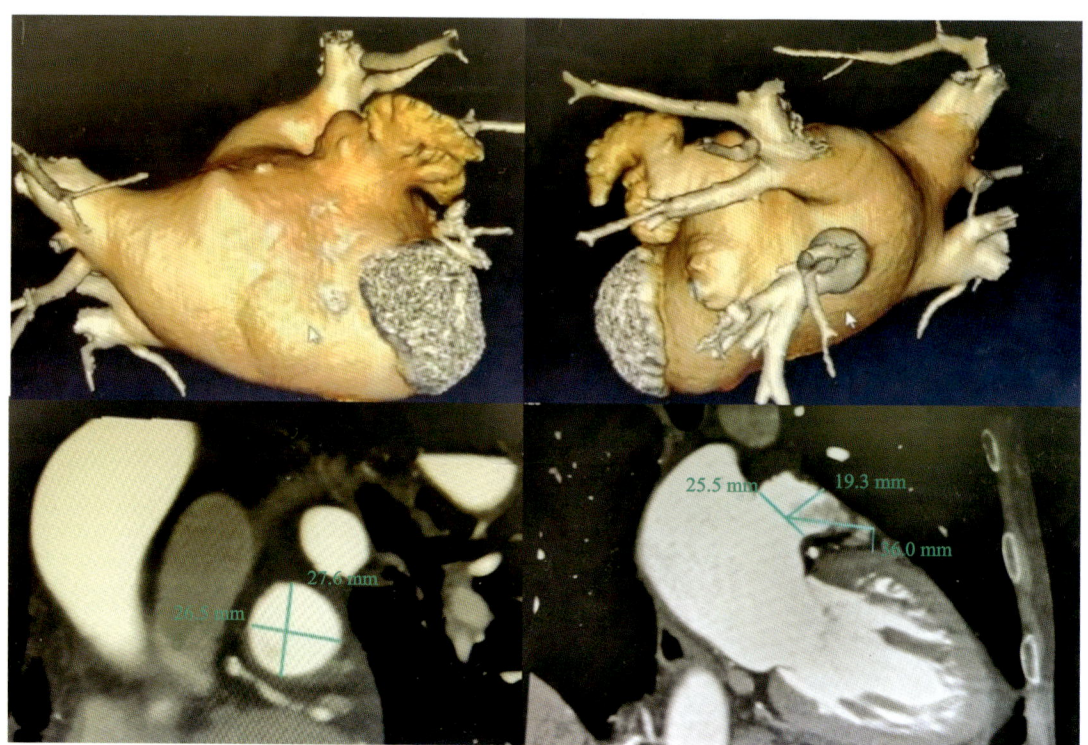

图11-1 术前CT

治疗方案

该患者卒中风险6分（表11-1），出血风险4分（表11-2），高度符合左心耳封堵术适应证，加之患者服药依从性差，拒绝行导管消融术，故建议行经皮左心耳封堵术。采用局麻，备静脉麻醉行ICE指导下的单纯左心耳封堵术。

手术过程

（一）ICE查看心包和排除血栓

术前ICE显示有少量心包积液（图11-2）。ICE导管于肺动脉瓣视野观察左心房和左心耳，未见血栓（图11-3）。ICE导管于卵圆窝视野指导房间隔穿刺（图11-4），靠后、靠中间偏下穿刺。房间隔穿刺成功后，按患者体重给予足量肝素，测得ACT为274 s。

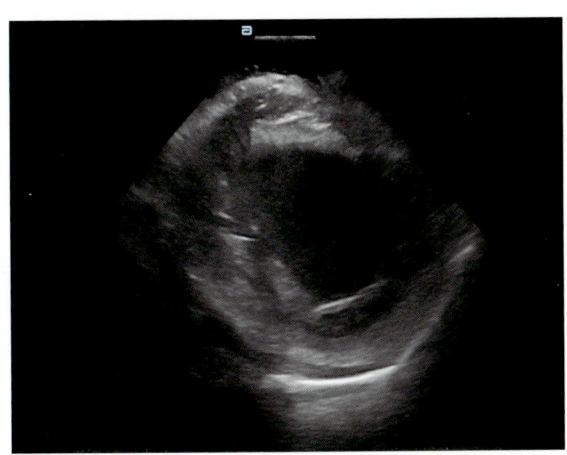

图11-2　术前心包（参见视频）

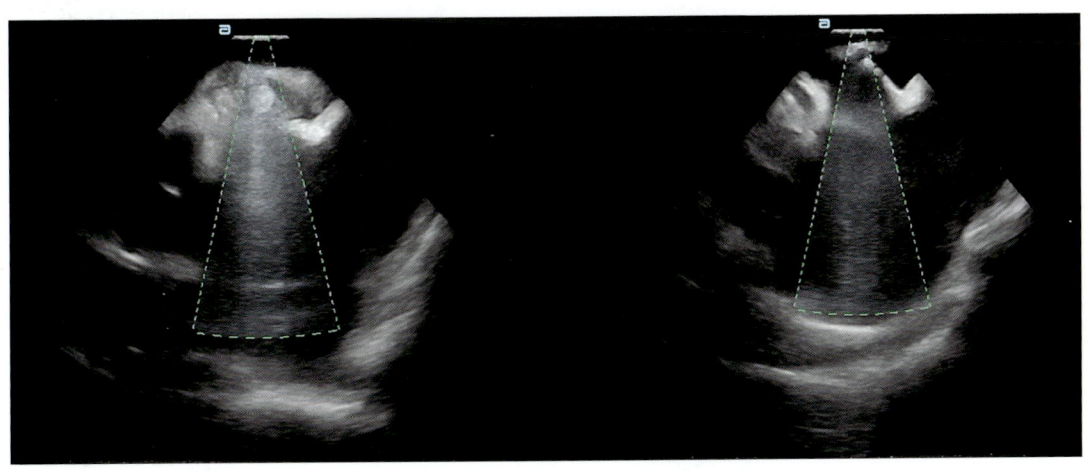

图11-3　术前排除血栓（参见视频）

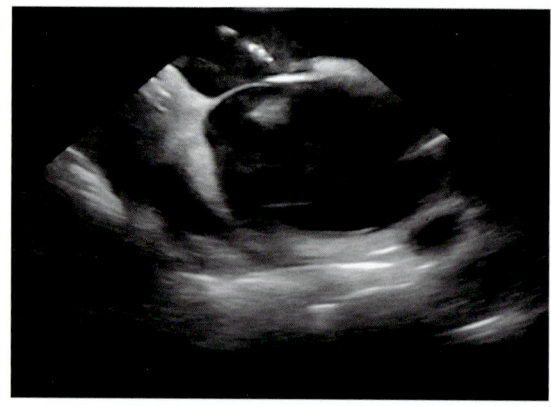

图 11-4　ICE 指导房间隔穿刺（参见视频）

（二）左心耳造影和封堵策略制订

正常肝位造影显示左心耳开口直径 26.76 mm，深度 25 mm，上叶空间狭窄，呈类鸡翅型，远端小叶类"象鼻"形，上缘有折角（图 11-5）。根据 WATCHMAN FLX 型号选择工具图（图 11-6），综合考虑决定选择 WATCHMAN FLX 31 mm 封堵器，更好地填充左心耳。本例左心耳颈部有空间可利用，建议采用退鞘四步法进行封堵。

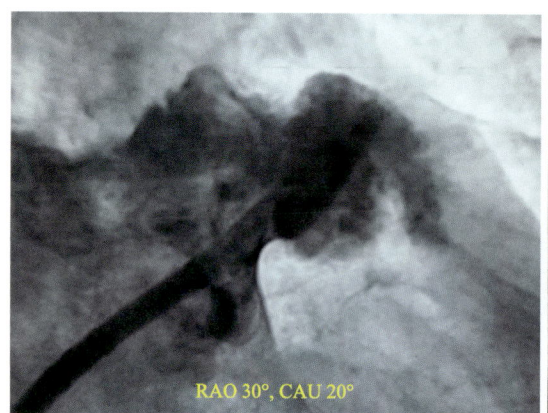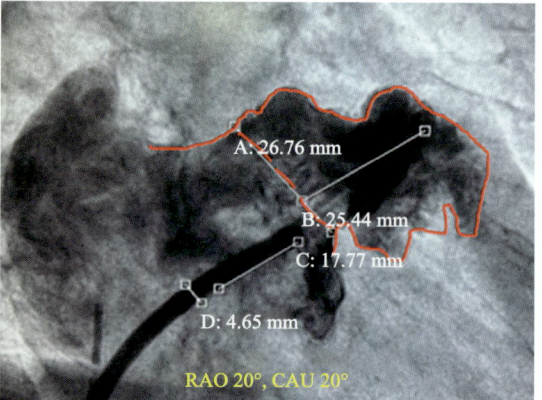

图 11-5　术中肝位造影（参见视频）

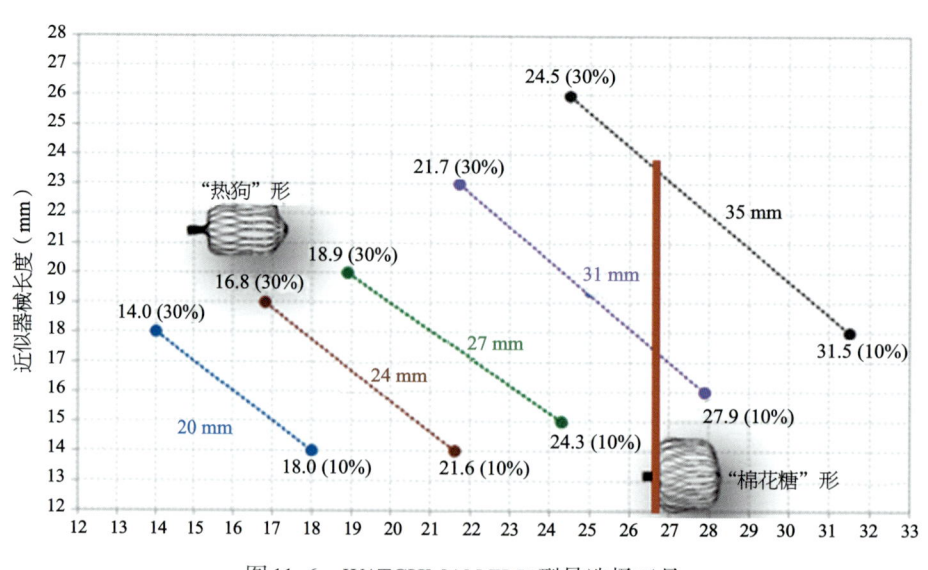

图 11-6　WATCHMAN FLX 型号选择工具

(三)封堵器展开

选用退鞘四步法展开封堵器,鞘管走上叶封堵(图11-7)。具体来说,固定释放手柄,在左心耳体部退鞘形成FLX ball;保持FLX ball,整体前进,使封堵器肩部与封堵线对齐;固定释放手柄,缓慢退鞘展开封堵器;封堵器展开后,保持鞘管位置与轴向,即刻向前轻推释放手柄至少10 s。

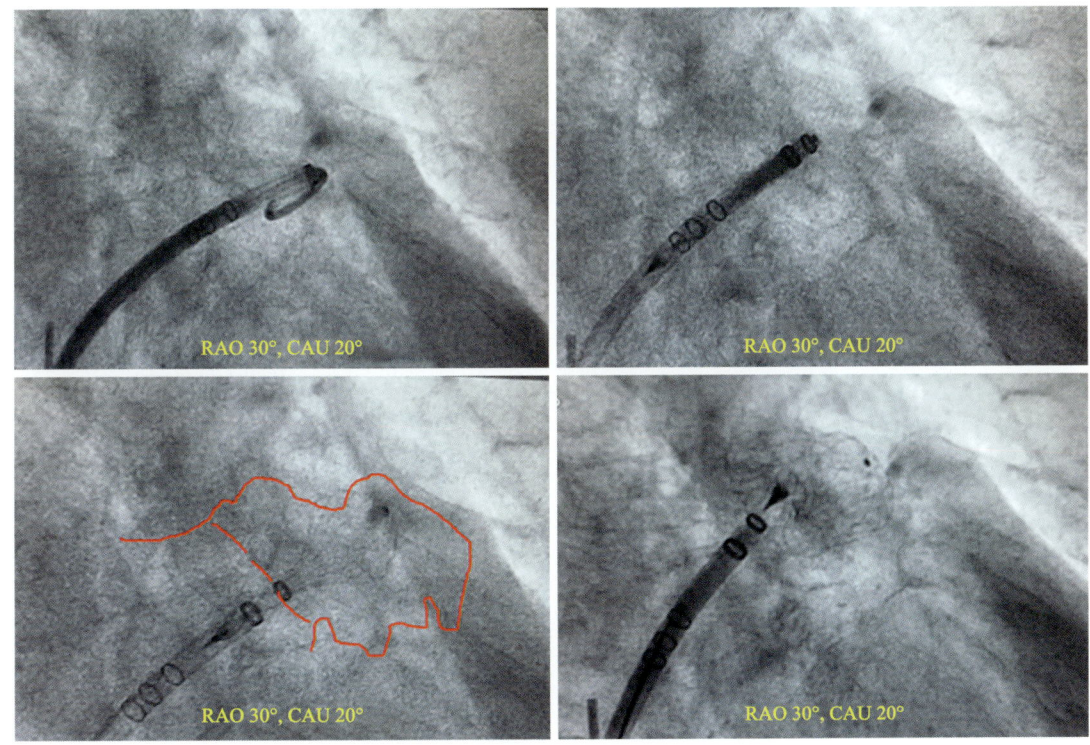

图11-7 退鞘法展开(参见视频)

(四)PASS原则评估

展开后即刻造影,肝位和右肩位下显示封堵器位置良好(图11-8)。在ICE下评估PASS原则(图11-9),封堵器肩部在左心耳开口,平口封堵;ICE下进行牵拉试验,牵拉稳定,回弹迅速,封堵器无位移;测量压缩比为16%左右,符合对压缩比的要求(10%~30%);多角度下多普勒显示无残余分流。综合评估后,认为该封堵器符合PASS原则。

(五)释放封堵器

植入的封堵器符合PASS原则,予释放封堵器(图11-10)。ICE下查看术后心包,心包积液无明显增加(图11-11)。

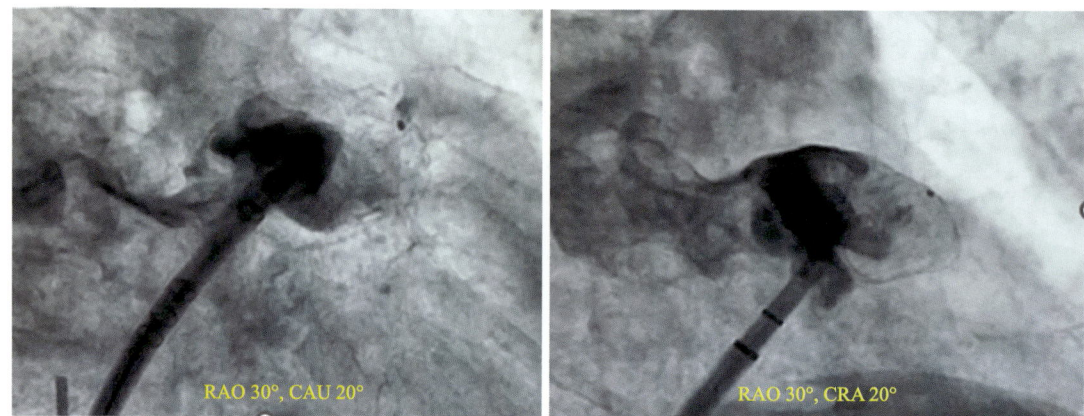

图 11-8　展开即刻造影（参见视频）

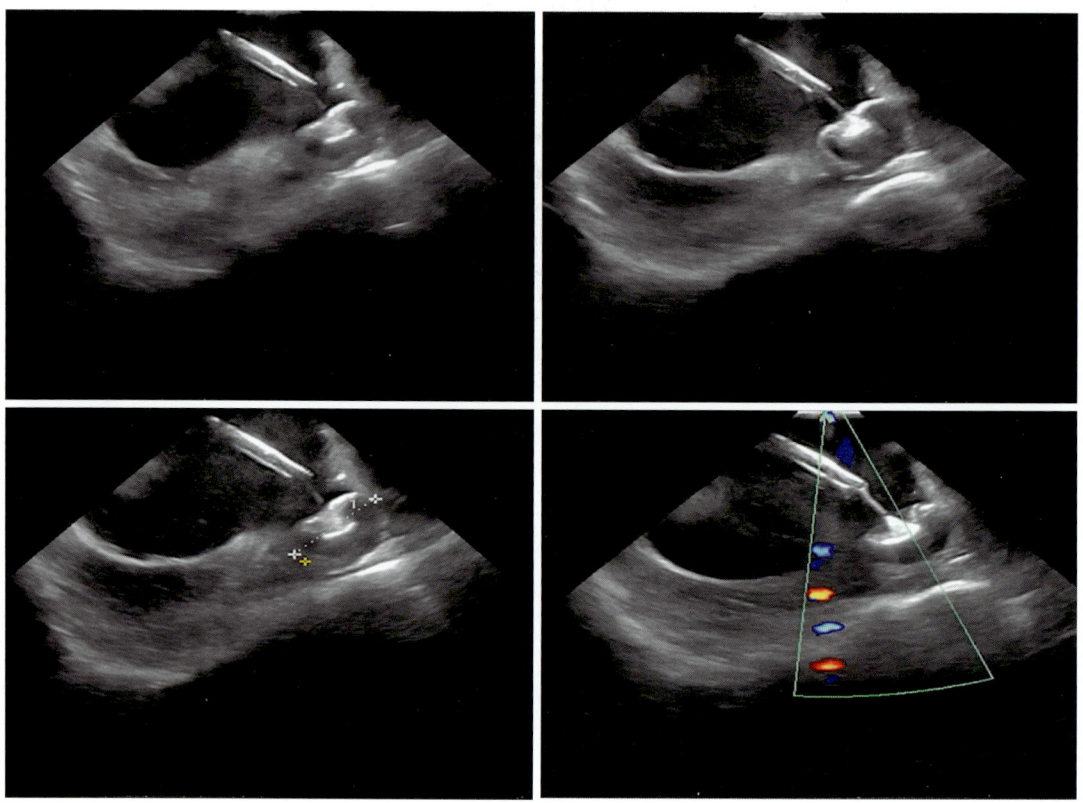

图 11-9　ICE 下评估 PASS 原则（参见视频）

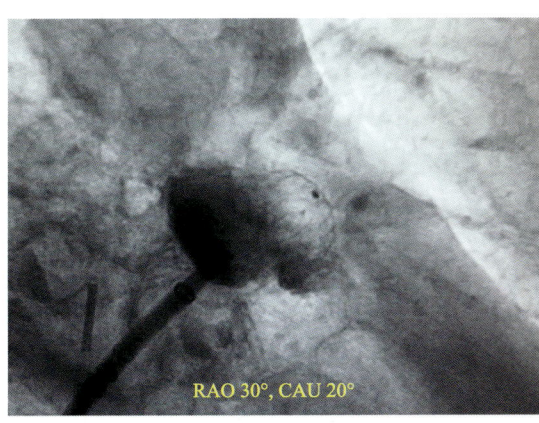 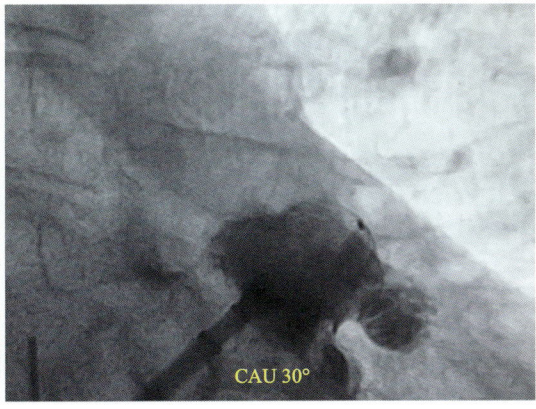

图 11-10　封堵器释放（参见视频）

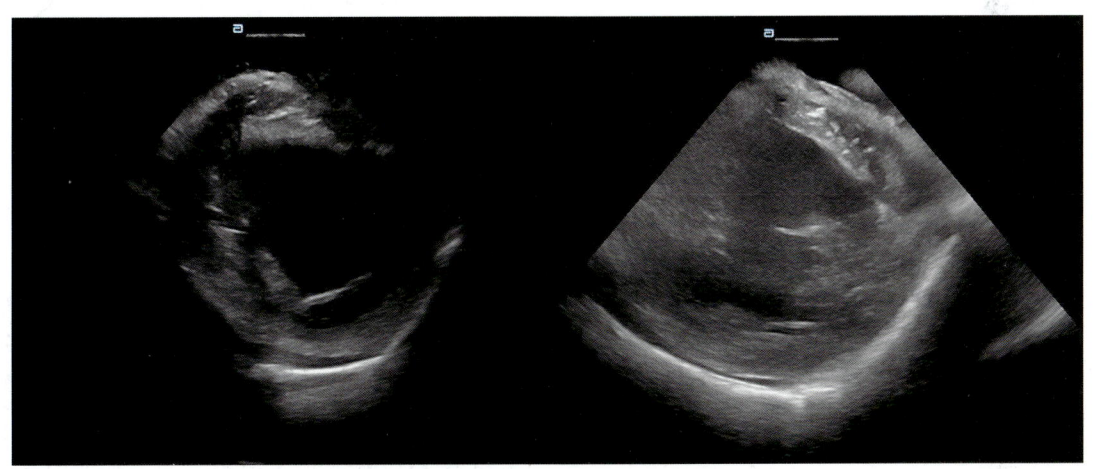

图 11-11　术后ICE下查看心包（参见视频）

术后情况

（一）术后用药

给予利伐沙班，每日一次，抗凝三个月；胺碘酮，每日一次，抗心律失常治疗；心衰、高血压等对症治疗。

（二）随访

术后一个月随访，无明显不适。嘱患者继续口服药物，拟术后三个月复查心脏超声、左心房CTA。

术者小结

该高龄患者，合并症多，处于高卒中（6分）、高出血（4分）风险状态，左心耳多分叶，远端分叶为"象鼻"形，易产生血栓，高度符合左心耳封堵术适应证，使用

WATCHMAN FLX封堵器达到了很好的封堵效果。该左心耳呈远端折角的类鸡翅型，有颈部/体部空间可利用，建议采取退鞘四步法进行封堵。具体为于左心耳体部展开形成FLX ball，顺时针转动并推进鞘管与FLX ball到远端分叶（可用造影剂确认位置），使封堵器肩部对齐封堵线，缓慢退鞘展开封堵器。此例中，穿刺位点应偏下、偏后，可能会利用到"翅尖"远端空间。

专家点评

这个病例的完成十分规范，左心耳封堵术为预防性手术，明确目标人群可以提高手术效益。该患者卒中的风险非常高，出血风险也很高，契合手术适应证。术者手术操作规范，ICE下指导手术也提高了安全性和评估的准确性，结果很好，为改善患者生活质量起到了作用。

（四川大学华西医院　胡宏德教授）

病例 12

双分叶鸡翅型左心耳封堵

汕头市潮阳区大峰医院　黄泽丰

扫码看视频

病例资料摘要

（一）病史

患者男性，75岁。因反复心悸、气促5个月入院。患者5个月前无明显诱因开始出现心悸、气促，多于活动后出现，休息后可缓解，伴乏力，偶有咳嗽。心电图提示房颤。既往有高血压，规律服药。曾患脑梗死、大脑后动脉狭窄。

（二）体格检查

体温36.4 ℃，脉搏73次/分，呼吸频率20次/分，血压145/81 mmHg。

诊断与评估

（一）入院诊断

心房颤动，高血压。

（二）术前评估

1. 手术风险评估　使用卒中风险评分量表（表12-1）和出血风险评分量表（表12-2）进行术前评估。

2. 术前影像检查　TTE和TEE示无心包积液，左心耳有浓密的自发显影。最大开口直径24.4 mm，深度20 mm，内部梳状肌发达，预计使用WATCHMAN FLX 27 mm左心耳封堵器（图12-1）。

治疗方案

采用全身麻醉，进行TEE指导下的标准术式经皮左心耳封堵术，根据术前检查结果，拟决定选择27 mm WATCHMAN FLX封堵器。

表 12-1　卒中风险评分

CHA₂DS₂-VASc	评分
慢性心力衰竭/左心室功能不全（C）	0
高血压（H）	1
年龄≥75岁（A）	2
糖尿病（D）	0
卒中/短暂性脑缺血发作/血栓栓塞病史（S）	2
血管性疾病（V）	0
年龄65～74岁（A）	0
女性（Sc）	0
合计	5

表 12-2　出血风险评分

HAS-BLED	评分
高血压（H）	1
肝、肾功能不全（A）	0
卒中（S）	1
出血史或出血倾向（B）	0
异常国际标准化比值（L）	0
年龄>65岁（E）	1
药物或饮酒（D）	0
合计	3

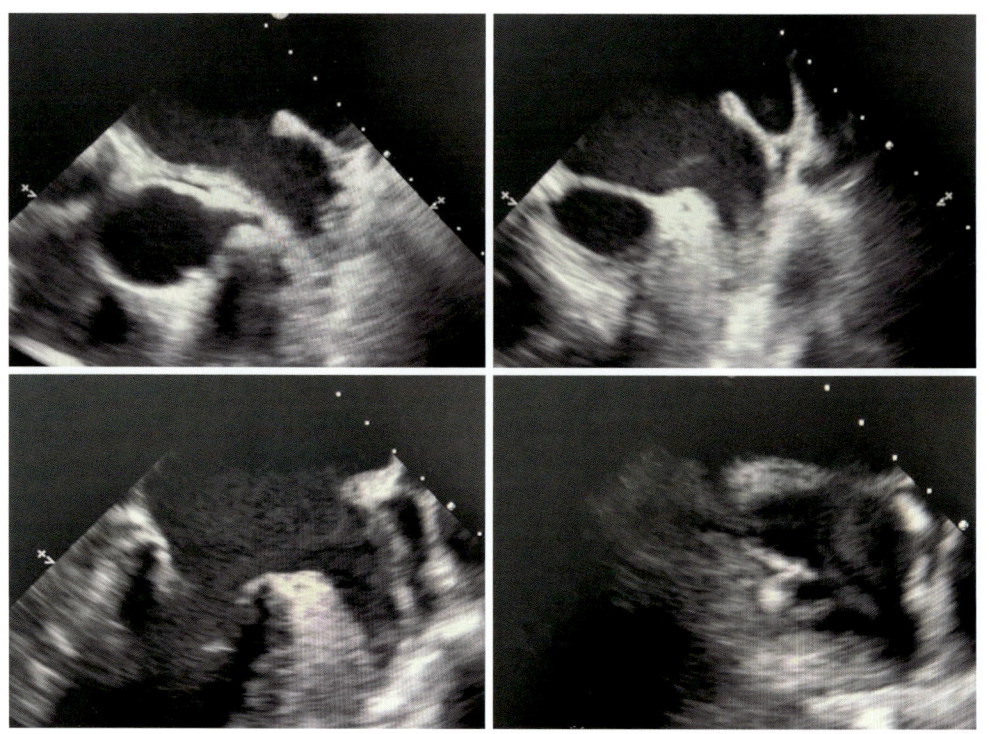

图 12-1　术前TEE

手术过程

（一）左心耳造影

肝位造影显示左心耳口部与分叶重叠（图12-2）。足位再次造影显示左心耳呈双分叶鸡翅型，开口直径23 mm，深度20 mm，选择WATCHMAN FLX 27 mm封堵器（图12-3）。

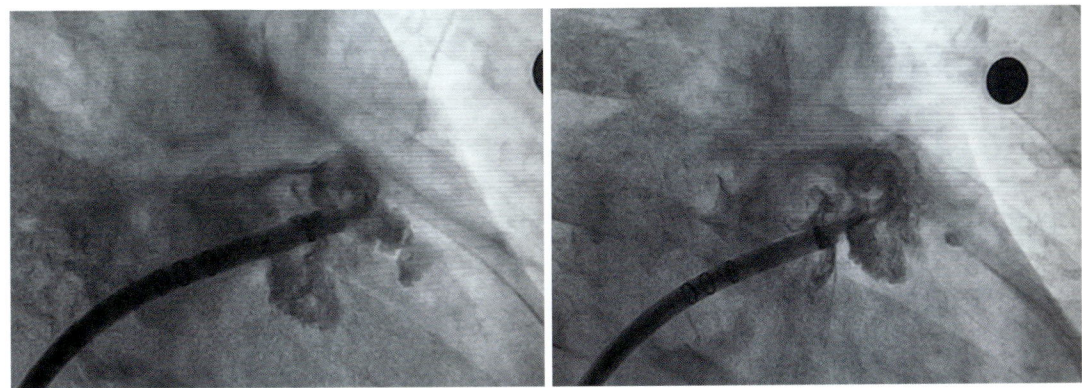

图12-2 肝位造影(参见视频)　　　　图12-3 足位再次造影(参见视频)

(二)展开封堵器

采用退鞘四步法展开封堵器:于左心耳体部形成FLX ball(图12-4A),肩部对齐封堵线后退鞘展开封堵器,FLX ball变大过程中顺应左心耳轴向(向下)而"低头"(图12-4B),展开后顶住释放手柄15 s(图12-4C)。展开后造影,显示封堵器位置合适(图12-4D)。

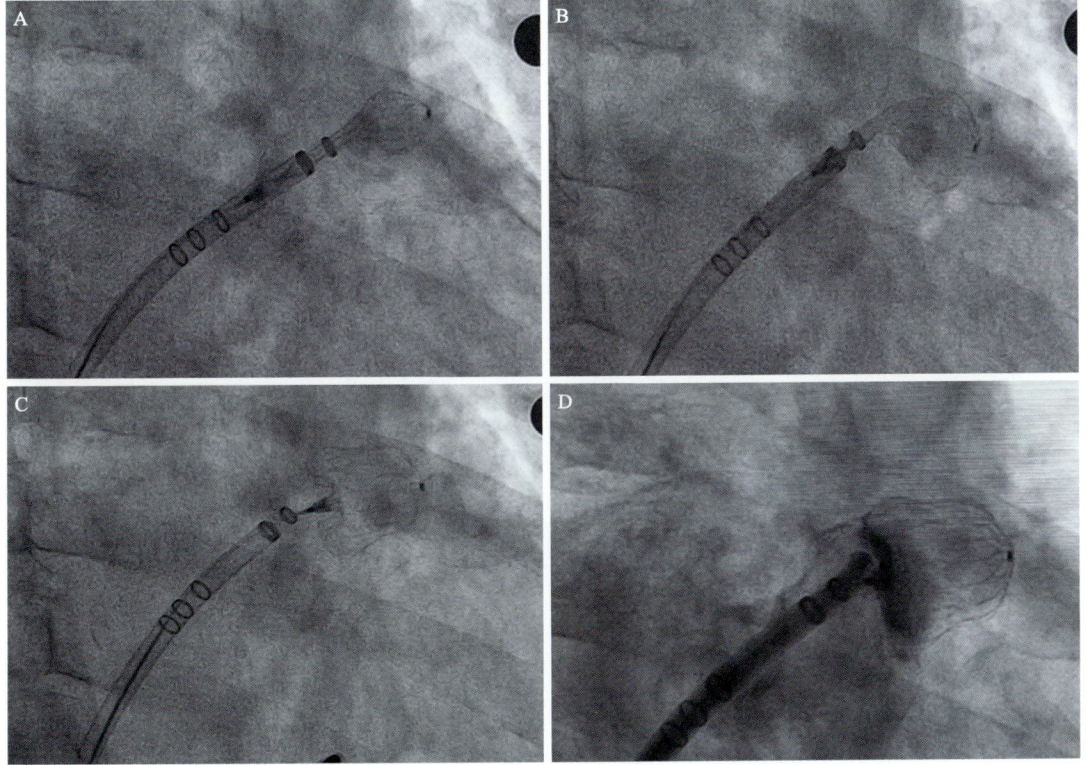

图12-4 退鞘四步法展开封堵器(参见视频)
A. 形成FLX ball;B. 顺应左心耳"低头";C. 展开后顶住释放手柄;D. DSA下造影示封堵器位置合适

(三)PASS原则评估

为评估锚定原则,于DSA下牵拉封堵器3次,封堵器回弹明显(图12-5)。为评估位置原则,正足位下造影,显示封堵器位置合适,下缘露肩7.4 mm(封堵器长度25 mm)(图12-6)。

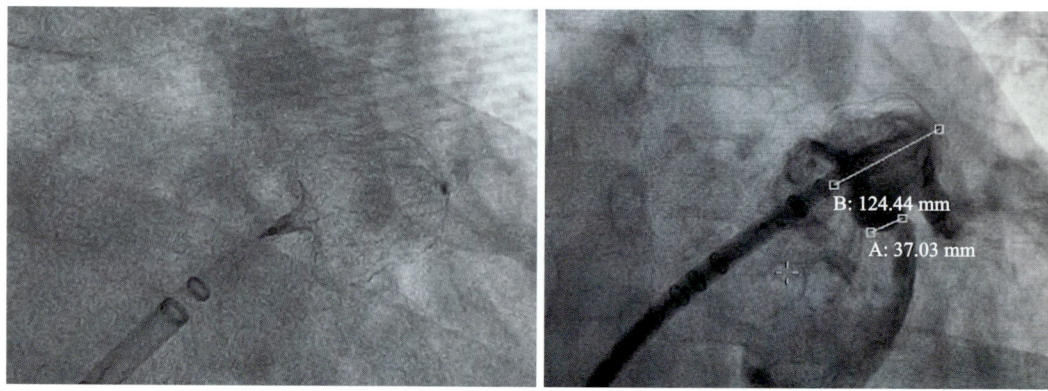

图12-5 牵拉封堵器(参见视频)　　　图12-6 牵拉后造影(参见视频)

又于TEE下观察封堵器位置,位置合适;多角度下观察,未见残余分流(图12-7)。

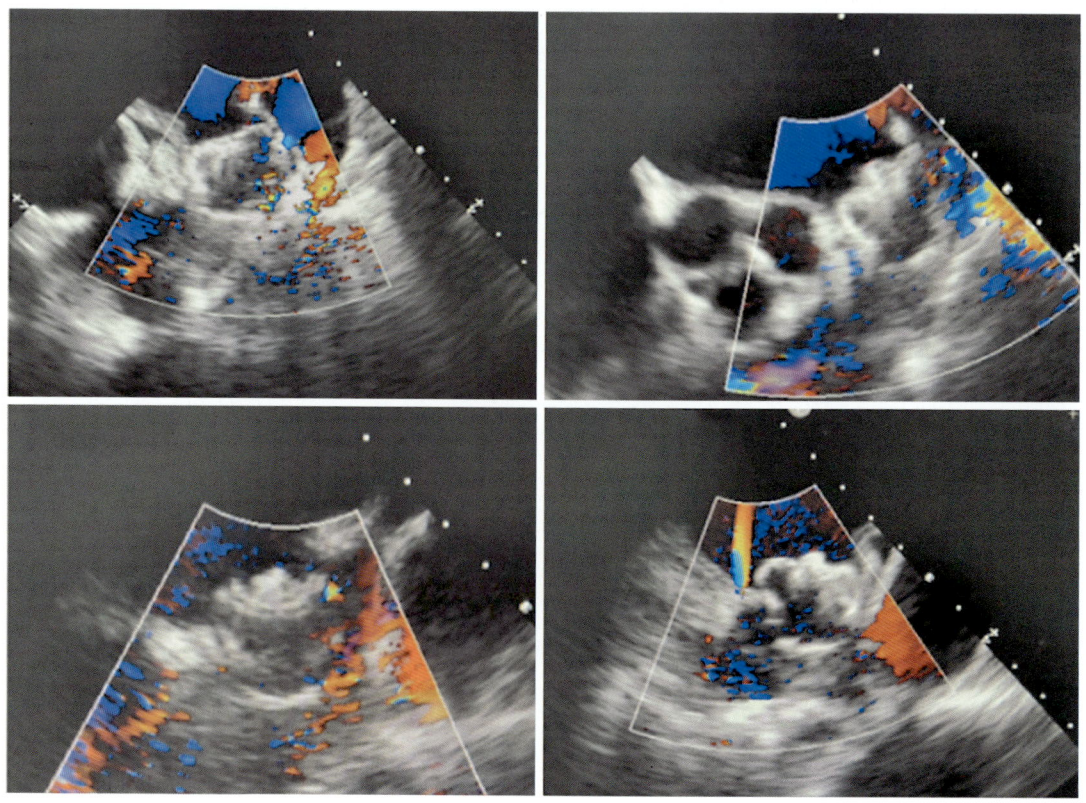

图12-7 TEE下评估位置及残余分流

TEE下测量压缩比，为14%～18%，最大露肩5.6 mm（封堵器长度20 mm）（图12-8）。

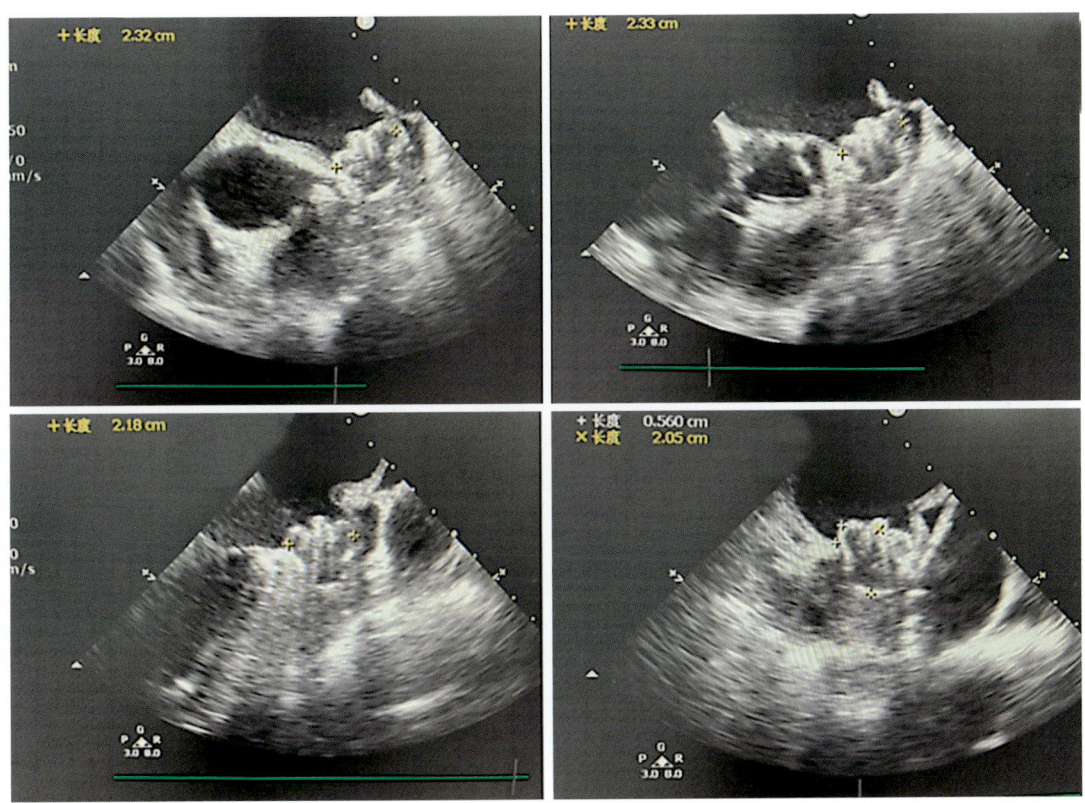

图12-8　压缩比及露肩测量

（四）释放封堵器

植入的封堵器符合PASS原则，予释放封堵器，释放后造影，见封堵完全（图12-9）。

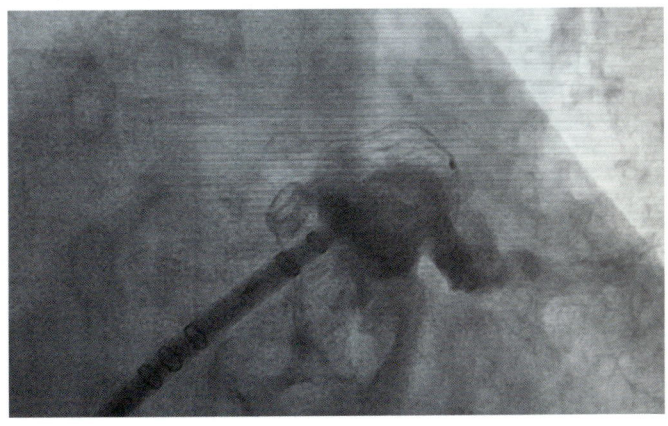

图12-9　释放后造影（参见视频）

术后情况

（一）术后用药

阿托伐他汀，每晚一次；雷贝拉唑，每日一次；沙库巴曲缬沙坦，每日一次；利伐沙班，每日一次。

（二）术后随访

术后第45天随访，CTA结果显示无造影剂进入左心耳，封堵器四周无残余分流，未见器械表面血栓；三维重建显示已完成内皮化（图12-10）。已停用抗凝药，改为双联抗血小板治疗。

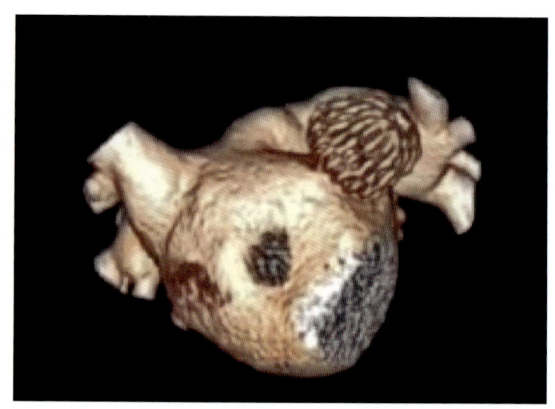

图12-10　三维重建随访

术者小结

针对鸡翅型左心耳，利用WATCHMAN FLX极致的顺应性及填充式封堵的特性，使用退鞘四步法进行封堵，顺时针转动并推进鞘管与FLX ball到远端分叶，再退鞘展开；由于WATCHMAN FLX远端闭合，近端与远端受力后的形变更具有一致性，两排倒钩在不同压缩比下能够组合成更为牢固的主动锚定效果，实现术中安心、术后放心的封堵效果。本病例随访结果满意，达到左心耳封堵手术终点，实现"完美封堵，远离卒中"的目标。

专家点评

该病例患者有高卒中风险、高出血风险，左心耳封堵术的适应证非常明确。术者在操作过程中结合了DSA和TEE，进行了多角度、多平面的评估，各角度下均示无残余分流，且压缩比非常适中，所以术后复查CT显示完全封堵、内皮化。这说明术中做到全面、多角度的测量和评估，以及高质量地完成PASS评估，是完美封堵的基石。另外，我们还需要注意平衡对终点的追求，完美虽好，但过于追求完美，或许有时候会带来更多意想不到的情况。如何把握需要慢慢体会。

（四川大学华西医院　胡宏德教授）

病例 13

早分叶裤衩型左心耳封堵

汕头市中心医院　蔡志雄　倪楚民　马贵洲

扫码看视频

病例资料摘要

（一）病史

患者男性，75岁。因反复胸闷30余年，加重伴胸痛、腹胀半个月，于2024年2月10日入院。患者于30余年前无明显诱因出现胸闷，表现为爬3层楼即出现胸闷，起病后病情反复发作，发病后未就医，未服药，于半个月前胸闷症状加重，表现为轻微活动后即出现胸闷，休息后可缓解，夜间不能平卧，伴有胸部胀痛，无放射痛，伴有腹胀。高血压病史约1年，未规律诊治。

（二）体格检查

体温36.8 ℃，脉搏81次/分，呼吸频率20次/分，血压175/105 mmHg。

（三）实验室检查

内镜组织活检示胃窦黏膜轻度慢性炎症，黏膜糜烂，活动性（+）。

（四）辅助检查

（1）常规心电图：心房纤颤，伴心室率增加。

（2）全腹CT及CT三维重建：① 胃壁稍增厚；② 考虑双肾多发囊肿，较前增大；右肾边缘凹凸不平，周围少许渗出；③ 膀胱壁增厚，考虑膀胱炎可能；膀胱壁钙化灶；④ 前列腺增大；⑤ 双肺少许炎症可能，心脏增大。

（3）上消化道电子内镜：① 十二指肠溃疡（A2期）；② 胃窦糜烂，需病理确诊；③ 慢性萎缩性胃炎（C2型）。

（4）心脏彩色多普勒超声：左心房、左心室扩大，中度二尖瓣反流。右心房扩大，中-重度三尖瓣反流，轻度肺动脉高压。主动脉硬化。主动脉瓣轻度反流（考虑退行性变）。左心室收缩功能偏低。左心舒张功能下降。心律不齐，心率过快。

诊断与评估

（一）入院诊断

急性心力衰竭，心功能3级；持续性房颤；胃溃疡；三尖瓣关闭不全（中-重度）；二尖瓣关闭不全（中度）；高血压。

（二）术前评估

1. **手术风险评分** 使用卒中风险评分量表（表13-1）和出血风险评分量表（表13-2）进行术前评估。

表13-1 卒中风险评分

CHA_2DS_2-VASc	评分
慢性心力衰竭/左心室功能不全（C）	1
高血压（H）	1
年龄≥75岁（A）	2
糖尿病（D）	0
卒中/短暂性脑缺血发作/血栓栓塞病史（S）	0
血管性疾病（V）	0
年龄65~74岁（A）	0
女性（Sc）	0
合计	4

表13-2 出血风险评分

HAS-BLED	评分
高血压（H）	1
肝、肾功能不全（A）	0
卒中（S）	0
出血史或出血倾向（B）	1
异常国际标准化比值（L）	0
年龄>65岁（E）	1
药物或饮酒（D）	0
合计	3

2. **术前影像检查** CT示左心房扩大，前后径约47mm。左心房、左心耳内未见充盈缺损。三维重建下见中位左心耳，呈早分叶裤衩型（图13-1）。房间隔穿刺位点应靠下、靠后。

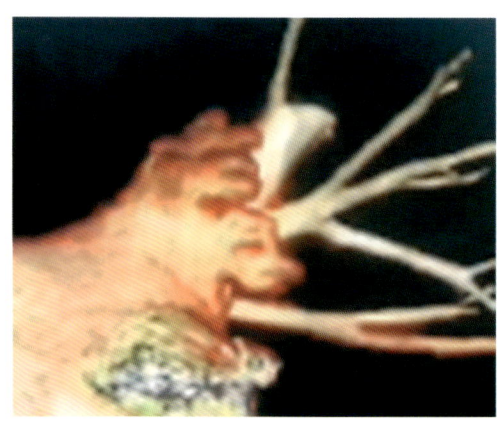

图13-1 术前CTA三维重建（参见视频）

治疗方案

（1）麻醉方式：全身麻醉。

（2）手术方式：标准式（TEE指导）。

（3）术式：房颤冷冻消融+左心耳封堵手术。

（4）左心耳特点：早分叶裤衩型。左心耳含两种不同形态：① 上叶腔体较小，中间梳状肌低矮，空间不够容纳封堵器远端；② 呈早分叶型，还有一个主干分叶。

（5）封堵器特性：WATCHMAN FLX远端闭合、顺应性优异。展开后的形态可顺应左心耳内部结构，形式多样，可实现填充式封堵。

（6）封堵策略：对于第一种形态，可运用四边形法封堵共干区域（图13-2）；对于第二种形态，可运用三角形法定位主干分叶，选取其中一叶进行定位，利用肩部膨胀封堵口部（图13-3）。

（7）封堵难点：对于第一种形态，如果公干区域的有效深度较浅，四边形法封堵后容易露肩过多；对于第二种形态，三角形法易使封堵器远端受力压缩过大，导致下缘残余分流，同时双排倒钩若有部分未锚定易牵拉不稳。

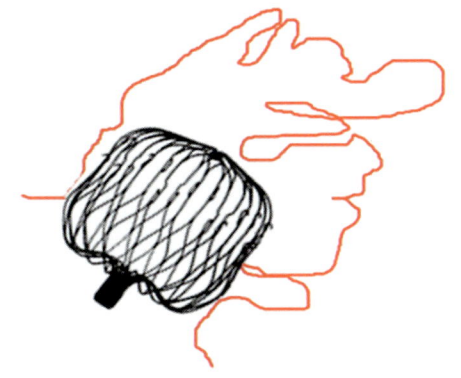 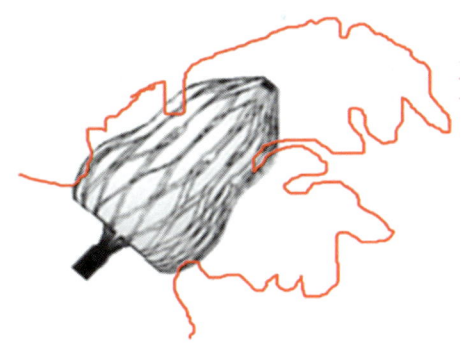

图13-2　早分叶裤衩型左心耳（第一种形态）　　图13-3　早分叶裤衩型左心耳（第二种形态）

手术过程

（一）左心耳造影

术中测量ACT 250 s，左心房压为20 mmHg。肝位造影，测量左心耳大小，开口直径23 mm，深度22 mm（图13-4）；头位造影下继续测量，左心耳开口直径22 mm，深度21 mm（图13-5）。分析后决定选择WATCHMAN FLX 27 mm封堵器，因公干区域极浅且该左心耳有主干分叶，故使用三角形法封堵。

（二）第一次封堵器展开

在左心耳体部形成FLX ball后，操纵FLX ball顺应左心耳形态走至上叶远端，退鞘法展开封堵器（图13-6）。第一次展开位置靠内，下缘残余分流大（图13-7）。回收形成FLX ball后整体后退，再次展开（图13-8），再次造影见下缘残余分流减小（图13-9）。

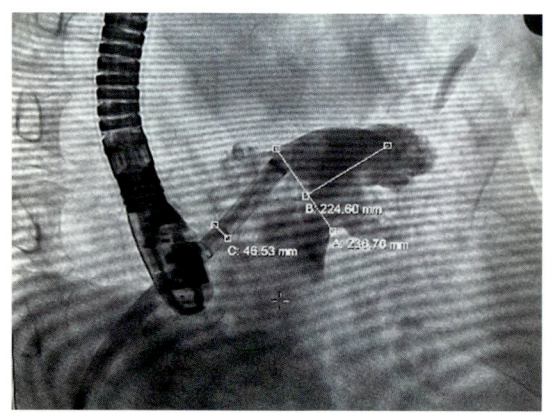

图13-4　肝位造影（参见视频）

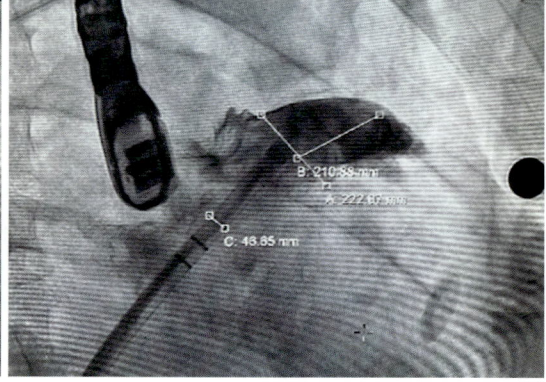

图13-5　头位造影（参见视频）

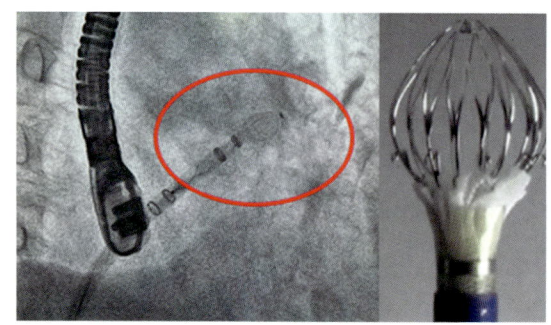

图13-6　退鞘形成FLX ball

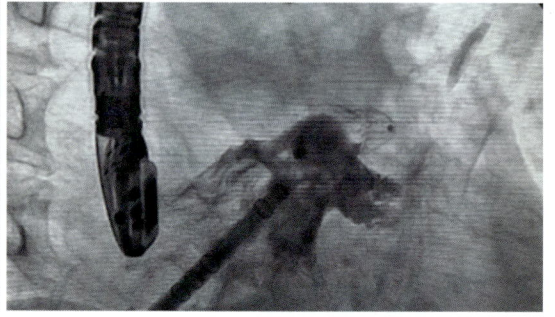

图13-7　展开后造影（参见视频）

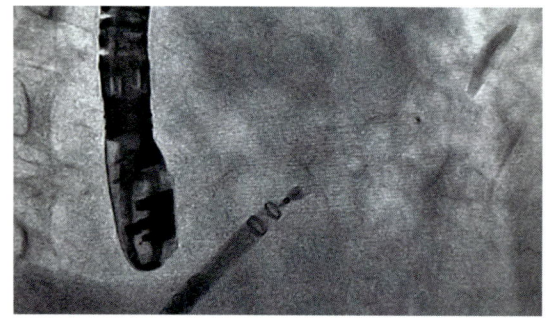

图13-8　调整封堵器位置（参见视频）

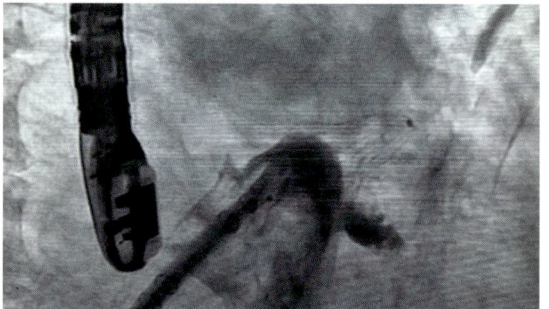

图13-9　再次造影（参见视频）

牵拉封堵器，封堵器远端从上叶滑落，形态从三角形（图13-10）变成四方形（图13-11），残余分流消失。TEE下见封堵器下缘露肩过多（图13-12）。

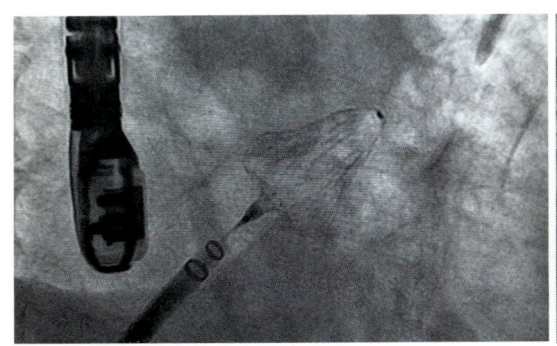
图 13-10 牵拉前三角形封堵器

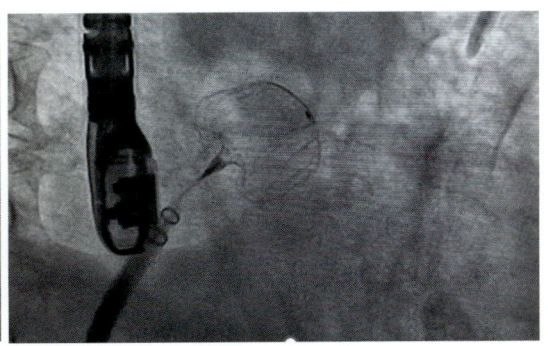
图 13-11 牵拉后四方形封堵器（参见视频）

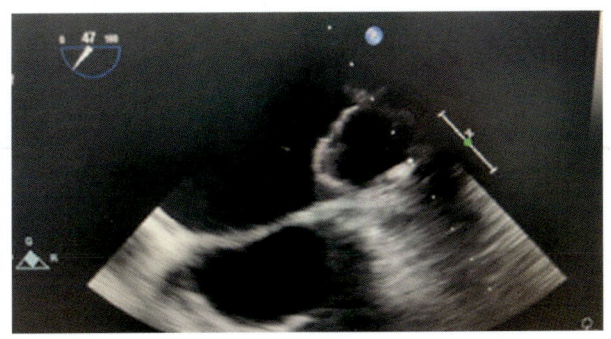
图 13-12 TEE下观察封堵器下缘（参见视频）

（三）封堵策略分析及调整

因 WATCHMAN FLX 27 mm 封堵器远端倒钩无法锚定在上叶，导致牵拉时封堵器滑落，故可换用更大的封堵器，如 WATCHMAN FLX 31 mm 封堵器，封堵器长度增加，应该可以实现远端锚定及近端密封二者的平衡（图13-13）。应确保在展开封堵器的瞬间向前推钢缆，顶至伞面凹陷，保持10 s以上，使得封堵器近端能够充分膨胀。利用导管室中TEE与DSA可同屏显示（图13-14）的优势，在两者同步指导下调整FLX ball位置，反复尝试调整封堵器，最终使远端倒钩挂住上叶梳状肌。展开封堵器后要做好牵拉试验，确保封堵器稳定。

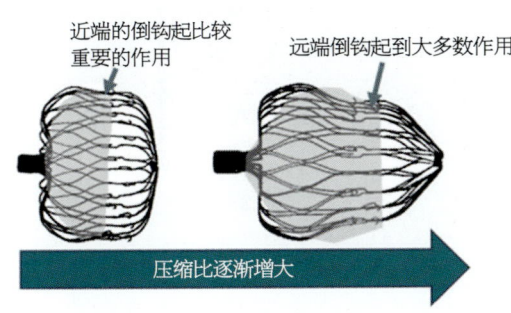
图 13-13 不同压缩比下封堵器双排倒钩的作用

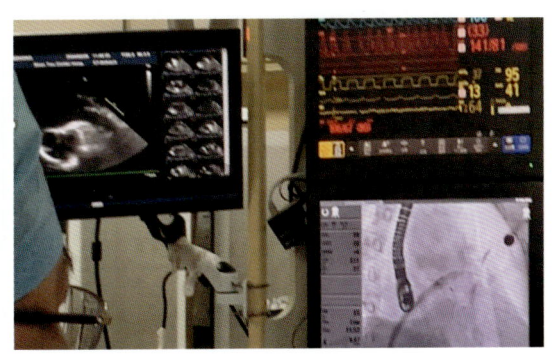
图 13-14 TEE与DSA同屏显示

（四）第二次封堵器展开

使用WATCHMAN FLX 31 mm封堵器定位上叶，于TEE与DSA同步指导使封堵器远端倒钩充分挂住上叶梳状肌，退鞘展开封堵器后顶住钢缆15 s，造影显示封堵器呈现有"腰"的"热狗"形态（图13-15）。

（五）PASS原则评估

为评估锚定原则，牵拉封堵器，封堵器与左心耳贴合更紧密，回弹明显（图13-16）。牵拉后造影，封堵器无位移（图13-17）。

为评估封堵器位置和封堵效果，TEE下观察封堵器位置，位置合适，下缘无明显露肩，多角度下观察，未见残余分流（图13-18）。

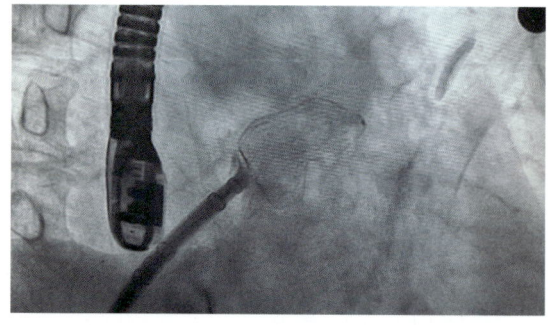

图13-15　有"腰"的"热狗"形态（参见视频）

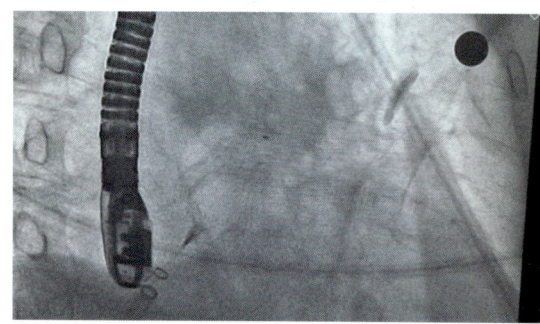

图13-16　牵拉封堵器（参见视频）

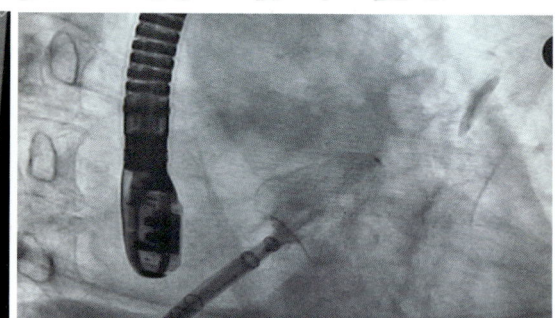

图13-17　牵拉后造影（参见视频）

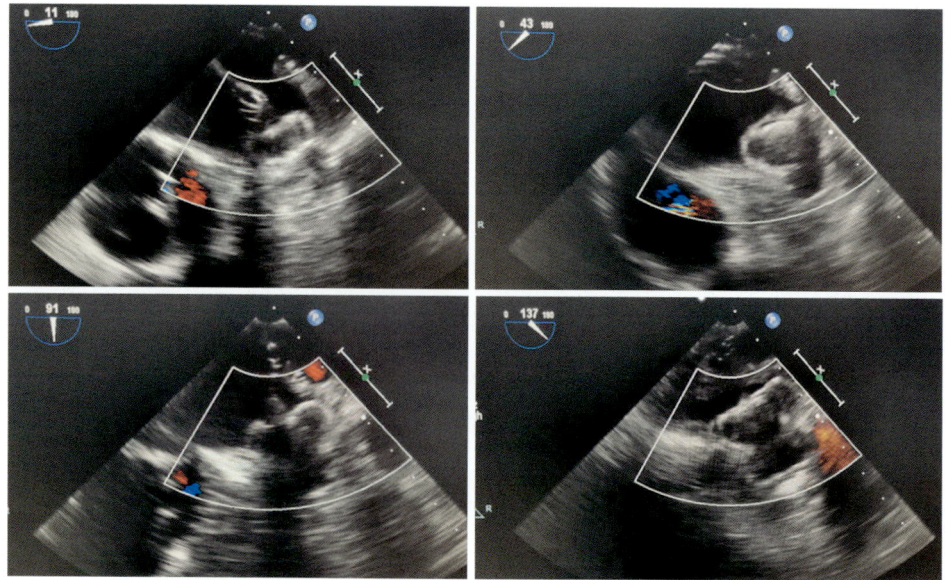

图13-18　TEE下评估位置及残余分流

为评估尺寸原则，测量压缩比，为16%～20%（图13-19）。

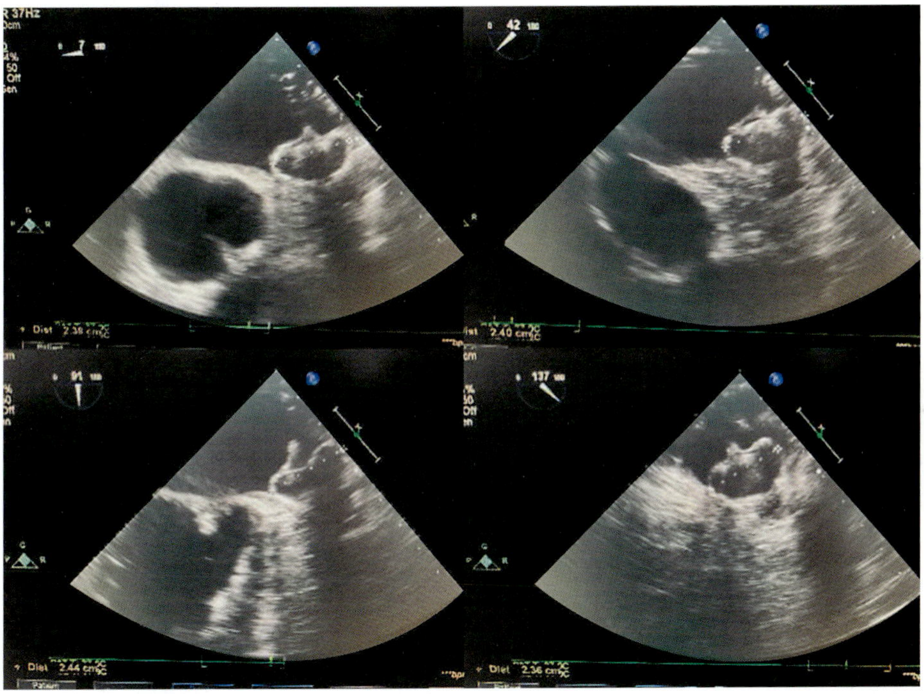

图13-19 TEE下测量压缩比

（六）释放封堵器

植入的封堵器符合PASS原则，予释放封堵器。释放后造影（图13-20）。

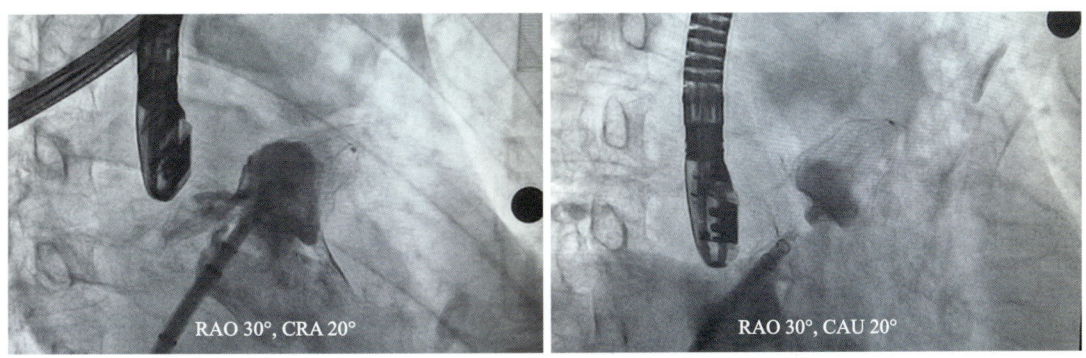

图13-20 释放后造影（参见视频）

术后情况

（一）术后用药

给予利伐沙班，每日一次，抗凝45天；护胃、控制血压等对症治疗。45天后根据复查TEE结果调整抗凝方案。

（二）术后随访

CTA结果显示有少许造影剂进入左心耳，封堵器四周无残余分流，无器械表面血栓（图13-21），三维重建示封堵效果佳（图13-22），停用抗凝药，改为双联抗血小板治疗。

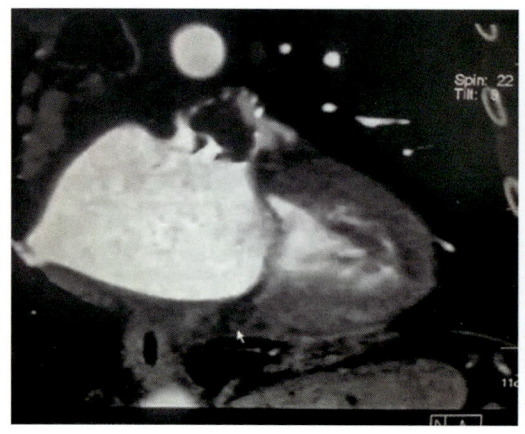

图13-21　术后50天CTA

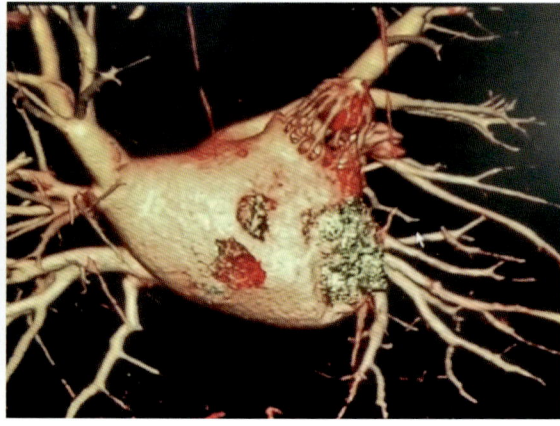

图13-22　三维重建

术者小结

（1）术前通过完善心脏超声，结合CTA三维重建，对左心耳进行了充分评估，来制订房间隔穿刺位点及封堵策略，这些是提高手术成功率的要点。术中通过DSA指导在左心耳内部空间及实际的操作过程，并及时调整了封堵策略。

（2）针对早分叶左心耳，利用WATCHMAN FLX极致的顺应性及填充式封堵的特性，采用四边形法封堵共干区域、三角形法封堵主干分叶区域两种思路。

（3）由于WATCHMAN FLX远端闭合，近端与远端受力后的形变更具有一致性，两排倒钩在不同压缩比下能够组合成更为牢固的结构，实现术中放心、术后安心。

（4）本病例充分展现了在FLX ball的形态下，可以进退自如地去调整封堵器的位置，同时骨架钢梁形态优化可带来轻松回收的操作体验，组织贴靠更好，随访结果满意，达到左心耳封堵术的终点。

专家点评

从左心耳形态来看，其内部梳状肌很发达，故在制订封堵策略时不能选择太大的封堵器，不然露肩的风险将增加，体现出选择合适封堵器的重要性。在封堵过程中形成FLX ball进至上叶远端，这样可以保证封堵器的植入位置和深度，不会出现封堵器被梳状肌顶出来的情况。最后在封堵器展开时一定要注意充分顶住钢缆，保证封堵器位置，略微的露肩其实是完全可以接受的。从术后随访来看，内皮化也很充分，取得了不错的结果。这是一个非常好的病例，各方面都很优秀。

（延安大学咸阳医院　刘雄涛教授）

病例 14

高难度左心耳WATCHMAN FLX完美封堵

珠海市人民医院　姜小飞　唐立鸿

扫码看视频

病例资料摘要

（一）病史

患者女性，76岁。主诉胸闷、气促半年，加重1个月。患者半年前出现胸闷、气促，伴心慌、手抖，下肢乏力，双下肢水肿，夜间不能平躺，无端坐呼吸。2023年10月20日在外院住院治疗，其间检查示尿酸增加（404 μmol/L）、NT-proBNP升高（1 606.7 pg/mL），余正常。心电图提示为房颤。既往有高血压20余年，控制不佳；以及2型糖尿病、慢性心力衰竭、冠状动脉性心脏病（简称冠心病）、高尿酸血症、甲状腺结节、双肾结石及肝功能异常病史。

（二）体格检查

体温36.1 ℃，脉搏102次/分，呼吸频率20次/分，血压118/76 mmHg。神志清楚，言语流利，全身皮肤无巩膜无黄染，全身浅表淋巴结未触及肿大。肺部听诊无干湿啰音，心前区无隆起。

（三）实验室检查

（1）血常规（五分类检查）：Hb 109 g/L（↓），红细胞比例33.6%（↓）。

（2）生化八项：[Cl^-] 111 mmol/L（96～110 mmol/L），CO_2 22 mmol/L（23.0～29.0 mmol/L）；渗透压306 mosm（↑）；eGFR 61 mL/（min·1.73 m^2）（↓）。

（3）心肌损伤标志物：NT-proBNP 1 359 pg/mL（↑）。

（4）肝功能：γ-谷氨酰转肽酶49 U/L（↑），Cr 86 μmol/L（↑）。

诊断与评估

（一）入院诊断

持续性房颤，高血压3级，2型糖尿病，冠心病、动脉硬化，慢性心力衰竭，肝功能不全，高尿酸血症。

（二）术前评估

1. 手术风险评估 使用卒中风险评分量表（表14-1）和出血风险评分量表（表14-2）进行术前评估。

表14-1 卒中风险评分

CHA$_2$DS$_2$-VASc	评分
慢性心力衰竭/左心室功能不全（C）	1
高血压（H）	1
年龄≥75岁（A）	2
糖尿病（D）	0
卒中/短暂性脑缺血发作/血栓栓塞病史（S）	0
血管性疾病（V）	1
年龄65～74岁（A）	0
女性（Sc）	1
合计	7

表14-2 出血风险评分

HAS-BLED	评分
高血压（H）	1
肝、肾功能不全（A）	1
卒中（S）	0
出血（B）	1
异常国际标准化比值（L）	0
年龄>65岁（E）	1
药物或饮酒（D）	0
合计	4

2. 术前影像检查 TEE下未见左心房内血栓，LA 46 mm，微量心包积液。左心耳呈菜花型，开口直径21～25 mm（表14-3），大角度显示内部梳状肌十分发达，卵圆孔未闭。左心耳排空速度为32 cm/s（图14-1）。

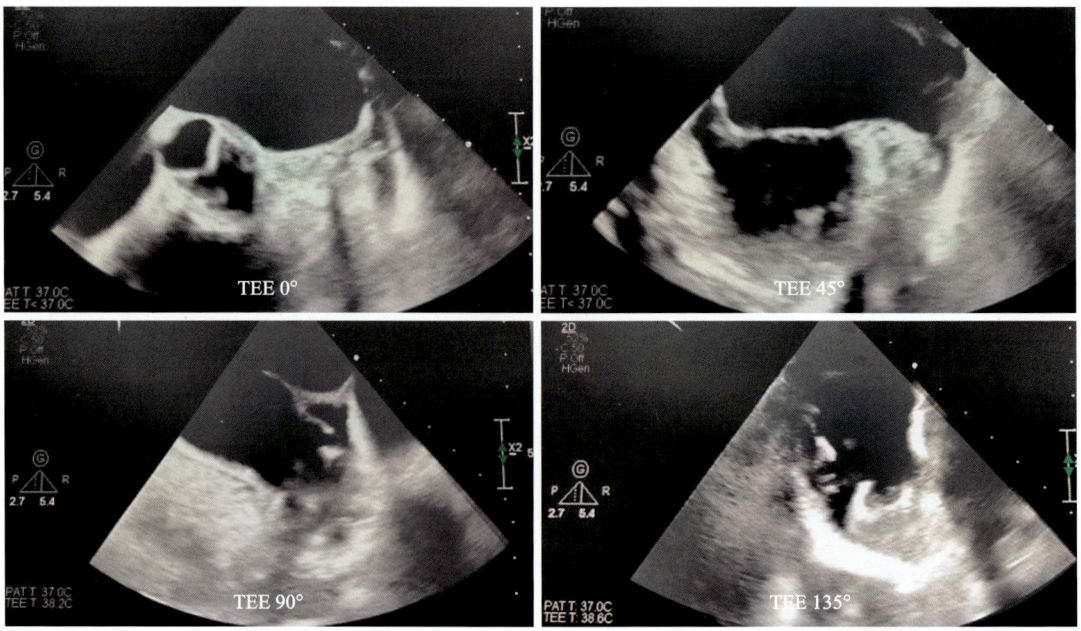

图14-1 术前TEE（参见视频）

表 14-3 TEE 下左心耳测量数据

角　度	开口直径（mm）	深度（mm）
0°	24	27
45°	21	23
90°	25	29
135°	22	31

治疗方案

该患者属于非瓣膜性房颤患者，卒中风险7分（表14-1），出血风险4分（表14-2），符合左心耳封堵术适应证。患者接受口服利伐沙班抗凝治疗，但不愿长期服用抗凝药，建议行房颤射频消融+极简式经皮左心耳封堵术替代抗凝治疗。

手术过程

（一）房间隔穿刺

DSA指导下进行房间隔穿刺，穿刺位置偏高，穿刺后无心包积液，即刻使用5 600 IU肝素抗凝。

（二）术中左心耳造影

造影显示菜花型三分叶左心耳，开口直径26 mm，深度26 mm，梳状肌发达，走上叶封堵。因穿刺点偏高，导致鞘管轴向极差，鉴于此例为高难度左心耳+高穿刺位点，术中考虑重穿房间隔或使用WATCHMAN FLX封堵器进行试封堵（图14-2）。

（三）封堵策略分析

测量显示：左心耳开口直径26 mm，深度26 mm；根据测量结果选择WATCHMAN FLX 31 mm封堵器（图14-3）。鞘管走上叶，使用三角形法定位主干分叶，退鞘形成

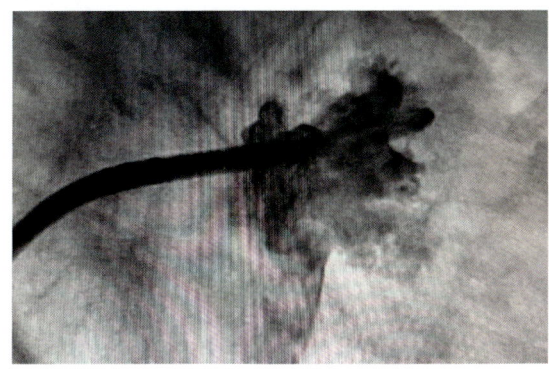

图14-2 术中左心耳造影（参见视频）

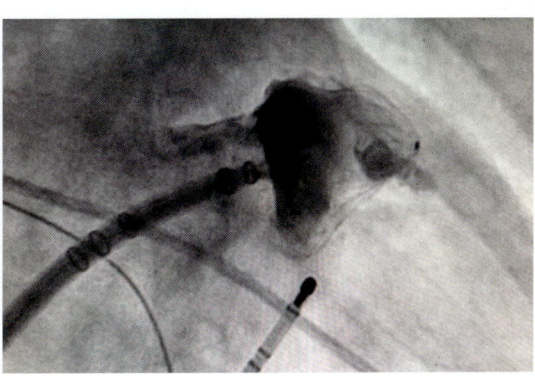

图14-3 封堵策略分析

FLX ball，尽量使FLX ball走到左心耳上叶远端；全程顶住钢缆，带逆时针力展开，展开瞬间向前推钢缆，顶至伞面凹陷，保持10 s以上使得封堵器近端充分膨胀，确保封堵器不因受上叶挤压被弹出左心耳。

（四）封堵器展开

鞘管定位上叶，使用"毛毛虫"法展开（推荐此方法，因为纯推伞法展开后封堵器会过大而不易进入特定分叶），

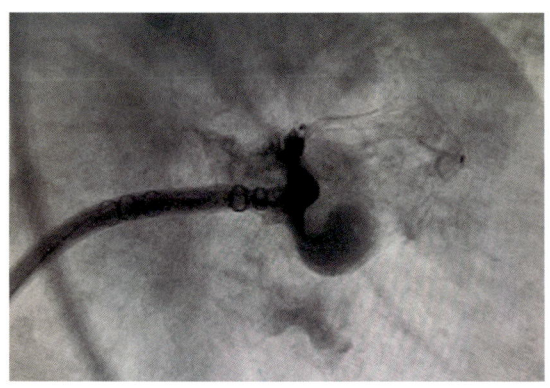

图14-4　封堵器展开

然后再牵拉封堵器向外调整，减小远端受力压缩，改善近端膨胀，DSA下观察，显示封堵器位置理想（图14-4）。

（五）PASS原则评估

为进一步验证封堵效果，展开封堵器后分别行肩位、肝位和正足位造影，显示封堵器位置、形态均合适；未见残余分流（图14-5）。

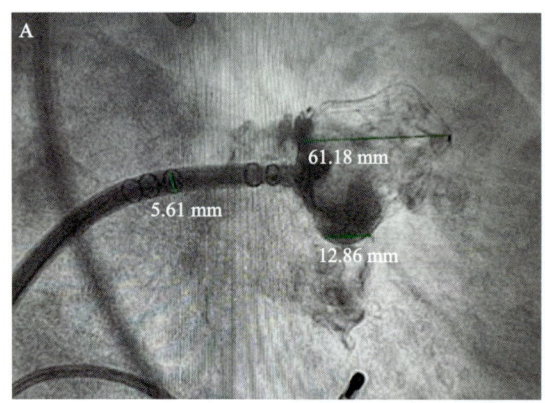
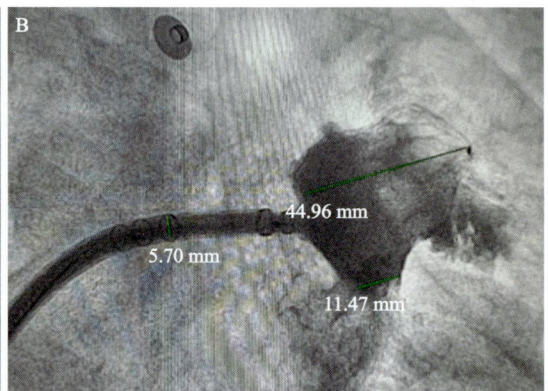
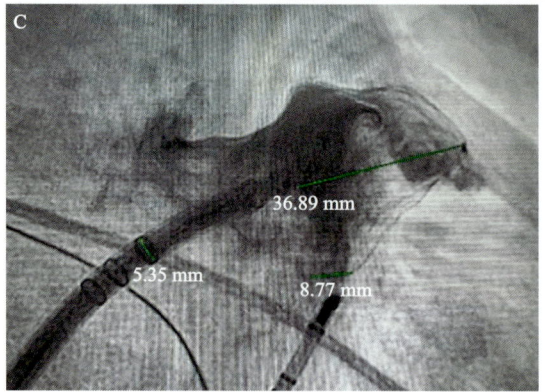

图14-5　评估封堵器位置

A.肝位；B.正足位；C.肩位

展开后反复牵拉，封堵器均能迅速复位，稳定性佳，回弹迅速（图14-6）。

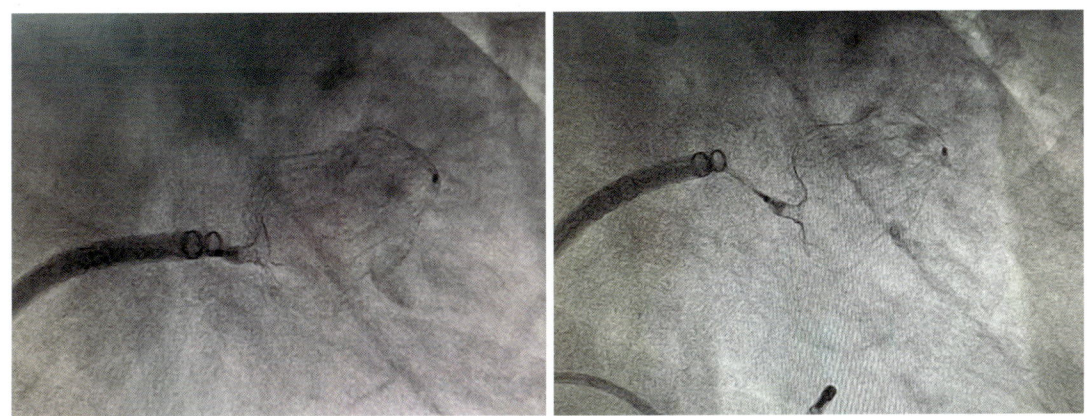

图14-6　DSA下评估稳定性（参见视频）

（六）释放封堵器

植入的封堵器符合PASS原则，予释放封堵器；未见心包积液（图14-7）。

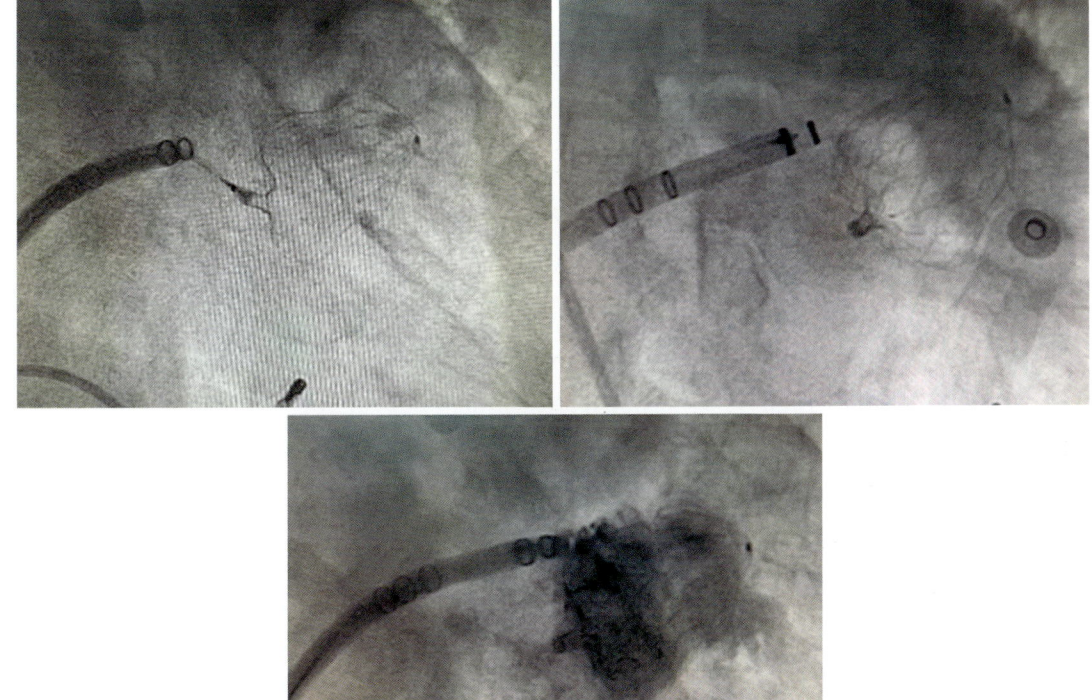

图14-7　封堵器释放（参见视频）

术后情况

（一）术后用药

给予利伐沙班，每日一次，抗凝三个月；管理血压、血糖，保护肾功能。

（二）随访

术后三个月随访，无心悸发作，无血栓栓塞事件发生。动态心电图提示窦性心律。CTA提示无分流，无造影剂进入左心耳远端，CTA重建提示封堵器完全内皮化。

术者小结

该患者的左心耳呈菜花型，三分叶，开口径26 mm，深度26 mm，梳状肌发达，穿刺位点偏高，鞘管轴向极差，需鞘管定位上叶，远端空间较小，进入特定分叶后应尽可能避免被挤出，减小远端受力压缩，改善近端膨胀。因此，制订合理的封堵策略、准确把握展开时机尤为重要。

FLX ball可以自由地在左心耳内前进和后退，极大地提高了手术的安全性，技术迭代的骨架材料使操作的安全性、器械的稳定性进一步提升，FLX ball具有很好的顺应性，可以克服一些轴向不佳的情况，有时可以不必选择重新穿刺房间隔，WATCHMAN FLX连接帽的优化，使患者术后45天即实现完全内皮化，缩短了抗凝时间，减少了出血风险。

专家点评

整体手术流程非常规范，左心耳的造影显示其呈菜花型，但因为房间隔穿刺点偏高、偏前，导致轴向极差，如果采用传统WATCHMAN 2.5或盘式封堵器，操作难度和手术风险均会大大增加，考虑到重新穿刺房间隔会增加手术时间及手术风险，术者及时改变封堵策略，最终选择了WATCHMAN FLX。从结果来看，获得的封堵效果非常完美，WATCHMAN FLX的特征及优势介绍得非常清楚，自从有了WATCHMAN FLX，对封堵术中轴向和左心耳深度的要求极大地降低，对露肩的要求相较之前也放宽，WATCHMAN FLX的安全性、自适应性、操作的可控性大大提升。该病例结果良好，而且术后随访显示无残余分流，整个封堵器的位置形态均非常优秀，是个非常成功的病例，且体现了WATCHMAN FLX相较于上一代WATCHMAN 2.5封堵器和其他盘式封堵器而言的巨大优势。

（同济大学附属同济医院　陈发东教授）

病例 15

反鸡翅型浅左心耳 WATCHMAN FLX 封堵

重庆大学附属中心医院（重庆市急救医疗中心） 李传伟 汪 浩

扫码看视频

病例资料摘要

（一）病史

患者女性，87岁，因反复胸闷、气促16余年，加重5天入院。患者16年前反复出现活动后气促、胸闷。心电图发现房颤11年，因长间歇行心脏起搏器植入术（心室抑制模式）。患者间断服用抗凝药，近一年改为利伐沙班（每日一次，每次10 mg），但抗凝后出现血尿加重，仅间断服用。既往有高血压20余年，2型糖尿病6年余并出现糖尿病周围血管病变、糖尿病肾病。

（二）体格检查

体温36.2 ℃，脉搏76次/分，呼吸频率20次/分，血压138/76 mmHg，心率86次/分。双侧胸廓对称无畸形，双肺呼吸音粗，双下肺未闻及明显干湿性啰音，未闻及胸膜摩擦音。心前区无异常隆起，叩诊心界扩大，房颤律，心脏各瓣膜听诊区未闻及病理性杂音，未闻及心包摩擦音。病理征未引出，双下肢轻度水肿。

（三）其他辅助检查

心电图检查提示：房颤，部分导联ST-T改变。

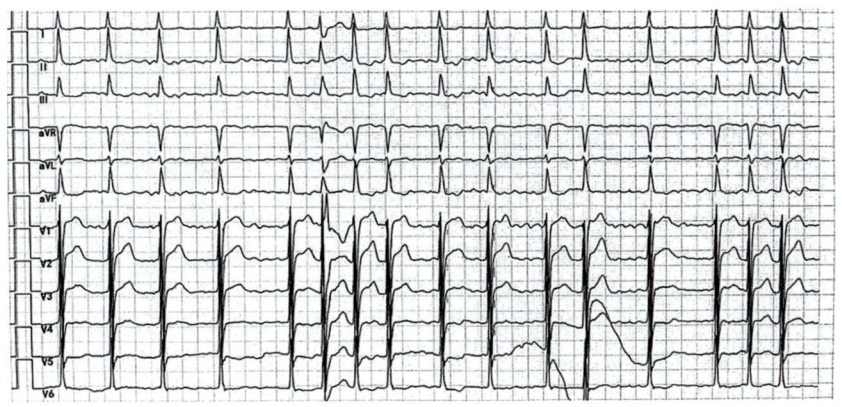

图15-1 术前心电图

诊断与评估

（一）入院诊断

冠状动脉粥样硬化性心脏病，持续性房颤，高血压3级，2型糖尿病，糖尿病血管病变，糖尿病肾病，痛风。

（二）术前评估

1. 手术风险评估 使用卒中风险评分量表（表15-1）和出血风险评分量表（表15-2）进行术前评估。

表15-1 卒中风险评分

CHA$_2$DS$_2$-VASc	评分
慢性心力衰竭/左心室功能不全（C）	1
高血压（H）	1
年龄≥75岁（A）	2
糖尿病（D）	1
卒中/短暂性脑缺血发作/血栓栓塞病史（S）	0
血管性疾病（V）	1
年龄65～74岁（A）	0
女性（Sc）	1
合计	7

表15-2 出血风险评分

HAS-BLED	评分
高血压（H）	0
肝、肾功能不全（A）	1
卒中（S）	0
出血（B）	1
异常国际标准化比值（L）	0
年龄>65岁（E）	1
药物或饮酒（D）	0
合计	3

2. 术前影像检查

（1）经食管超声心动图：未见左心房内血栓；左心耳呈反鸡翅型（图15-2），开口直径14～15 mm（表15-3）。

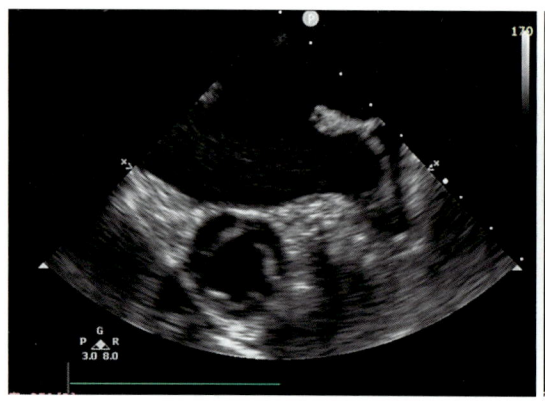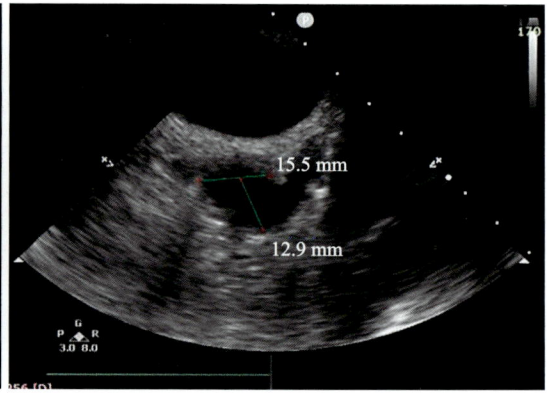

图15-2 术前TEE

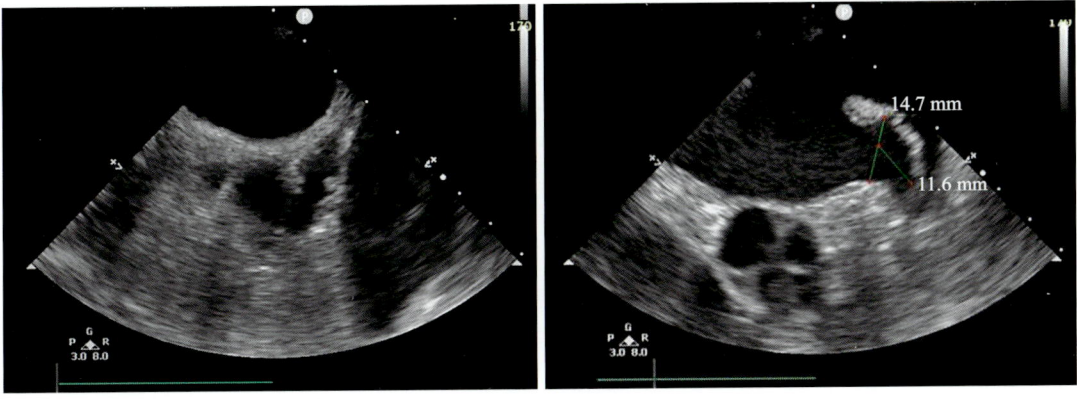

图 15-2（续）

表 15-3　TEE 下左心耳测量数据

角　度	开口直径（mm）	深度（mm）
0°	14.7	13.6
45°	14.8	14.4
90°	14.2	13.3
135°	15.5	12.9

（2）经胸超声心动图：左心室内径（LV）47 mm，LA 45 mm，右心室内径（RV）31 mm，右心房内径（RA）38 mm，EF 61%。主动脉瓣钙化伴轻度反流，主动脉硬化，左、右心房增大，二、三尖瓣中度反流，肺动脉压轻度增高，左、右心室舒张功能下降，双侧颈总及右侧颈内动脉粥样硬化斑形成（无明显狭窄）。

（3）术前CTA：左心耳为低位鸡翅型，穿刺点选择建议靠下偏前，开口直径大于16 mm，深度大于 12 mm（图 15-3）。术中工作体位建议为"RAO 30°，CAU 20°"。

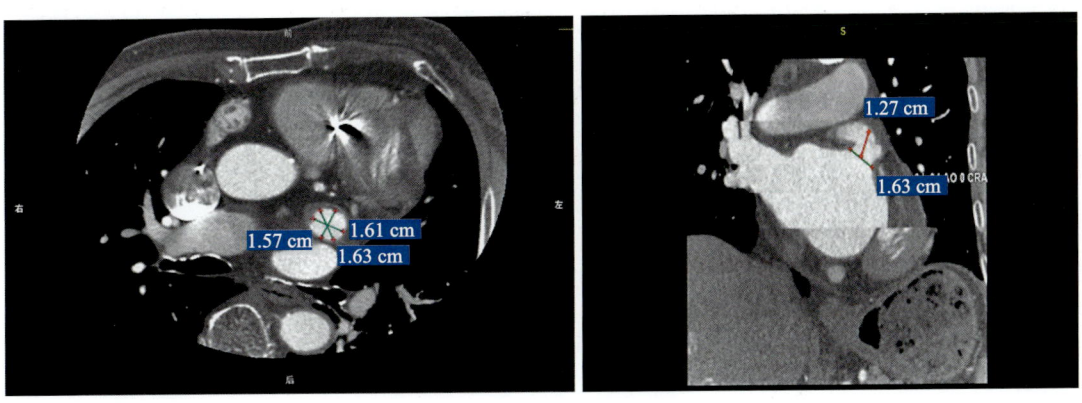

图 15-3　术前CTA（参见视频）

治疗方案

患者属于非瓣膜性房颤，CHA$_2$DS$_2$-VASc 7分，HAS-BLED 3分，与患者及家属充分沟通，患者卒中评分很高，建议长期口服抗凝药物预防脑卒中，但是患者在服用抗凝药物期间出现血尿。患者及家属表示不愿长期口服抗凝药，遂建议行左心耳封堵手术。

手术过程

（一）房间隔穿刺

TEE指导下进行房间隔穿刺，穿刺位置靠下、靠前（图15-4）。按患者体重给予足量肝素，测得左心房压＞10 mmHg，交换导引系统上猪尾导管。

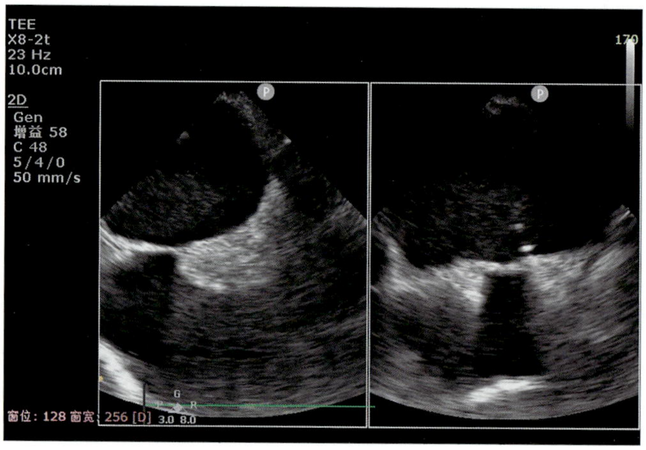

图15-4　房间隔穿刺

（二）术中左心耳造影

利用猪尾导管和导引鞘在左心耳口部，于工作体位（RAO 30°，CAU 20°）下造影。造影显示反鸡翅型左心耳，开口直径16.6 mm，深度13.2 m，梳状肌发达，深度较浅（图15-5）。

（三）封堵策略分析

根据WATCHMAN FLX型号选择工具图，对于16.6 mm的开口直径，可以选择20 mm的封堵器进行封堵，压缩比15%左右，需要深度16 mm，遂决定使用WATCHMAN FLX 20 mm封堵器进行封堵（图15-6）。因为左心耳内部空间狭小，可用深度有限，选择

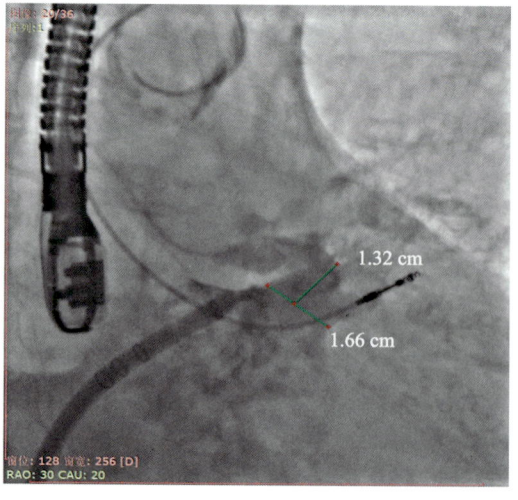

图15-5　术中左心耳造影（参见视频）

采取退鞘与进伞相结合的"毛毛虫"法展开封堵器，尽可能充分利用内部空间。在形成FLX ball后尽量走到左心耳远端，重复退鞘-进伞-退鞘的步骤，保证封堵器与左心耳同轴，缓慢展开封堵器。展开封堵器的瞬间向前推钢缆，顶至伞面凹陷，保持10 s以上，使得封堵器充分膨胀以自适应左心耳形状。

（四）封堵器展开

在左心耳体部退鞘，形成FLX ball，推着FLX ball前进，使封堵器肩部落于着陆线，同时鞘头端标记停于着陆线处。封堵器完全展开后，于着陆区原地稳定鞘管>10 s，使器械充分膨胀贴合左心耳。DSA下观察到封堵器位置及形态良好（图15-7）。

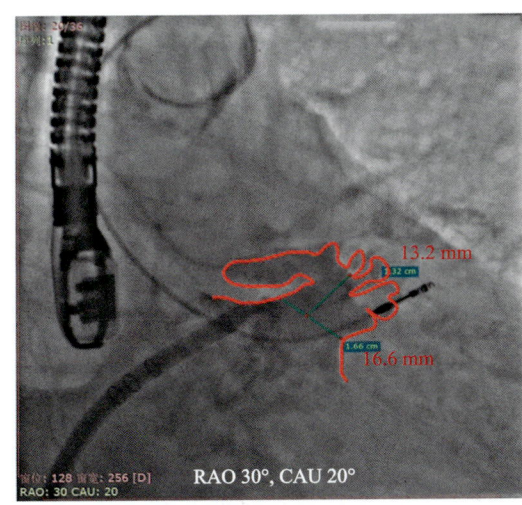
图15-6　封堵策略分析

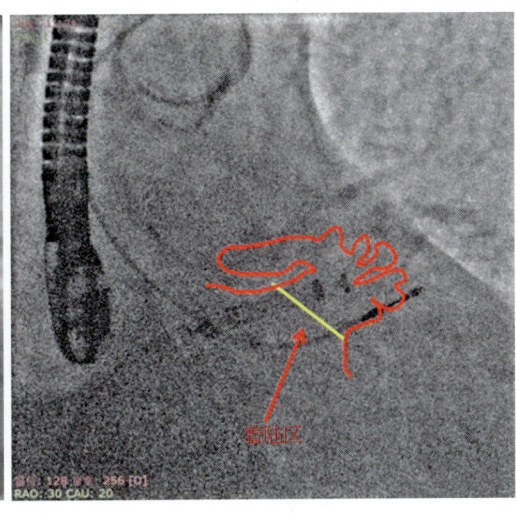
图15-7　封堵器展开（参见视频）

（五）PASS原则评估

为评估位置原则，于DSA下多角度观察封堵器位置，位置良好（图15-8）。

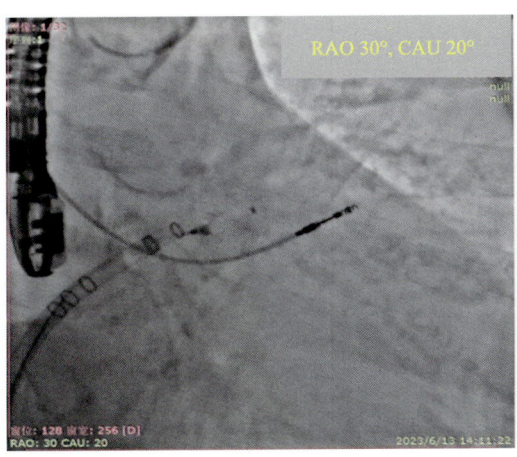

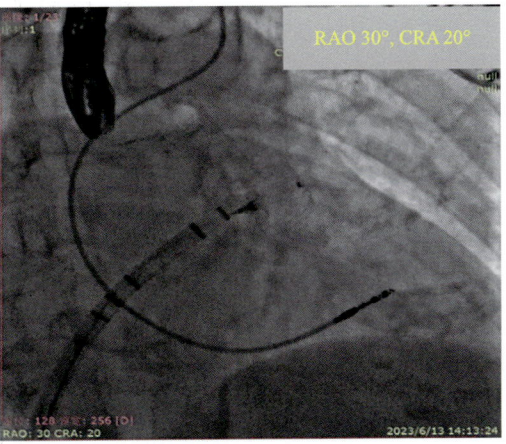

图15-8　DSA下评估封堵器位置（参见视频）

为评估锚定原则，于DSA下牵拉封堵器，封堵器回弹迅速、无位移（图15-9）。

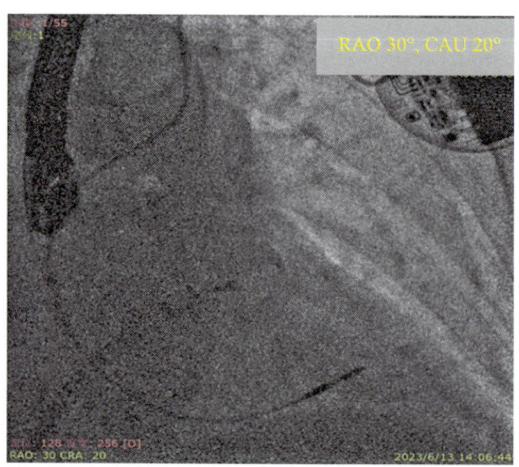

图15-9　DSA下评估稳定性（参见视频）

为评估尺寸原则，在TEE下测量压缩比，为15%～19%（图15-10）。

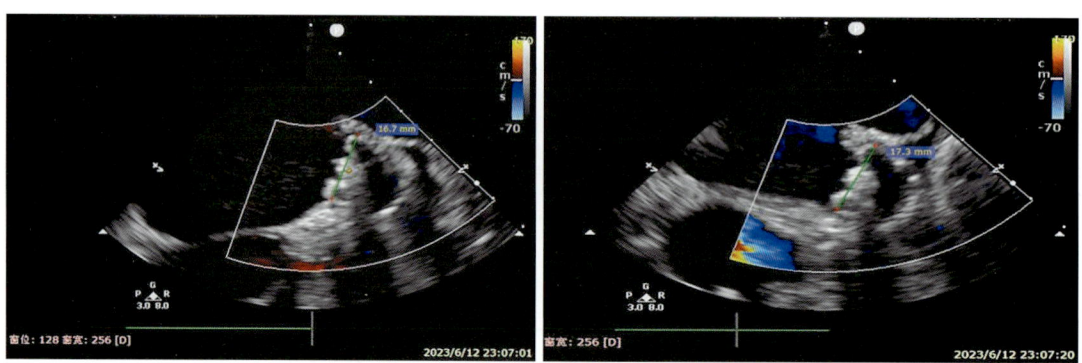

图15-10　测量压缩比

为评估封堵，在TEE下观察，未见残余分流（图15-11）。

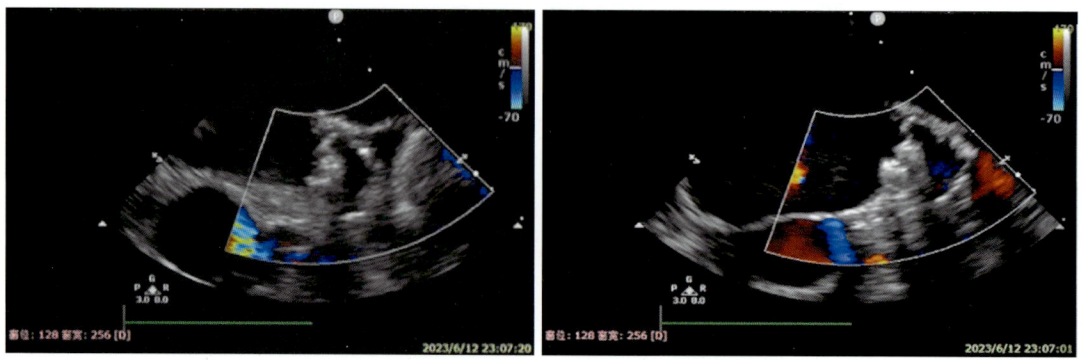

图15-11　观察残余分流（参见视频）

（六）释放封堵器

植入的封堵器符合PASS原则，予释放封堵器。释放后封堵器位置及形态无变化，DSA下观察，见心影正常；于TEE下检查，未见心包积液（图15-12）。

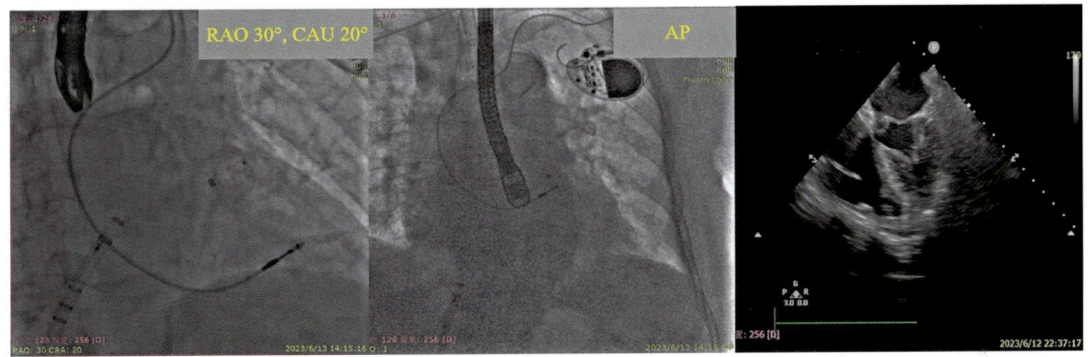

图15-12　封堵器释放（参见视频）

术后情况

（一）术后用药

术后结合患者意愿、出血风险、卒中风险，决定予利伐沙班每日一次，抗凝三个月。术后定期门诊随访。

（二）随访

患者于6月13日接受了手术，8月4日复诊（术后52天）。行左心房CTA检查，封堵器表面未见明显血栓征象，封堵器周围未见残余分流，左心耳远端有少许造影剂显影，系器械表面内皮化不完全（图15-13）。停抗凝药，改为双联抗血小板。

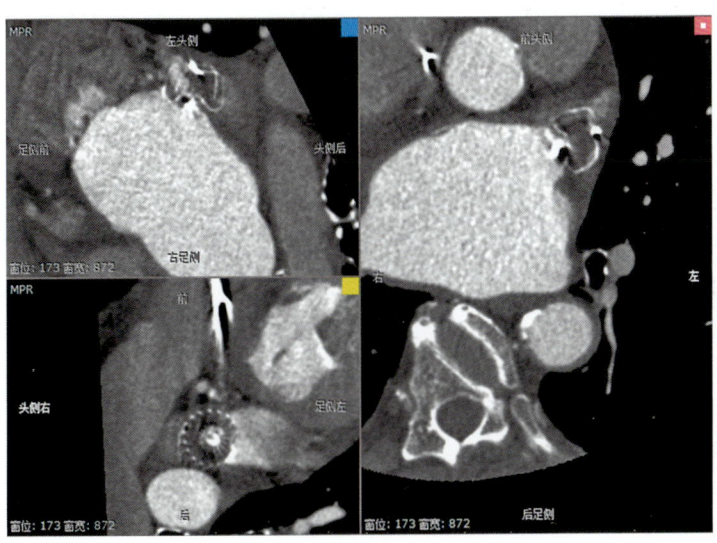

图15-13　术后随访CTA（参见视频）

术者小结

1. 手术难点　本次手术难点为，对于反鸡翅型左心耳，其主叶朝上方生长且与左心耳口部之间的角度较大。该病例左心耳形态特殊：左心耳为敞口，浅鸡翅型。左心耳体部较短，远端梳状肌丰富，内部空间小。手术整体操作体会如下。

（1）左心耳口部和体部有较大转角，鞘管轴向是关键，否则封堵器展开后容易出现露肩、弹出左心耳、无法固定等情况。利用术前CT的预判，术中在TEE引导下行房间隔穿刺，既安全，又可以获得一个与左心耳同轴的穿刺轴向，更利于手术操作。

（2）WATCHMAN FLX镍钛合金的骨架顺应性、自适应性极好，展开后需要顶住封堵器＞10 s，器械遇热膨胀能更加充分地填充左心耳内部，这很重要，可提高器械的稳定性和贴靠密闭性。

（3）WATCHMAN FLX在形成FLX ball之后，可进可退。位置不合适可以回收再次形成FLX ball后，直接在左心耳内调整，操作安全、便捷，节约了手术时间，提高了手术效率。

2. 术后随访思考

（1）2021年发表在 *Journal of Cardiovascular Computed Tomography* 上的一篇关于左心耳封堵术后的CT评估的系统评价和荟萃分析发现[1]：① 与TEE相比，CTA具有更高的空间分辨率和对左心耳进行详细三维可视化的能力，CTA在经皮左心耳封堵术后检测出残余分流的发生率是TEE的3倍；② 利用CTA上的延迟对比成像，可以提高经皮左心耳封堵术后残余分流检测的灵敏度。

（2）经皮左心耳封堵术后CTA随访流程：① 建议在术后45天进行第一次CTA影像检测，若患者有＞5 mm残余分流或器械相关血栓，则更改用药方案；② 在术后6个月后进行第二次CTA影像检测，若患者有＞5 mm残余分流或器械相关血栓，亦需更改用药方案；③ 在术后12个月后进行第三次CTA影像检测。

专家点评

对反鸡翅型左心耳，使用WATCHMAN 2.5和盘式封堵器封堵有较大难度。本例中使用WATCHMAN FLX封堵器进行封堵，降低了封堵难度，术中观察封堵效果理想，术后45天复查CT提示封堵器表面已完全内皮化，内皮化速度较快。

（成都市第五人民医院　欧登科教授）

对于反鸡翅型左心耳，穿刺位点偏低、偏下可获得更好的同轴性，本病例中穿刺位点偏高，封堵器展开后发现有一些露肩。还好WATCHMAN FLX对穿刺的要求有降低，术中可以通过退鞘法调整轴向。

（同济大学附属东方医院　余金波教授）

患者出血评分高，术前有血尿，有左心耳手术的相对禁忌证。对于这种特殊人群，需评估进行左心耳封堵术的获益与风险。选择WATCHMAN FLX可提高手术成功率，结果没有残余分流，得到满意的手术效果。但是，如果有残余分流，此类患者的术后抗凝方案需谨慎选择。

（贵州医科大学附属医院　周纬教授）

参考文献

[1] Banga S, Osman M, Sengupta PP, et al. CT assessment of the left atrial appendage post-transcatheter occlusion-A systematic review and meta analysis[J]. Journal of Cardiovascular Computed Tomography, 2021, 15(4): 348–355.

病例 16

高卒中和血栓风险房颤治疗

广州医科大学附属第二医院　钟　赟　王　丽

扫码看视频

病例资料摘要

（一）病史

患者女性，71岁，因反复头晕伴胸闷2年入院。患者于2年前无明显诱因出现头晕，有昏沉感，站立行走不稳，曾跌倒3次，头部撞伤。2021年心电图提示房颤。2021年1月，体检心电图示房颤并提示心肌劳累。2021年2月，曾于我院就诊，诊断为病态窦房结综合征、阵发性房颤、窦性停搏。于2021年3月行双腔永久起搏器植入术。出院后规律服用利伐沙班抗凝。2023年，因消化道出血开始停用抗凝药物至今。有脑梗死（2021年2月）、急性胃出血（2023年10月）病史。

（二）体格检查

体温36.5 ℃，脉搏90次/分，呼吸频率20次/分，血压113/94 mmHg，心率117次/分。神志清醒，胸廓正常，呼吸运动正常，心律绝对不齐，房颤律，未闻及干湿啰音，双下肢无浮肿。

（三）实验室检查

（1）血常规：血小板计数312×10^9/L。

（2）肝、肾功能：[K^+] 4.07 mmol/L。

（3）血脂四项：TC 4.87 mmol/L，TG 1.35 mmol/L，LDL-C 3.44 mmol/L（↑），HDL-C 1.02 mmol/L（↓）。

（4）BNP、凝血功能、糖化血红蛋白、甲状腺功能、感染性疾病筛查等未见明显异常。

诊断与评估

（一）入院诊断

持续性房颤，起搏器植入术后，消化道出血，左心耳血栓形成。

（二）术前评估

1. 手术风险评估　使用卒中风险评分量表（表16-1）和出血风险评分量表（表16-2）

进行术前评估。

表 16-1　卒中风险评分

CHA₂DS₂-VASc	评分
慢性心力衰竭/左心室功能不全（C）	0
高血压（H）	0
年龄≥75岁（A）	0
糖尿病（D）	0
卒中/短暂性脑缺血发作/血栓栓塞病史（S）	2
血管性疾病（V）	0
年龄65～74岁（A）	1
女性（Sc）	1
合计	4

表 16-2　出血风险评分

HAS-BLED	评分
高血压（H）	0
肝、肾功能不全（A）	0
卒中（S）	1
出血（B）	1
异常国际标准化比值（L）	0
年龄>65岁（E）	1
药物或饮酒（D）	0
合计	3

2. 术前影像检查　肺静脉CTA重建示左心耳内远端血栓形成；血栓大小5 mm×12 mm。左心耳呈鸡翅型，开口直径22～24 mm（图16-1）。

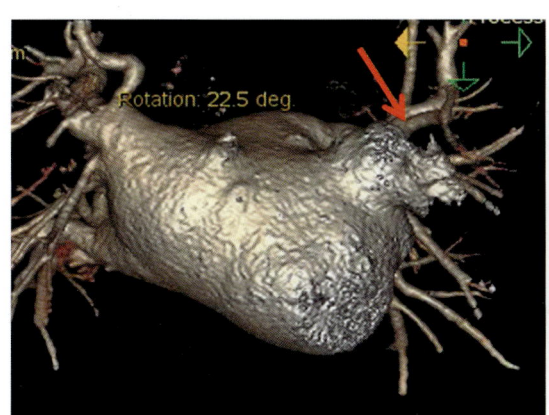
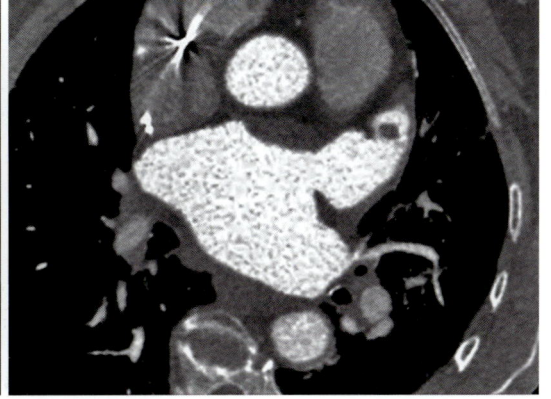

图 16-1　术前CTA（参见视频）

治疗方案

该患者属于非瓣膜性房颤患者，使用抗凝药物容易出血，不使用抗凝药物容易导致脑卒中，已出现出血和左心耳血栓的状况，需同时平衡出血和脑卒中的这两个"矛盾点"。考虑血栓在远端"反鸡翅处"更易封堵，与患者家属充分沟通后综合考虑，决定通过介入手段治疗：在SENTINEL脑保护装置的保护下行"带血栓"房颤射频消融+WATCHMAN FLX左心耳封堵一站式手术。TEE指导下，采用全麻标准术式，先放置SENTINEL脑保护装置，再行封堵，最后消融。

手术过程

（一）术中经食管超声心动图

TEE检查提示左心房血流严重淤滞；左心耳血栓5 mm×9 mm，呈鸡翅型+反鸡翅型，血栓位于"反鸡翅部位"。测量左心耳开口直径，为22～24 mm，预计选择WATCHMAN FLX 27 mm封堵器（图16-2）。

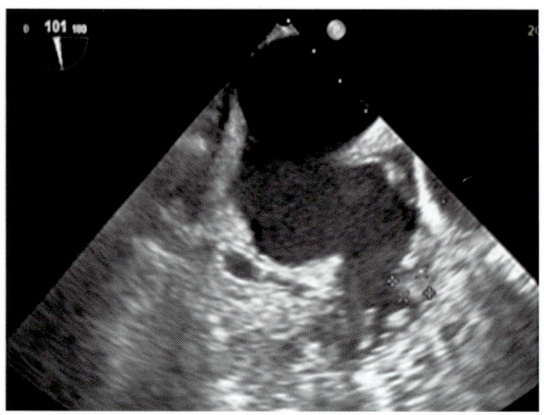

图16-2　术中TEE（参见视频）

（二）DSA下放置SENTINEL抗栓塞脑保护装置

优先在右桡动脉建立通道，将抗栓塞脑保护装置送入患者头臂干和左颈总动脉开口位置，放置两个过滤器用于捕抓手术中可能掉落的栓子。实际上，在4分钟内轻松放置了SENTINEL抗栓塞脑保护装置（图16-3、图16-4）。

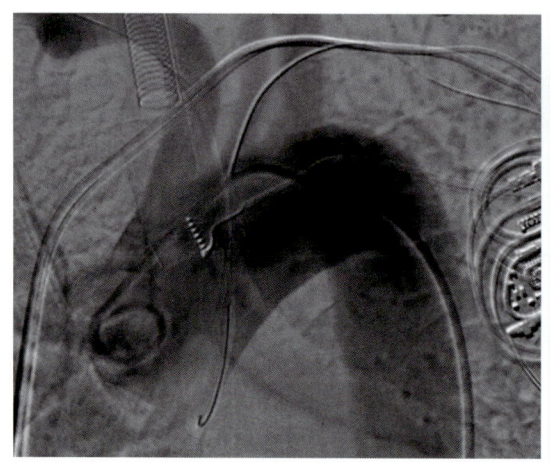

图16-3　术中主动脉弓造影（参见视频）

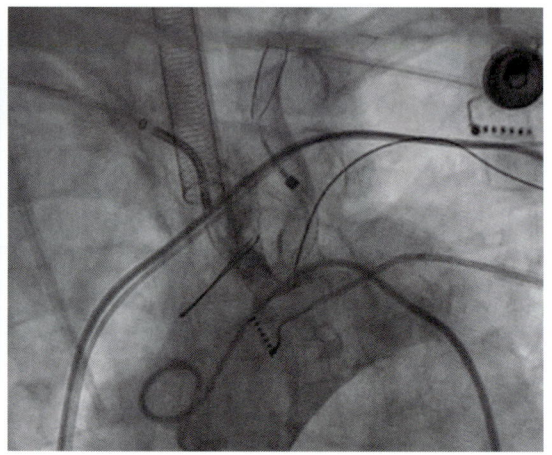

图16-4　SENTINEL放置成功（参见视频）

（三）房间隔穿刺

此例为体部鸡翅型+远端反鸡翅型左心耳，穿刺位点通常靠下、靠后（图16-5）。

（四）术中左心耳造影

猪尾导管贴近鞘管缓慢前进，超声下观察其到达左心耳口部后，逆时针转动鞘管和猪尾导管，而后轻推造影剂以看清左心耳口部位置。测量左心耳口部直径，为23.5 mm，选择WATCHMAN FLX 27 mm封堵器进行封堵（图16-6、图16-7）。

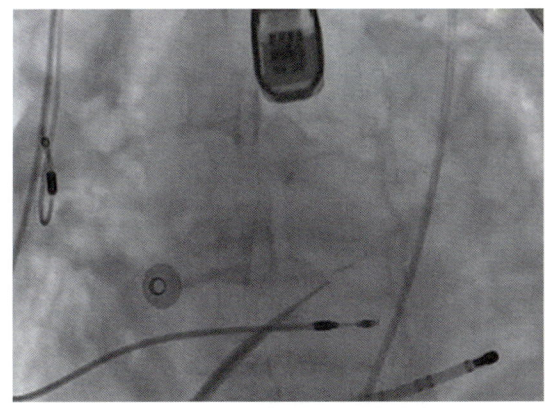
图 16-5　房间隔穿刺（参见视频）

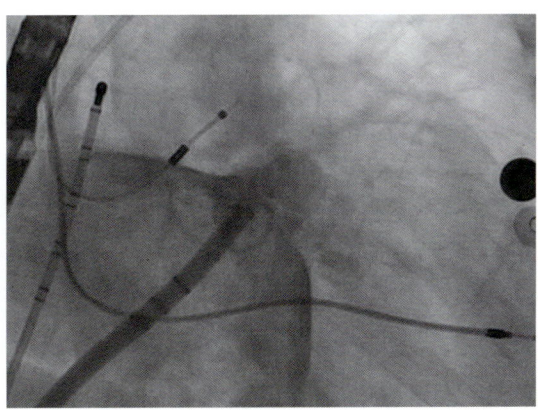
图 16-6　左心耳口部造影（参见视频）

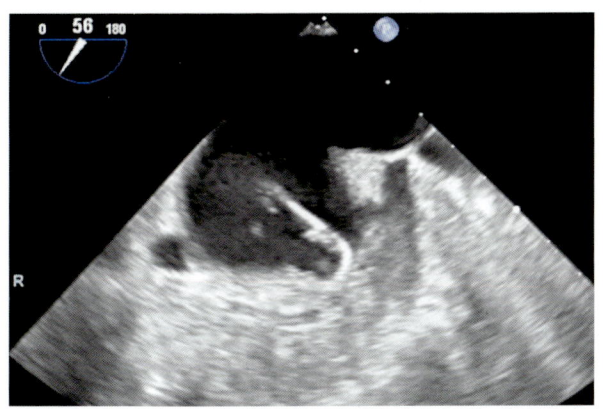
图 16-7　TEE 下猪尾导管与左心耳的位置（参见视频）

（五）封堵器展开

使用进伞法展开封堵器。选择 WATCHMAN FLX 27 mm 封堵器，在左心耳口部形成较大的 FLX ball 后，继续推进 FLX ball，封堵远端血栓。TEE 下同步观察，血栓被 WATCHMAN FLX 牢牢地封堵在左心耳远端（图 16-8～图 16-11）。

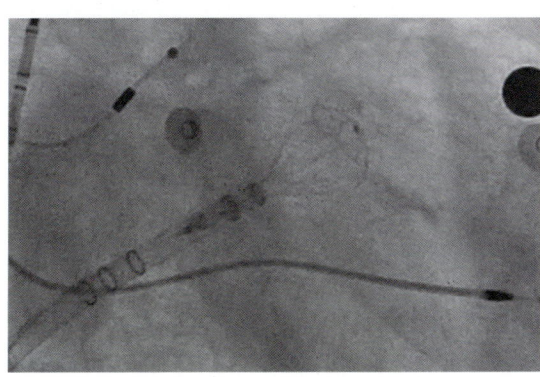
图 16-8　"大球"进伞法（参见视频）

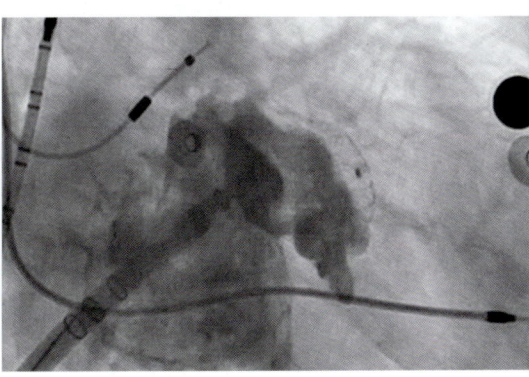
图 16-9　DSA 下封堵器展开（参见视频）

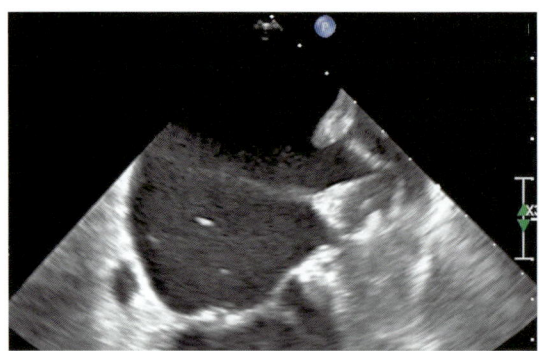 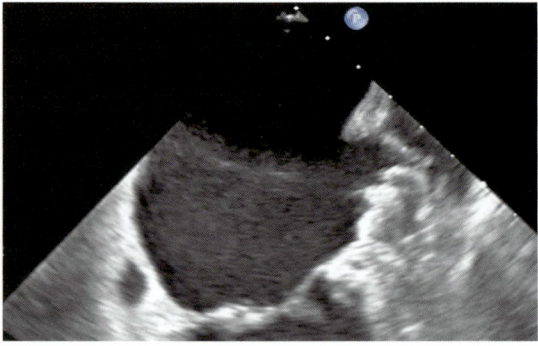

图 16-10　TEE 下封堵器展开中（参见视频）　　　图 16-11　TEE 下封堵器展开后（参见视频）

（六）PASS 原则评估

TEE 四个不同角度下评估封堵器的位置，封堵器位置合适；未见残余分流；压缩比为 13%～14%（图 16-12）；牵拉稳定，回弹迅速，DSA 下牵拉，封堵器无位移（图 16-13）。

（七）释放封堵器

植入的封堵器符合 PASS 原则，予释放封堵器；未见心包积液。

（八）检查 SENTINEL 抗栓塞脑保护装置

取出 SENTINEL 抗栓塞脑保护装置，未发现血栓（图 16-14）。

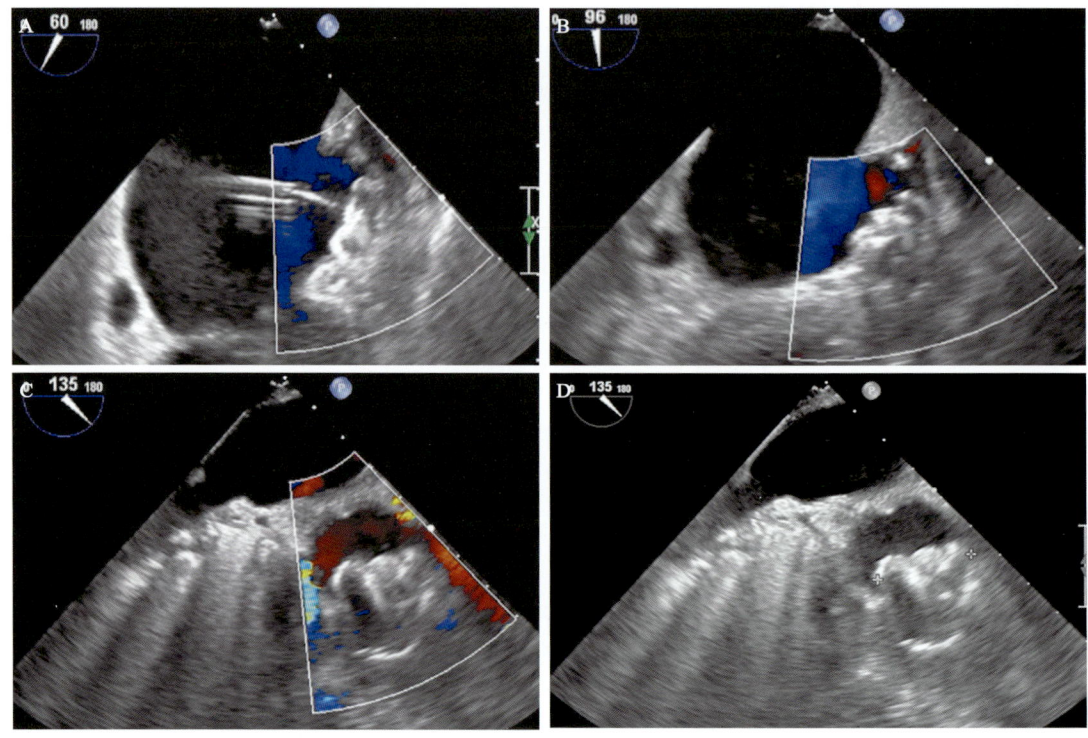

图 16-12　TEE 下评估 PASS 原则（参见视频）
A. 60°；B. 96°；C. 135°；D. 135°

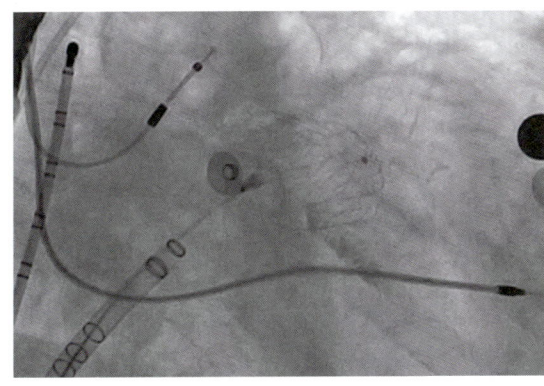 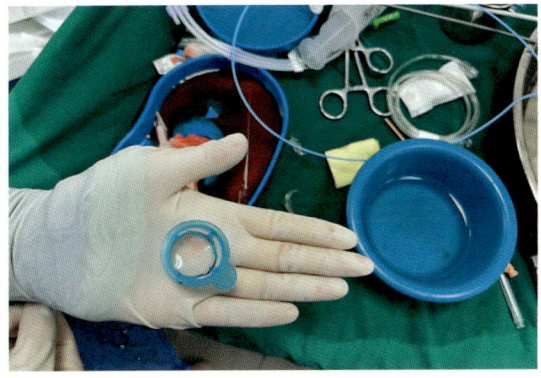

图16-13　DSA下评估稳定性（参见视频）　　图16-14　SENTINEL未发现血栓

（九）冠状动脉造影

行冠状动脉造影检查，没有血栓脱落至冠状动脉中（图16-15）。

（十）房颤射频消融

使用WATCHMAN FLX封堵器完成左心耳封堵后，安心做持续性房颤射频消融手术（图16-16）。

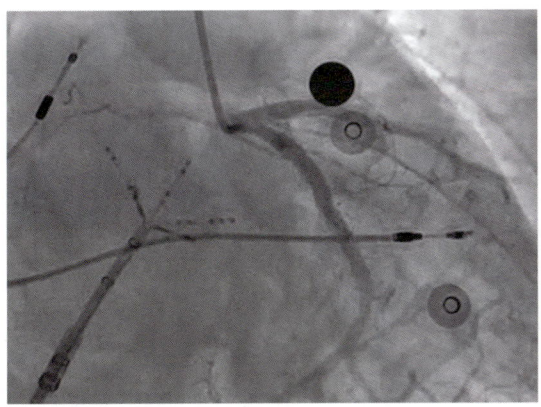 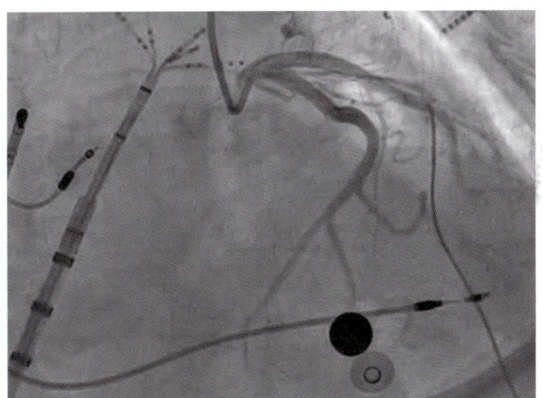

图16-15　冠状动脉造影（参见视频）

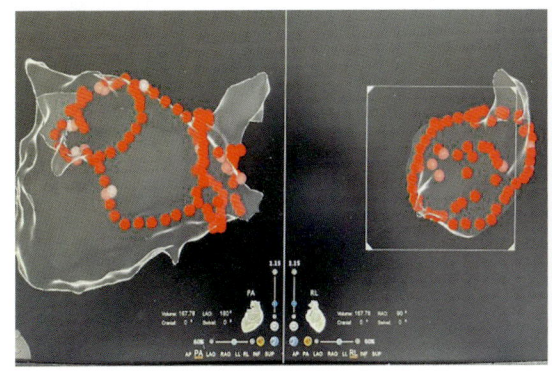 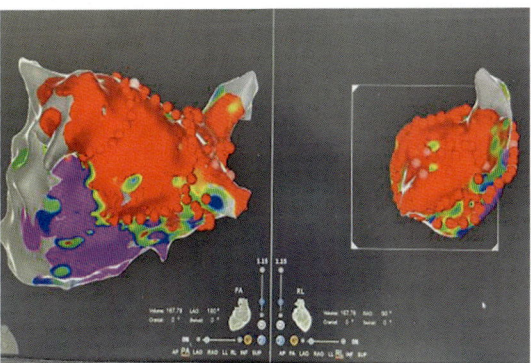

图16-16　持续性房颤射频消融术

术后情况

（一）术后用药

甲苯磺酸艾多沙班，每日一次；艾司奥美拉唑，每日一次；比索洛尔，每日一次；托拉塞米，每日一次；螺内酯，每日一次；维立西胍，每日一次。

（二）随访

术后三个月随访，无心悸发作，无血栓栓塞事件发生。动态心电图提示窦性心律。TEE提示左心耳封堵完全，未见残余分流。

术者小结

（1）对于有抗凝禁忌证的患者，且左心耳存在顽固血栓的情况下，如何平衡出血和卒中的风险对医生和患者都很困难。利用新一代左心耳封堵器WATCHMAN FLX"禁锢"住血栓的创新、安全的手术方式，填补了国内左心耳封堵+SENTINEL脑保护装置手术领域的空白。

（2）对比其他的保护器，SENTINEL脑保护装置具有可覆盖保护的血管更多、风险小、成功率高且手术时间短等优势。

（3）对比其他左心耳封堵器，WATCHMAN FLX具有更好的安全性和有效性，更大的FLX ball更易"禁锢"血栓，把血栓封堵在"第一道防线"。

（4）在抗凝治疗无效或禁忌的房颤患者队列中，针对左心耳血栓形成或泥浆样改变的患者，在脑保护器下行左心耳封堵术的短期和长期结果均显示有效且安全。但目前研究分析的患者数量较少，期待未来在更大规模的研究中进一步证实。

专家点评

这是个非常具有创新性的病例，在SENTINEL脑保护装置的保护下进行左心耳封堵术的操作，既保证了手术正常开展，也同时为患者解决了如何平衡卒中和出血风险两大矛盾的难题。为患者同时撑起两把"保护伞"确保安全，病例的完成度很高，可改善患者后续生活质量。

（贵州医科大学附属医院　周纬教授）

病例 17

上缘多囊袋折角左心耳封堵

玉溪市人民医院　王鹏宇

扫码看视频

病例资料摘要

（一）病史

患者男性，76岁，半年来反复出现心悸、胸闷、气促，活动后加重，伴双下肢水肿，门诊心电图提示房颤。为进一步诊治，经门诊以房颤、心力衰竭收住我科。既往有高血压病史10余年，最高180/100 mmHg，不规律服用硝苯地平、厄贝沙坦氢氯噻嗪降压，血压控制欠佳，波动在130～160/65～95 mmHg。有慢性阻塞性肺疾病病史7年余；长程持续性房颤病史4年余，未规律诊治；心力衰竭病史4年余，既往心脏超声提示EF 45%，左心房和右心房增大。吸烟20余年，吸水烟筒，每月四两烟丝；偶尔少量饮酒。

（二）体格检查

体温36.3 ℃，脉搏90次/分，心率103次/分，血压167/82 mmHg，体重指数22.8 kg/m^2。神志清楚，口唇无发绀，颈软，颈静脉怒张，肝颈静脉回流征阴性，肋间隙增宽，语颤减弱；双肺叩诊过清音，双肺呼吸音粗，双肺底可闻及少量湿性啰音；心前区无隆起，心尖搏动点视诊不清，无心包摩擦感，心前区未触及震颤，叩诊心脏浊音界增大，律不齐，第一心音强弱不等，未闻心音分裂及额外心音，各瓣膜听诊区未闻及明显杂音，未闻及心包摩擦音。腹平软，无压痛及反跳痛，未触及肿块，肋下未触及肝，双下肢轻度凹陷性水肿。

（三）实验室检查

（1）肝肾功能：总胆红素18.6 μmol/L，直接结合胆红素8.3 μmol/L（↑），间接胆红素10.3 μmol/L（↑），Cr 103 μmol/L，估算肾小球滤过率（eGFR）37.72 mL/（min·1.73 m^2）。

（2）生化检查：总胆固醇4.20 mmol/L，LDL-C 2.33 mmol/L，HDL-C 1.70 mmol/L，[K$^+$] 3.84 mmol/L，葡萄糖5.15 mmol/L。

（3）心肌损伤标志物：BNP 647 ng/L，肌酸激酶（CK）72 U/L，cTnI 0.012 ng/mL。

（4）血常规、大小便常规、甲状腺功能、凝血功能等未见明显异常。

（四）其他辅助检查

1. **心电图** 异位心律，心房纤颤，伴长R-R间歇（图17-1）。

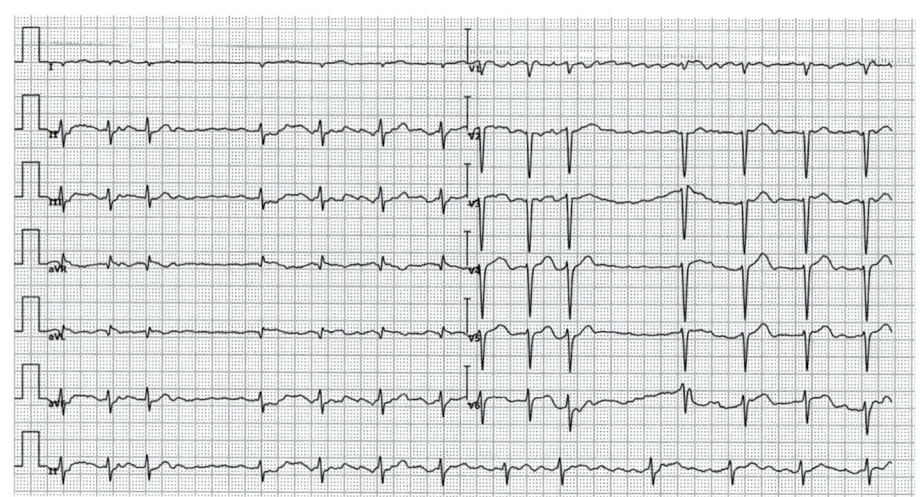

图17-1　入院心电图

2. **动态心电图** 异位心律，心房纤颤（心室率40～141次/分），21:32小时总心搏数96 797次，不完全性右束支阻滞。单发多源室性早搏共32次，成对2对。ST-T改变（正常范围）。超1.5 s的R-R间期共1 068次，超2 s长间歇共10次；最长R-R间期2.264 s，为房颤伴长间歇（图17-2）。

基本节律		室性节律		房性节律	
总心搏：96 797	平均心率：80 bpm	室早总数：36	室早比例：0.04%	房早总数：0	房早比例：0.00%
最慢心率：40 bpm，	发生在D2 05:26:18	单个室早：32	二联律阵次：0	房早单发：0	二联律阵次：0
最快心率：141 bpm，	发生在D1 12:21:13	成对室早：2	三联律阵次：0	房早成对：0	三联律阵次：0
心率小于60比例：16.61%		室速阵次：0		房速阵次：0	房早未下传
心率大于100比例：18.48%		最长阵次：0	发生在	最长阵次：0	发生在
>2.0秒次数：10	>3.0秒次数：0	最快频率：0	发生在	最快频率：0	发生在
最长R-R：2.264秒，发生在D2 01:40:36		室性逸搏：0	室性逸搏心律：0	房性逸搏：0	房性逸搏心律：0
交界性节律		房颤分析		起搏节律	
交界性早搏：0		房颤心搏：96 761	房颤总时间：77 466 s	心房起搏：0	心室起搏：0
交界性逸搏：0	交界性逸搏心律：0	房颤比例：100.00%	房颤次数：1	房室起搏：0	
ST段分析		最长房颤：77 466 s，发生在D1 09:06:01		心率变异性分析	
抬高段数：7		房扑分析		SDNN：0.00	SDANN：0.00
最大抬高值：0.28	发生在D1 13:27:09	房扑心搏：0	房扑总时间：0	rMSSD：0.00	pNN50：0.00%
压低段数：0		房扑比例：0.00%	房扑次数：0		
最大压低值：0.00	发生在D---:--:--	最长房扑：0　s，发生在			
诊断结论					

① 异位心律，心房纤颤（心室率40～141次/分），21:32小时总心搏数96 797次。不完全性右束支阻滞。
② 单发多源室性早搏32次/全程，成对2对。（OR'/QT>1）。
③ ST-T改变：变异在正常范围。
④ 心率变异性分析：因有心房颤动，仅供参考。
⑤ R-R间期>1.5秒长间歇1 068次/全程，>2秒长间歇10次/全程，最长R-R间期2.264秒，发生于01:40:36，为房颤伴长间歇。
注：室早，室性早搏；房早，房性早搏；房扑，心房扑动。

图17-2　动态心电图

3. 入院影像学检查

（1）经胸超声心动图：左心房、右心房增大，主动脉内径增宽，二、三尖瓣少量反流，左心室收缩功能减低。左心房内径33 mm；左心室舒张末期内径46 mm；左心室EF 46%；主动脉内径34 mm（图17-3）。

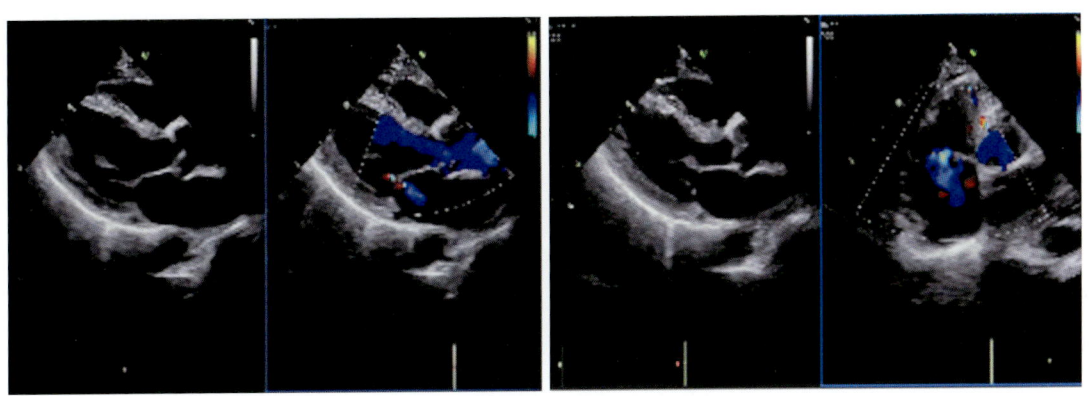

图17-3　入院TTE

（2）颈部超声：左侧颈总动脉内中膜增厚，双侧颈动脉斑块形成，右侧椎动脉狭窄（图17-4）。

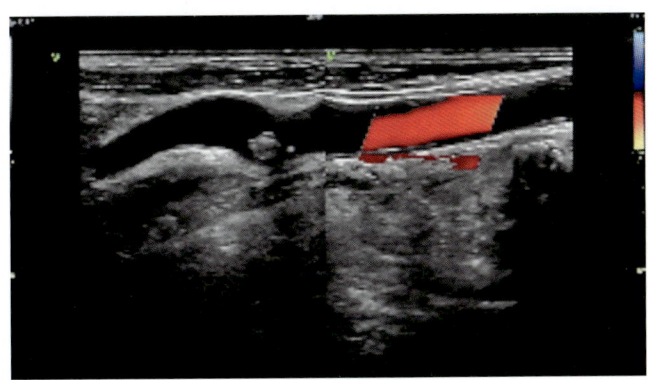

图17-4　入院颈部超声

诊断与评估

（一）入院诊断

心律失常，长程持续性房颤；慢性心力衰竭，心功能Ⅱ～Ⅲ级，高血压3级（很高危）；颈部血管斑块形成；慢性阻塞性肺疾病2期。

（二）术前评估

1. **手术风险评估**　使用卒中风险评分量表（表17-1）和出血风险评分量表（表17-2）进行术前评估。

表17-1 卒中风险评分

CHA$_2$DS$_2$-VASc	评分
慢性心力衰竭/左心室功能不全（C）	1
高血压（H）	1
年龄≥75岁（A）	2
糖尿病（D）	0
卒中/短暂性脑缺血发作/血栓栓塞病史（S）	0
血管性疾病（V）	1
年龄65～74岁（A）	0
女性（Sc）	0
合计	5

表17-2 出血风险评分

HAS-BLED	评分
高血压（H）	1
肝、肾功能不全（A）	0
卒中（S）	0
出血（B）	0
异常国际标准化比值（L）	0
年龄>65岁（E）	1
药物或饮酒（D）	0
合计	2

2. **术前影像评估** 术前CTA示：无充盈缺损，排除左心耳血栓。低位左心耳，体腔走势向左前（图17-5）。

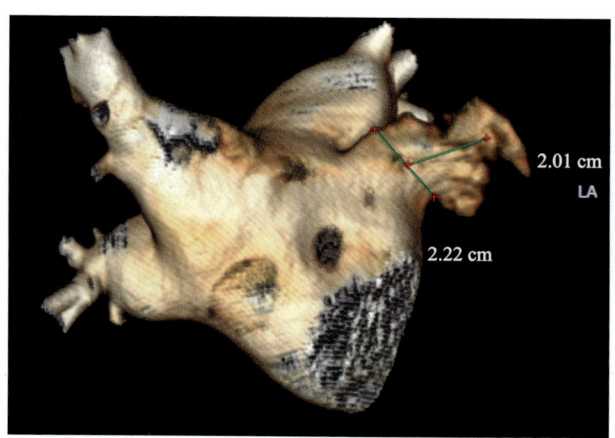

图17-5 术前CTA

治疗方案

该患者属于非瓣膜性房颤患者，卒中风险5分（表17-1），出血风险2分（表17-2），属高卒中风险患者，由于患者服药缺乏长期依从性，不接受长期服用抗凝药，建议行房颤射频消融＋经皮左心耳封堵术替代抗凝治疗。

手术过程

（一）术前ICE检查心包及左心耳

术前无心包积液，左心耳无血栓，左心耳开口径约23 mm，深度约20 mm（图17-6）。

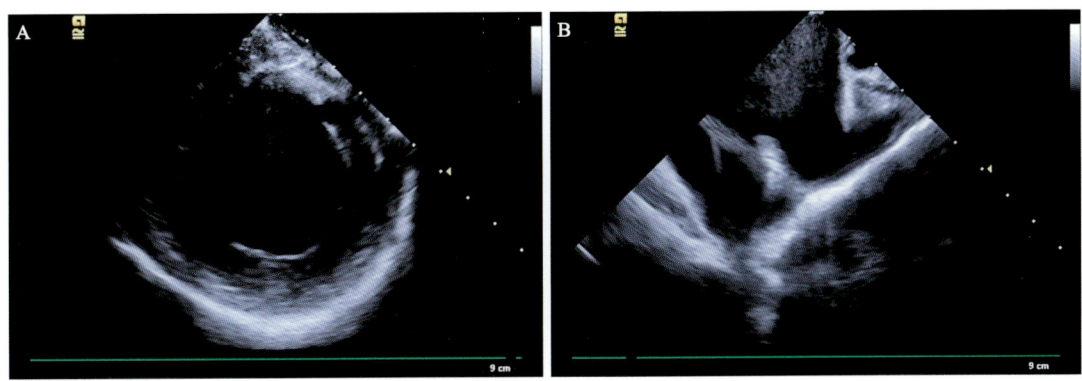

图 17-6　术前 ICE（参见视频）
A. 心包；B. 左心耳

（二）房间隔穿刺

ICE 指导下进行房间隔穿刺，依据三维重建左心耳解剖结构分析，穿刺点尽量靠下，常规靠后。穿刺后无心包积液，即刻使用 6 000 IU 肝素抗凝（图 17-7）。

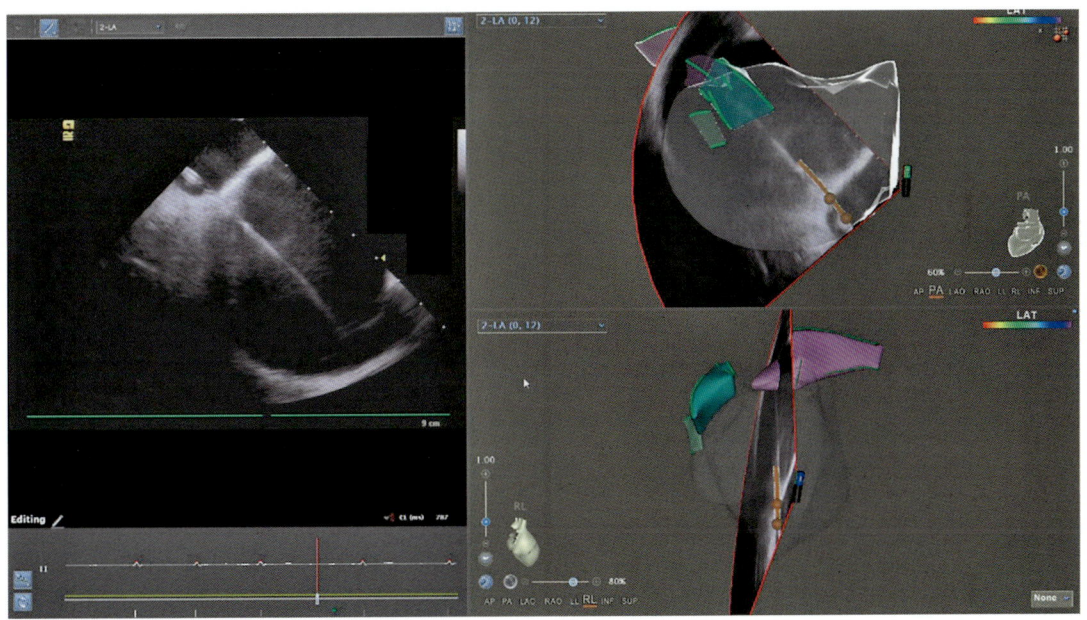

图 17-7　低位房间隔穿刺

（三）术中左心耳造影

造影显示上缘多囊袋折角左心耳，开口径 23 mm，深度 23 mm，上、下缘不对称，梳状肌发达，内部空间有限（图 17-8）。

（四）封堵策略分析

（1）此例为上缘多囊袋、远端反折的左心耳，"RAO 30°，CAU 20°"下测量左心耳大小，开口径23 mm，开口至顶端深度23 mm、至肩部10 mm。上、下缘不对称，若需要完全覆盖上缘囊袋，则下缘露肩较多，稳定性成疑（图17-9）。

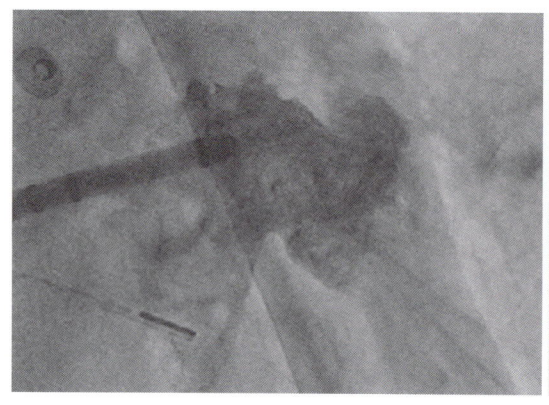

图17-8　术中左心耳造影（参见视频）

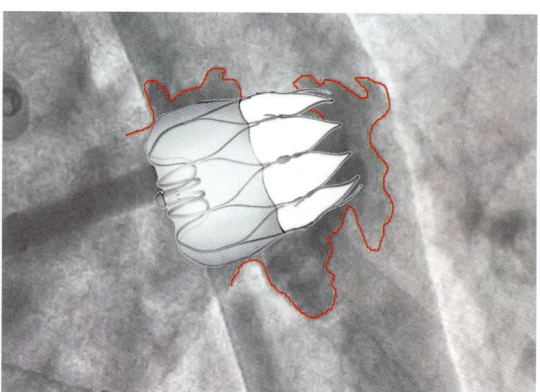

图17-9　封堵策略分析

（2）左心耳远端梳状肌发达，头端较小，中前段空间宽阔，深度足够，进退结合展开，利用压缩形态可能可以完全封堵上缘存在的囊袋。考虑到空间、深度足够，可适当选择尺寸大的伞，压缩形态更稳定（图17-10）。综上所述，拟定选择WATCHMAN FLX 31 mm封堵器，预估压缩比为20%，表现为"铃铛"形，可封堵完全。

（五）封堵器展开

导引系统跟进左心耳中部，退鞘形成FLX ball，对齐着陆线，先顺时针后逆时针退鞘结合推送展开以减少下缘漏肩，展开瞬间向前推钢缆，顶至伞面凹陷，保持10 s以上使得近端充分膨胀，覆盖上缘（图17-11）。

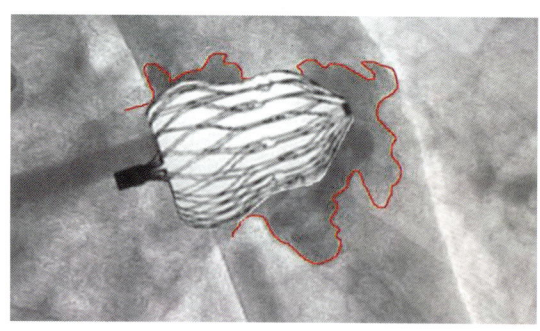

图17-10　封堵策略示意图

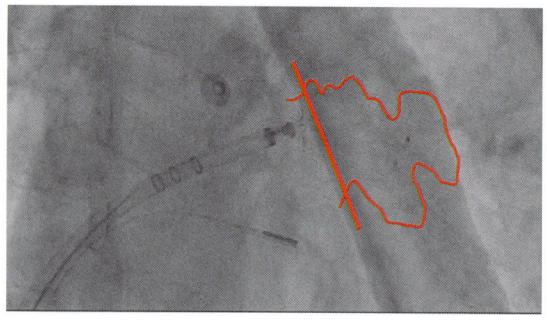

图17-11　封堵器展开（参见视频）

（六）PASS原则评估

为进一步验证封堵效果，ICE多角度下观察封堵器位置，位置合适，下缘露肩3 mm，在封堵器展开长度的三分之一内（图17-12）。

牵拉稳定，回弹迅速，DSA下牵拉，封堵器无位移（图17-13）。

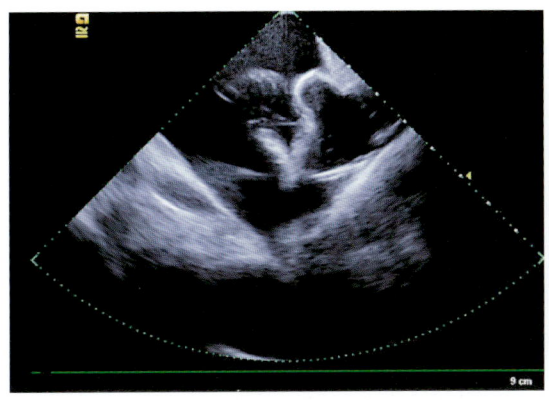

图17-12　ICE下评估封堵器位置（参见视频）　　图17-13　DSA下评估稳定性（参见视频）

TEE下测量压缩比，为23.5%（图17-14），未见残余分流（图17-15）。

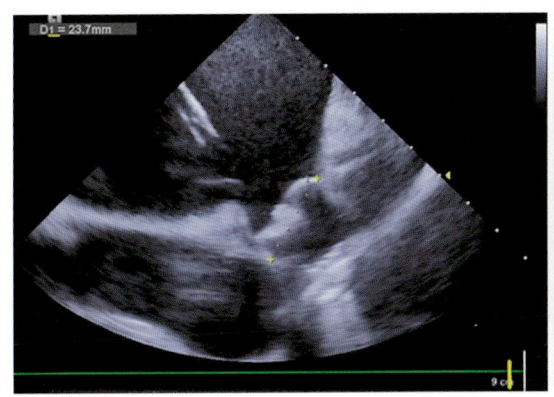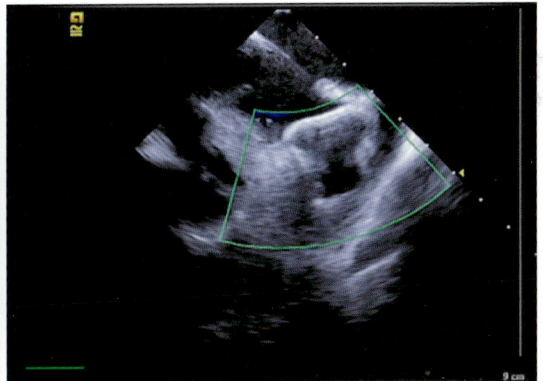

图17-14　测量压缩比　　　　　　　　　　　图17-15　残余分流（参见视频）

（七）释放封堵器

植入的封堵器符合PASS原则，予释放封堵器；未见心包积液（图17-16）。

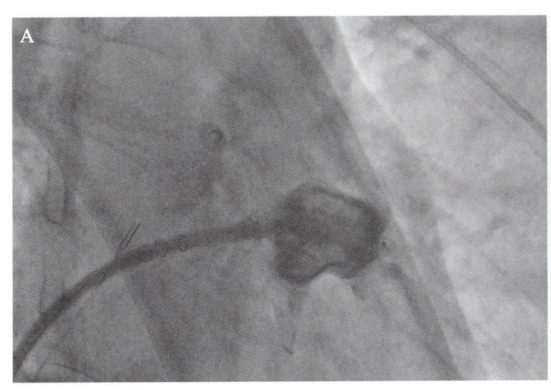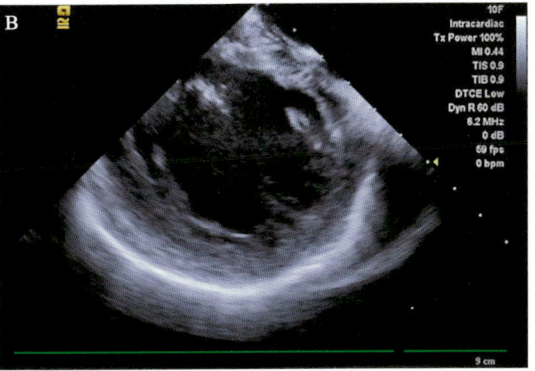

图17-16　封堵器释放（参见视频）

A. 释放后造影；B. TEE下观察心包情况

术后情况

（一）术后用药

给予利伐沙班，每日一次，抗凝45天；沙库巴曲缬沙坦，每日两次；螺内酯，每日一次；达格列净，每日一次。同时予控制心衰，稳定血压治疗；阿托伐他汀，每日一次；降血脂、稳定斑块；盐酸胺碘酮，每日三次，抗心律失常。

（二）随访

术后45天随访，无心悸发作，无血栓栓塞事件发生。动态心电图提示窦性心律，CTA提示完全内皮化（图17-17）。

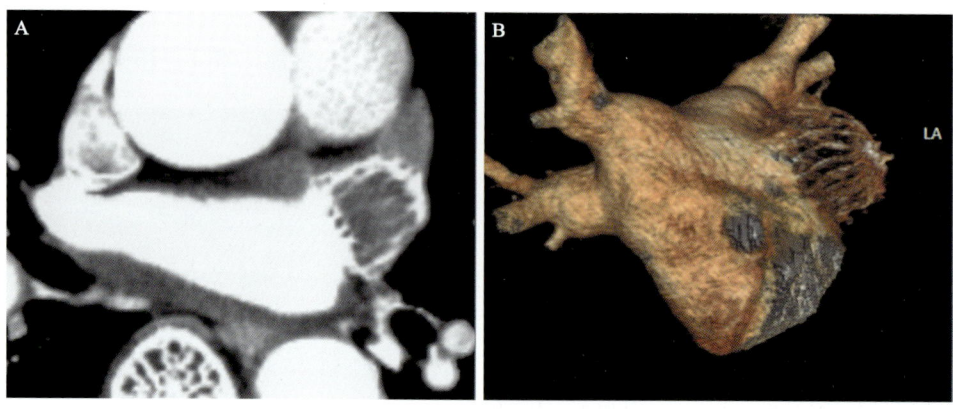

图17-17　随访CTA
A. CTA二维影像；B. 三维重建

术者小结

术前对CT三维重建结果仔细分析，可有效指导手术开展。确保左心耳封堵器的稳定性是左心耳封堵术的前提，追求完全封堵是该手术的理想目标。利用WATCHMAN FLX不同的压缩形态，增加覆膜面积，使得封堵更完全、内皮化速度更快，降低了器械相关血栓的发生率。术中在封堵器展开瞬间顶住钢缆10 s，使封堵器展开更充分、塑形更完全，运用远端压缩充分封堵上缘囊袋。

专家点评

术前CTA对于穿刺点有所预判（较低、较靠后）。但本病例左心耳极低，即便穿刺位点很低，轴向依旧欠佳，通过对FLX ball的顺应性调整，克服了轴向带来的困难。封堵器近端与远端受力后形变更具一致性，近端完全膨开进而完全封堵上缘。随访观测术后45天封堵器完全内皮化，是一例完整且精彩的病例。

（中国人民解放军总医院第一医学中心　陈韬教授）

病例 18

体部巨大压嵴、高难度反鸡翅型左心耳 WATCHMAN FLX 封堵

同济大学附属东方医院 杨 兵 谢 欣

扫码看视频

病例资料摘要

（一）病史

患者男性，74岁，因反复心悸半年，加重3天入院。患者10年前因心悸、气促曾行心电图，提示房颤，当地医院予利伐沙班抗凝治疗，1年后自行停药。3年前于外院行射频消融术，半年前因急性脑梗死入院治疗。术后反复心悸，近期加重。既往有高血压病史30年，最高180/120 mmHg，口服氨氯地平治疗，血压控制良好。糖尿病病史10年，规律胰岛素治疗；8年前，曾因急性胃溃疡出血入院治疗。入院心电图示房颤。心脏彩超示LAD 49 mm，LVDd 50 mm，EF 60%。

（二）体格检查

体温37.1 ℃，心率76次/分，血压125/104 mmHg，体重60 kg，身高163 cm。神志清醒，双肺未闻及啰音，律不齐，房颤律，未闻及杂音。双下肢未见异常。

（三）实验室检查

（1）血常规：Hb 125 g/L，WBC 8.3×10^{12}/L，PLT 168×10^{9}/L。

（2）血Cr 90 μmol/L。尿Cr 77 μmol/L，[K^+] 3.73 mmol/L。

（3）心肌损伤标志物：cTNT 0.048 ng/L。

（4）肝功能、甲状腺功能均未见异常。

诊断与评估

（一）入院诊断

持续性房颤，射频消融术后，胃溃疡，高血压3级，2型糖尿病。

（二）术前评估

1.手术风险评估 使用卒中风险评分量表（表18-1）和出血风险评分量表（表18-2）进行术前评估。

表 18-1　卒中风险评分

CHA$_2$DS$_2$-VASc	评分
慢性心力衰竭/左心室功能不全（C）	0
高血压（H）	1
年龄≥75岁（A）	0
糖尿病（D）	1
卒中/短暂性脑缺血发作/血栓栓塞病史（S）	2
血管性疾病（V）	0
年龄65～74岁（A）	1
女性（Sc）	0
合计	5

表 18-2　出血风险评分

HAS-BLED	评分
高血压（H）	1
肝、肾功能不全（A）	0
卒中（S）	1
出血（B）	1
异常国际标准化比值（L）	0
年龄>65岁（E）	1
药物或饮酒（D）	0
合计	4

2. 术前影像检查

（1）经食管超声心动图：未见左心房内血栓；左心耳呈反鸡翅型，大角度显示内部梳状肌十分发达，左心耳排空速度28 cm/s。

（2）计算机体层血管成像：未见充盈缺损，排除血栓。体部上缘巨大压嵴，翅根深度较浅。左心耳开口20.4 mm×25.9 mm，压嵴处直径19.9 mm×15.1 mm（图18-1，表18-3）。

表 18-3　TEE下左心耳测量数据

角度	开口直径(mm)	深度(mm)
0°	22.4	18.1
45°	23.5	18.6
90°	25.0	21.4
135°	25.4	19.5

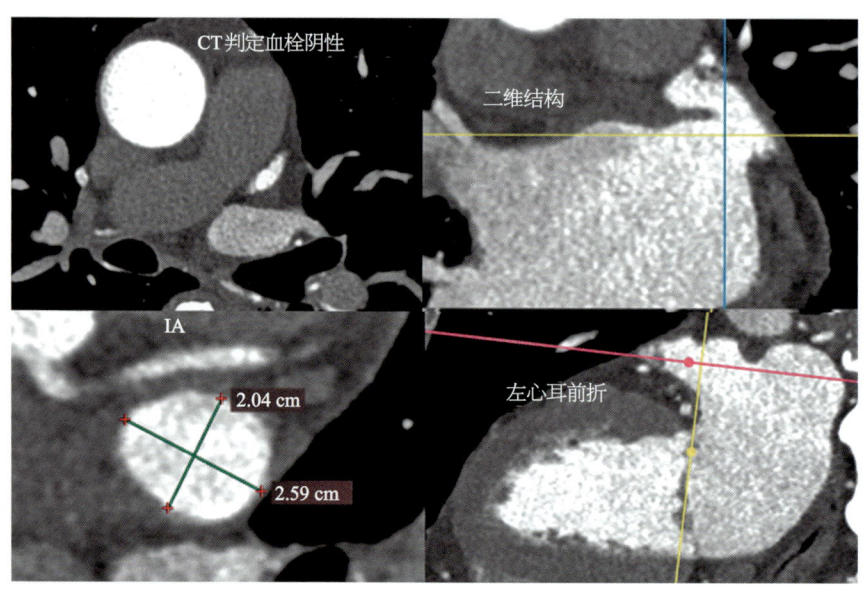

图 18-1　术前CTA

治疗方案

该患者属于非瓣膜性房颤患者，卒中风险5分（表18-1），出血风险4分（表18-2），且存在脑梗死史，符合左心耳封堵术适应证。患者口服利伐沙班抗凝治疗，依从性差，有出血史，建议行房颤射频消融+经皮左心耳封堵术替代抗凝治疗。拟采用全麻，在ICE指导下行一站式手术。根据术前CT重建，预计选择27 mm或31 mm WATCHMAN FLX封堵器（图18-2）。

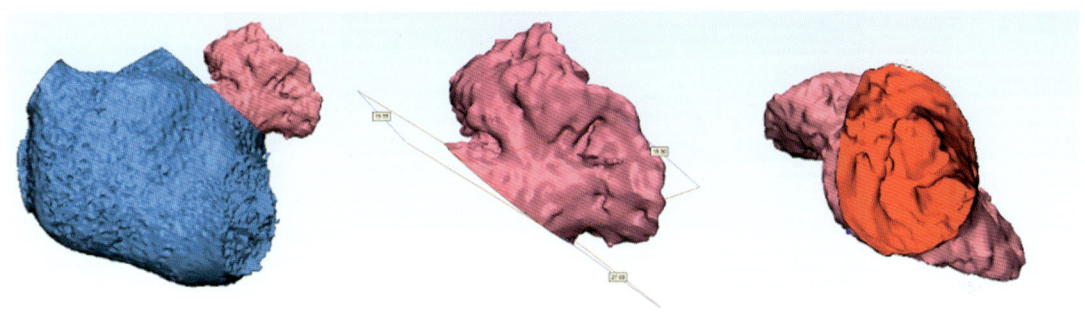

图18-2　术前三维重建

手术过程

（一）房间隔穿刺

ICE指导下进行房间隔穿刺，穿刺位置靠下、靠中间，偏前。穿刺后未见心包积液。血管通路建立后立即予2 000 IU肝素抗凝，测得基础ACT 190 s，过隔后补充3 500 IU肝素（患者体重60 kg），定时复测ACT并补充肝素，维持ACT为约300 s（图18-3）。

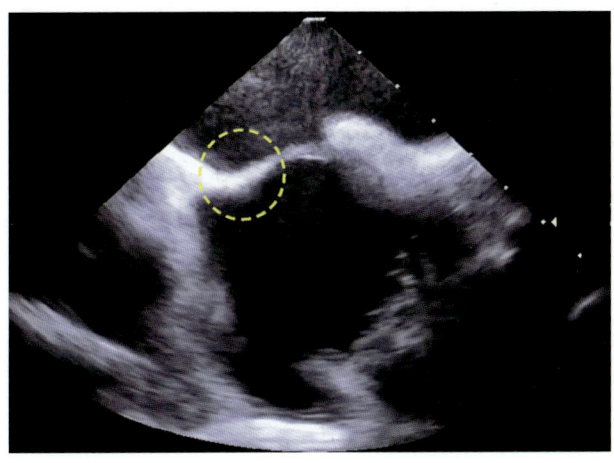

图18-3　低位房间隔穿刺

（二）术中左心耳造影

肝位造影，左心耳结构清晰暴露，提示左心耳呈反鸡翅型。左心耳体部空间小，"翅根"远端梳状肌发达，收缩力强。左心房压16/10/12 mmHg，血压105/66/80 mmHg。测量出的最大开口径为24 mm（图18-4中X1），体部窄颈处仅为15 mm（图18-4中X4）。猪尾导管置于"翅根"远端，可用深度约19 mm（图18-4中X2）。

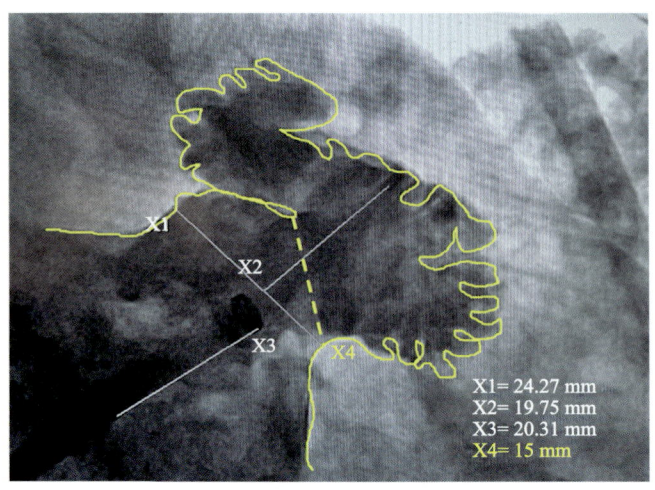

图18-4　术中左心耳造影（参见视频）

（三）封堵策略分析

考虑到左心耳内空间小、深度有限，而且左心耳收缩强，为满足压缩要求，优先选择WATCHMAN FLX 27 mm。退鞘法控制轴向的能力最好，但深度有限；而FLX ball状态下可以安全地向前推送，故选择"先退再推"的结合法展开。

（四）封堵器展开

完成封堵器冲洗排气后，用猪尾导管引导鞘管至"翅根"远端，撤猪尾导管，递送封堵器到位，双鞘锁合。

"先退"：退鞘形成FLX ball后，将系统整体向前推进，直至FLX ball充分贴壁。维持鞘管轴向，缓慢退鞘展开，退至标记环接近水印线，暂停退鞘。

"再推"：保持手上动作不变，采电影确认WATCHMAN FLX腰线位置，转为推伞。鞘管固定不动，缓慢推送手柄，在展开封堵器时用左手抵住鞘管不后退，右手向前抵住手柄至少10 s（图18-5）。

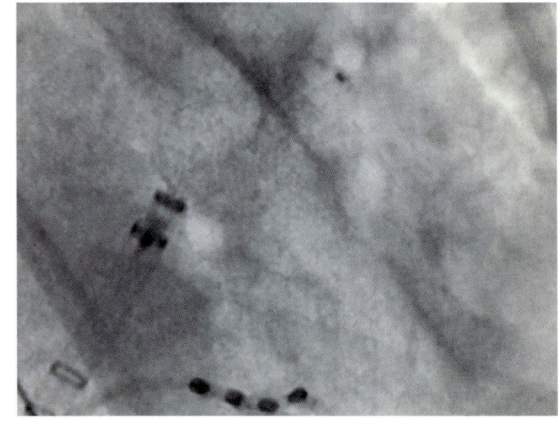

图18-5　封堵器展开（参见视频）

（五）PASS原则评估

为验证封堵效果，ICE多角度下观察封堵器位置，位置理想，充分适应左心耳形态：上缘紧贴囊袋，下缘少量露肩（图18-6）。

牵拉稳定，回弹明显，在DSA及ICE下牵拉封堵器，无位移（图18-7）。

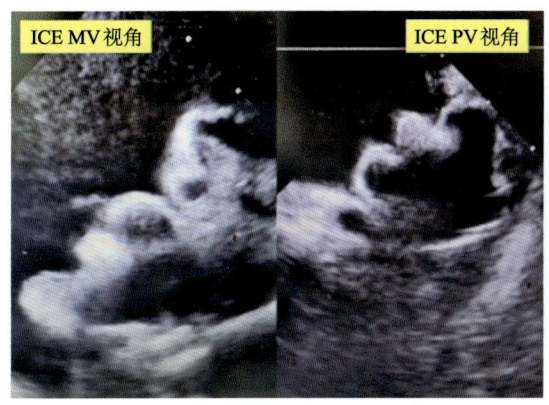
图18-6　ICE下评估封堵器位置（参见视频）
MV，二尖瓣视角；PV，三尖瓣视角

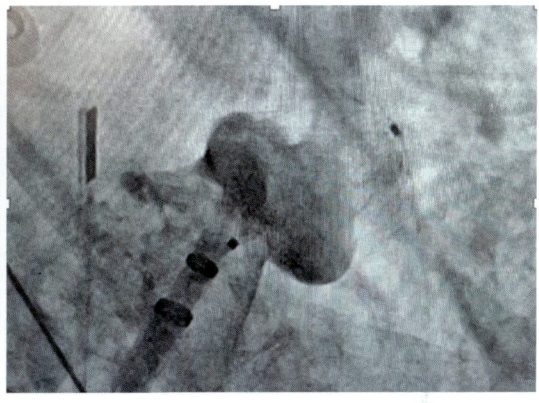
图18-7　DSA下评估稳定性（参见视频）

测量封堵器压缩比，为15%～17%（表18-4）；未见残余分流。

表18-4　ICE下最大肩部及压缩比测量

	封堵器直径（mm）	压缩比（%）
PV	22.9	15.2
LA	22.3	17.4
MV	22.9	15.2

注：PV，二尖瓣视角；LA，左心房视角；MV，二尖瓣视角。

（六）释放封堵器

植入的封堵器符合PASS原则，予释放封堵器；未见心包积液（图18-8）。术后复测左心房压17/10/13 mmHg，血压109/67/83 mmHg。

术前　　　　　　　　　　　术后

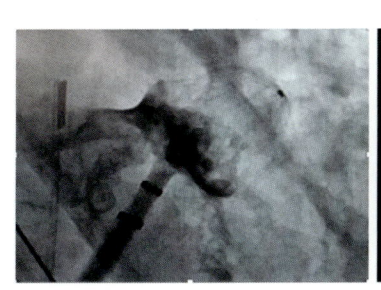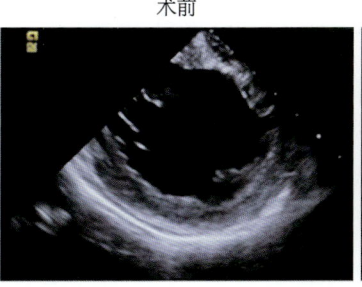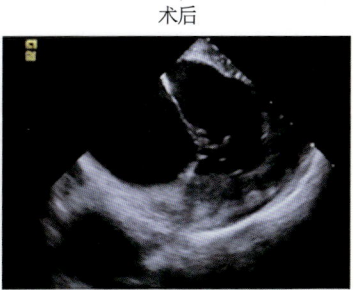

图18-8　封堵器释放（参见视频）

术后情况

（一）术后用药

给予艾多沙班，每日一次，抗凝三个月；管理血压、血糖。

（二）随访

术后3个月随访，无心悸发作，无血栓栓塞事件发生。动态心电图提示窦性心律。CTA下未见造影剂渗入，提示无残余分流且内皮化完成（图18-9）。持续随访心率，给予阿司匹林（每日一次）至术后一年，然后可停药。

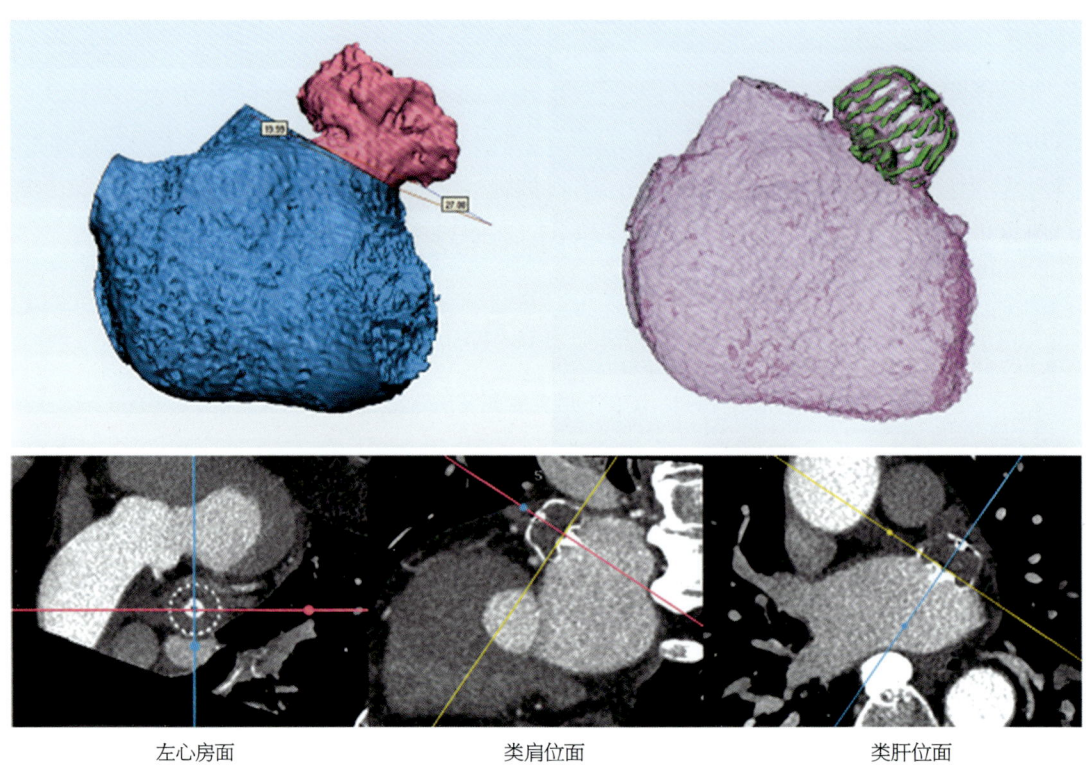

左心房面　　　　　　　　　类肩位面　　　　　　　　　类肝位面

图18-9　CTA随访及三维重建效果

术者小结

该患者左心耳为反鸡翅型，体部空间小，翅根远端梳状肌发达，收缩力强。考虑到左心耳本身的复杂性，在保证PASS原则前提下，我们优先选择较小型号的WATCHMAN FLX，这样能够获取更小的器械体积、更短的展开后长度、更少的露肩、更好的稳定性；当压缩比符合PASS原则规定的10%～30%范围，不同压缩形态之间器械的稳定性是没有差异的，所以针对狭小空间或复杂分叶的病例，选择较小型号的封堵器是更明智的。

反鸡翅型左心耳内部空间扭曲，且我们必须非常有效地利用"翅根"中叶的极限深度，左心耳的收缩又剧烈，所以对术中轴向的把控要求很高，因此率先采用退鞘法展开，这样能够最大限度地把握轴向、保证FLX ball精准定位；当退鞘至口部，为了避免器械露肩过多或弹出，我们转为采用进伞法，在先前充分利用深度的前提下，进一步将封堵器推送展开，最大限度地保证植入深度、减少封堵器露肩，而这种操作也是基于WATCHMAN FLX绝佳的安全性实现的，在将"大球"向前送、进伞的过程中，可以安全地完成操作而无损伤风险。在封堵器展开即刻不后撤鞘管，向前抵住钢缆10 s以上，辅助记忆合金在血液中自膨、给固定钩充分的贴壁和锚定的时间，能进一步提升封堵器的稳定性。

左心耳封堵术后的管理至关重要，需结合随访结果关注封堵效果并制订合理的用药方案。该患者有消化道出血史，出血风险评分4分，长期抗凝的出血风险高，对生活质量影响大。术后CT随访提示，封堵器表面快速完全内皮化，提供了极大的优化用药空间。停用抗凝药转为抗血小板后，相关出血风险大大降低，这是医生和患者都期望看到的理想结果。

专家点评

这个病例的术前工作完成得很好，通过CT重建来评估，选择较好位置进行穿刺，再通过"毛毛虫"法展开封堵器以充分利用有效空间，最终封堵效果好，随访细致，整体来看是一个完成度很高的病例。

（云南省第一人民医院　张曦教授）

病例 19

高难度、朝天反鸡翅型左心耳封堵

黔南州人民医院　曾安宁　杨钦宇

扫码看视频

病例资料摘要

患者女性，68岁。主诉反复心悸1个月，胸痛3天。1个月来，患者常于活动时出现心悸，心跳加速，无头晕、头痛，无恶心、呕吐等症状，休息后可缓解，但胸闷反复发作，体力耐量明显下降；近3天出现活动后胸痛，为心前区胀痛不适，门诊诊断为冠状动脉粥样硬化性心脏病。

2年余前于外院行冷冻消融术，具体不详；否认心脑血管、肺、肾、内分泌系统等重要脏器疾病史和传染病史。

诊断与评估

（一）入院诊断

阵发性房颤，心功能Ⅲ级，冠状动脉粥样硬化性心脏病，劳力性心绞痛。

（二）术前评估

1. **手术风险评估**　使用卒中风险评分量表（表19-1）和出血风险评分量表（表19-2）进行术前评估。

2. **术前影像检查**

（1）经食管超声心动图：未见左心房内血栓；左心耳呈反鸡翅型（图19-1）。

（2）经胸超声心动图：左心房扩大，二、三尖瓣轻度反流，心律不齐；左心房大小约54 mm×39 mm，LVDd 40 mm，EF 58%（图19-2）。

（3）心电图：房颤，ST段压低（图19-3）。

（4）CT：术前CT示反鸡翅型左心耳，体腔朝上、远端朝后；低位，房间隔穿刺点应靠下、靠中；左心耳远端和下缘小分叶较多，梳状肌发达；工作体位建议为"RAO 30°，CAU 20°"；左心耳开口直径约14 mm，预计使用20 mm WATCHMAN FLX（图19-4）。

表 19-1　卒中风险评分

CHA$_2$DS$_2$-VASc	评分
慢性心力衰竭/左心室功能不全（C）	1
高血压（H）	0
年龄≥65岁（A）	2
糖尿病（D）	0
卒中/短暂性脑缺血发作/血栓栓塞病史（S）	0
血管性疾病（V）	1
年龄60～64岁（A）	0
女性（Sc）	1
合计	5

表 19-2　出血风险评分

HAS-BLED	评分
高血压（H）	0
肝、肾功能不全（A）	0
卒中（S）	0
出血（B）	0
异常国际标准化比值（L）	0
年龄>65岁（E）	1
药物或饮酒（D）	1
合计	2

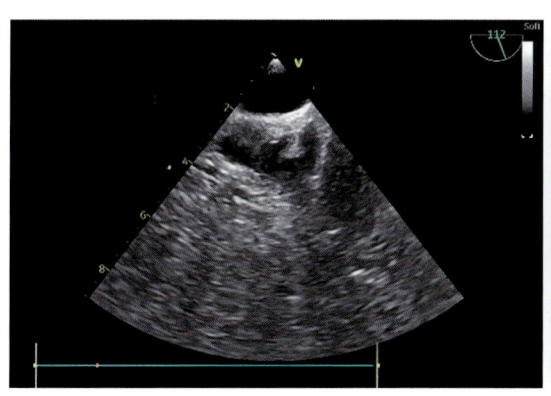

图 19-1　术前 TEE（参见视频）　　　　图 19-2　术前 TTE

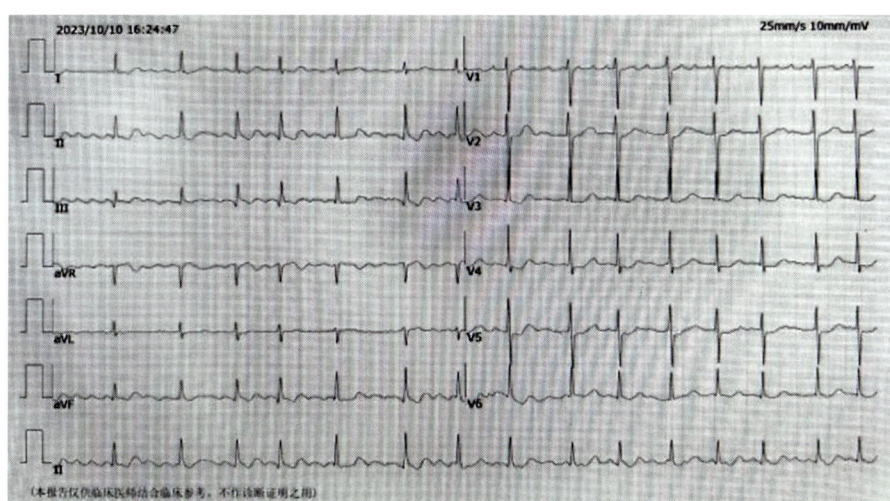

图 19-3　术前心电图

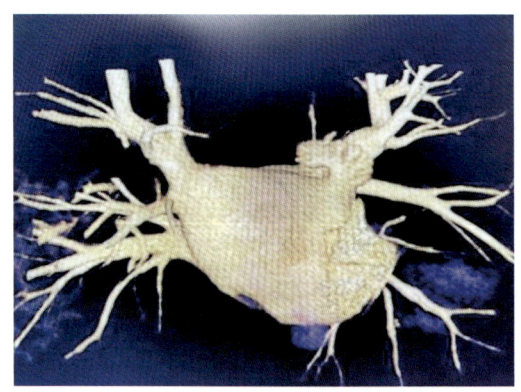

图19-4 术前CT

治疗方案

该患者有非瓣膜性阵发房颤,卒中风险评分5分(表19-1),出血风险评分2分(表19-2)。患者冷冻消融后复发房颤,不愿长期口服抗心律失常药物,不接受长期口服抗凝药,符合左心耳封堵术适应证,且依2023年CSPE'LAAC推荐等级为Ⅰ级;依2023年ACC'LAAC推荐等级为Ⅱa级,在与患者及家属充分沟通后,选择射频消融+左心耳封堵一站式手术。拟采用全麻,在TEE指导下行射频消融联合左心耳封堵手术。

手术过程

(一)房间隔穿刺

穿刺鞘经两次滑落后至卵圆窝。TEE指导下进行房间隔穿刺,穿刺点靠下、靠中。穿刺成功后造影确认,并于TEE下查看心包情况。给予足量肝素(100 IU/kg),根据回血情况判断左心房压>10 mmHg(图19-5)。

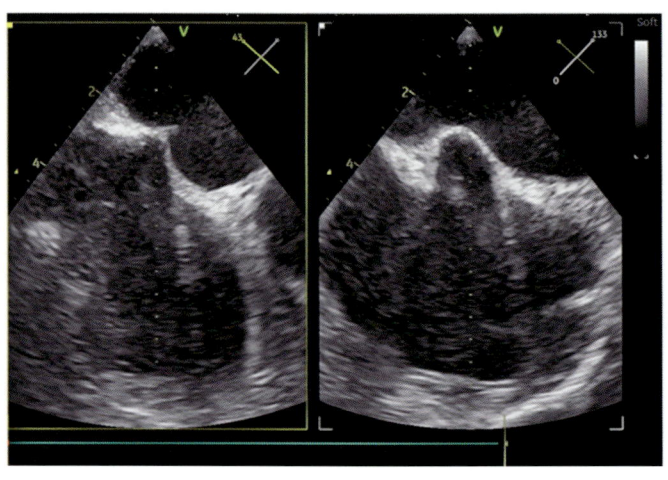

图19-5 房间隔穿刺(参见视频)

（二）射频消融

造影下进行房颤射频消融，完成双圈电隔离。利用PentaRay进入各肺静脉，未记录到电位，提示传入阻滞（图19-6）。

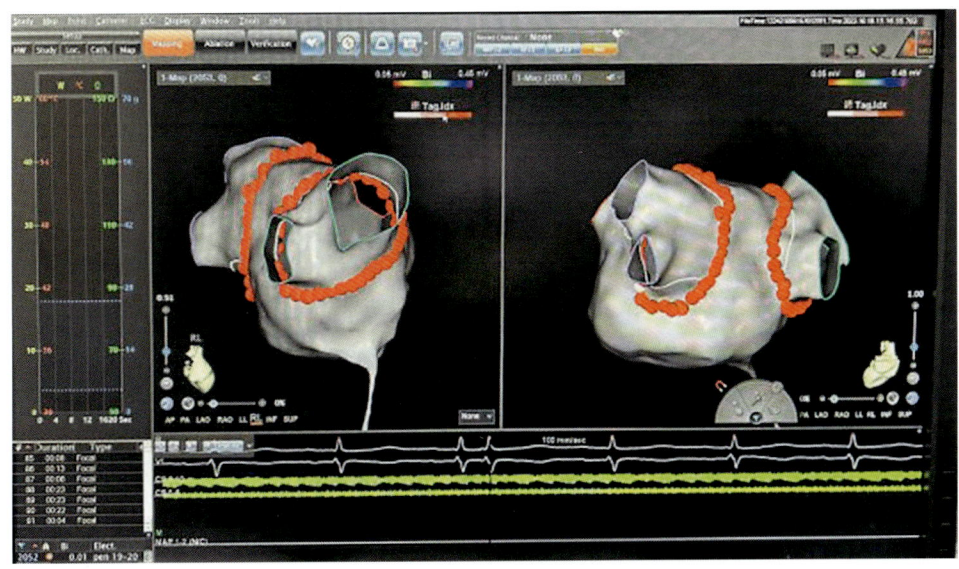

图19-6　射频消融

（三）左心耳造影及封堵策略

房颤消融后，于左心房内进行鞘管交换。使6F猪尾导管进至左心耳远端，以及导引系统至左心耳口部，于工作体位（RAO 30°，CAU 20°）下行双管造影，并制订封堵策略。左心耳上缘早分叶，拐角处压嵴明显（图19-7），拟采用四边形法封堵体部，下缘可能会稍露肩。此种情况下鞘管轴向较好，展开时需加逆时针力。测量左心耳大小，开口径15.27 mm，深度14.27 mm（图19-7）；拟选择WATCHMAN FLX 20 mm封堵器，预计在退鞘成FLX ball后，使用进伞法展开。

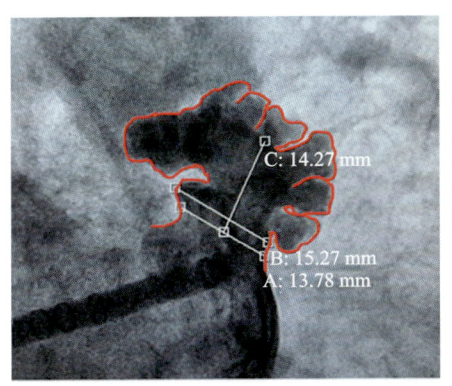 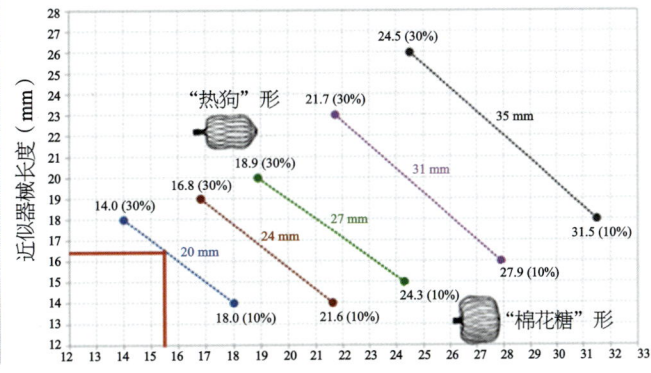

图19-7　封堵策略分析（参见视频）

（四）封堵器展开

需明确封堵器展开方法，常见的方法有退鞘法、进伞法和"毛毛虫"法（图19-8）。本例将采用退鞘法。

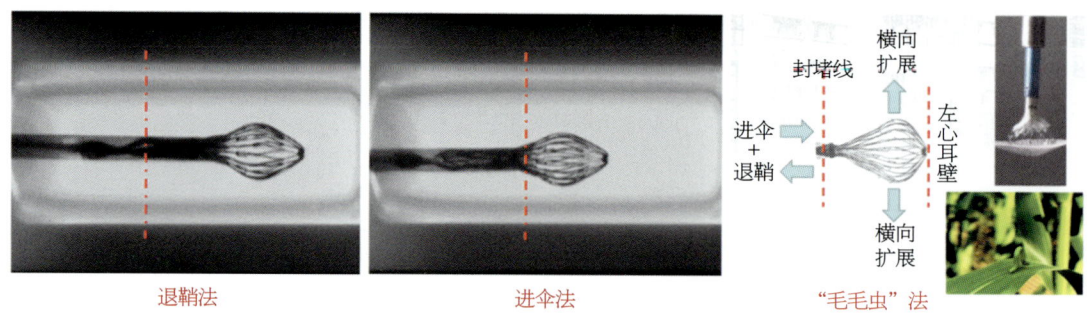

图19-8　常见封堵器展开方法（参见视频）

术中使鞘管沿猪尾导管进至左心耳体部，然后撤猪尾导管，送入输送系统，使输送系统的标记环与导引系统的标记环对齐；接着退鞘形成FLX ball，加逆时针力并推整体向前，以进伞法展开封堵器，顶住钢缆10 s以上（图19-9）。

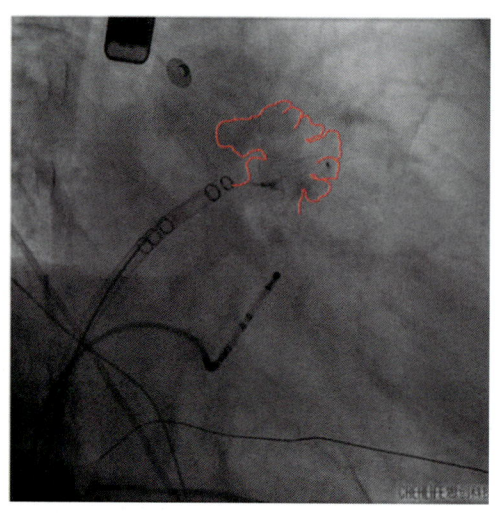

图19-9　顶住钢缆（参见视频）

（五）第一次展开封堵器

封堵器展开后，进行PASS原则评估，造影和TEE（大角度下封堵器不清晰）下评估封堵效果：稳定性不佳、牵拉后出现位移，露肩较多，不符合PASS原则（图19-10）。

（六）第二次展开封堵器

总结第一次封堵失败的原因，考虑为封堵器远端进入小分叶，导致调整轴向的过程中始终无法在主腔体内展开封堵器。计划回收封堵器成FLX ball，先整体回撤，为远

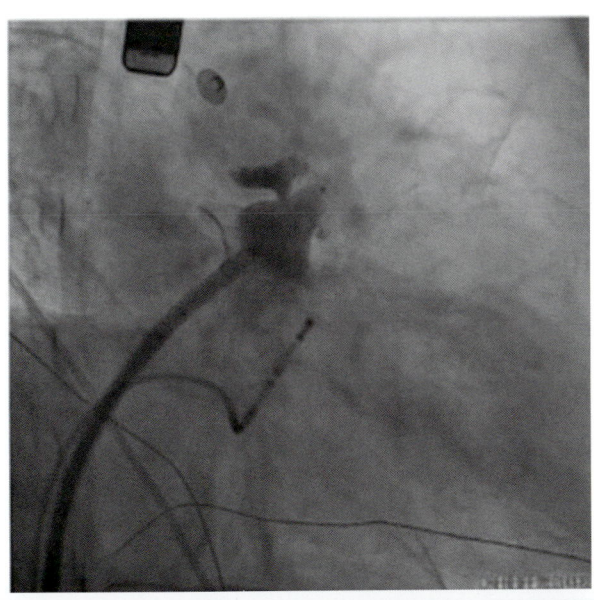

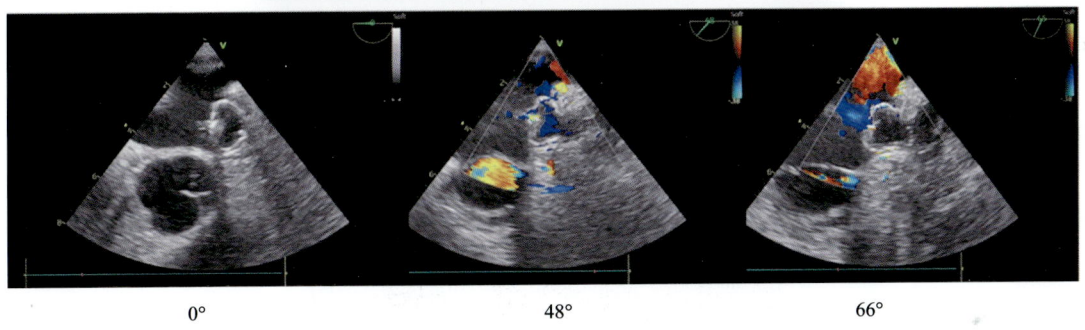

0°　　　　　　　　　48°　　　　　　　　　66°

图19-10　第一次展开封堵器情况（参见视频）

端留出更大的调整空间。然后，加逆时针力，使整体前进至左心耳体部较远位置，采用退鞘法展开，但不满足PASS原则（图19-11）。

（七）第三次展开封堵器

第三次展开封堵器后，发现封堵器上缘肩部与左心耳上缘折角相抵，封堵器形态异常，通过抖动、轻轻推拉钢缆使封堵器形态恢复（图19-12）。

封堵器展开后进行PASS原则评估。肝位造影检查封堵器位置，可见封堵器"横卧"左心耳内，下缘少许露肩，位置可接受（图19-13）。

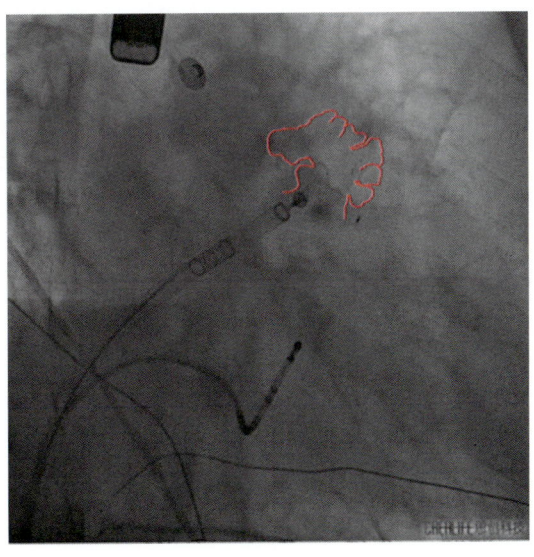

图19-11　第二次展开封堵器（参见视频）

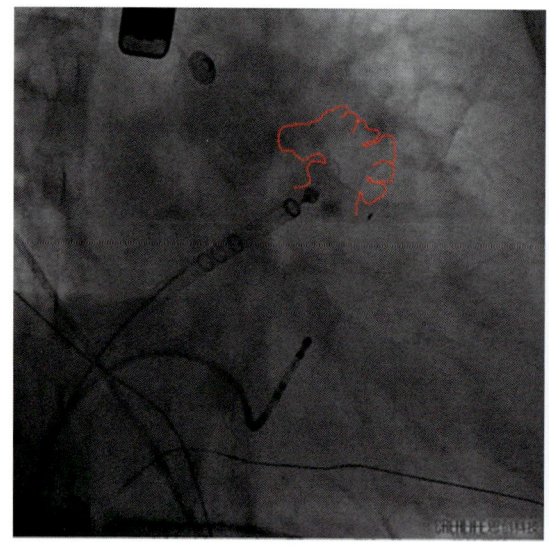 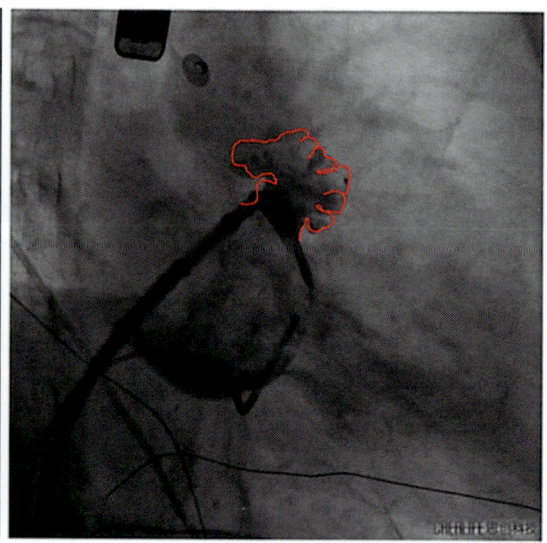

图19-12 抖动、牵拉钢缆（参见视频）　　图19-13 造影检查位置（参见视频）

牵拉试验中，因封堵器"横卧"导致两排倒钩未能充分挂住梳状肌，牵拉移位，露肩较多，不可接受（图19-14）。

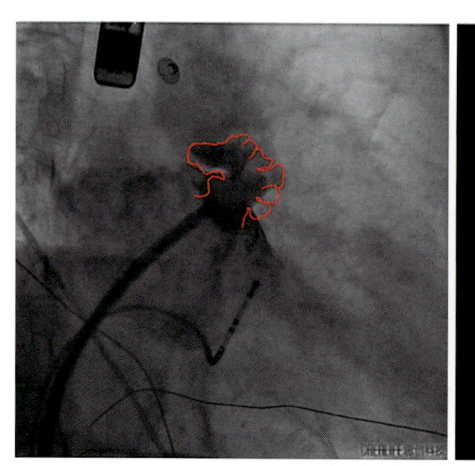 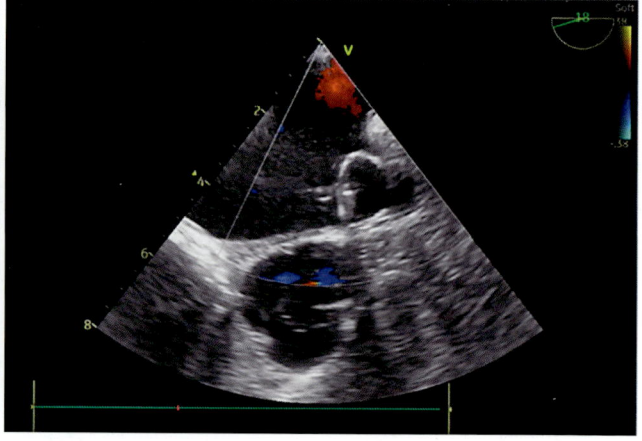

图19-14 牵拉后露肩较多（参见视频）

（八）重新定位

1. 猪尾塑形　总结前三次经验，均为封堵器无法进至主腔体，远端始终在分叶内，导致稳定性不佳，封堵失败。术中讨论后，决定全回收封堵伞，重新进猪尾导管定位，至"翅尖"，即最远端分叶，鞘管跟进此位置。此外，由于6F猪尾导管的圈较大，决定对其进行塑形，以缩小猪尾圈直径（图19-15）。

2. 鞘管调整　将塑形后的猪尾导管推进至"翅尖"，造影确认位置。鞘管跟进过程中加逆时针力，并不断调整猪尾导管的位置，确保鞘管进至"翅尖"（图19-16）。

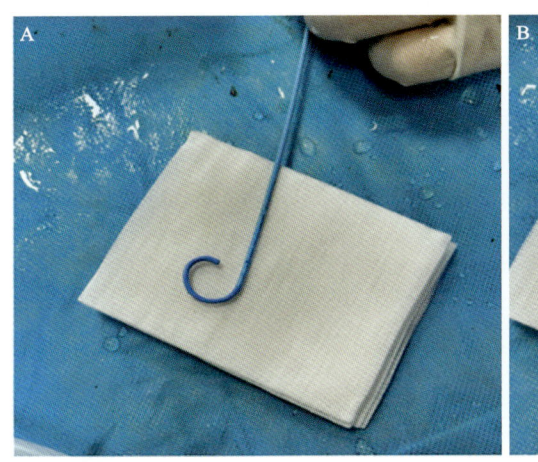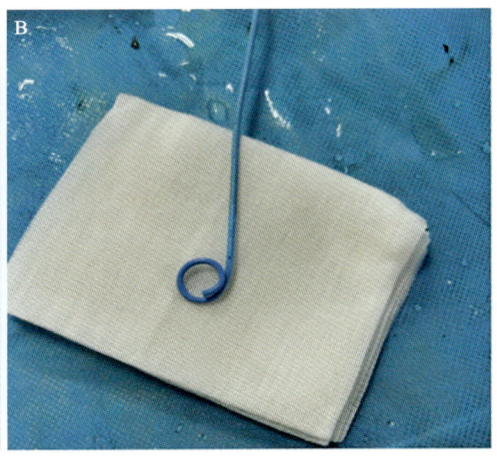

图19-15 对猪尾导管进行塑形
A. 塑形前；B. 塑形后

（九）展开封堵器

撤出猪尾导管，术者左手全程保持鞘管轴向，推进输送系统。退鞘形成FLX ball后，采用"毛毛虫"法展开封堵器，即重复"退鞘–进伞–退鞘"的操作，充分利用左心耳内部空间，封堵器展开后顶住钢缆10 s以上（图19-17）。

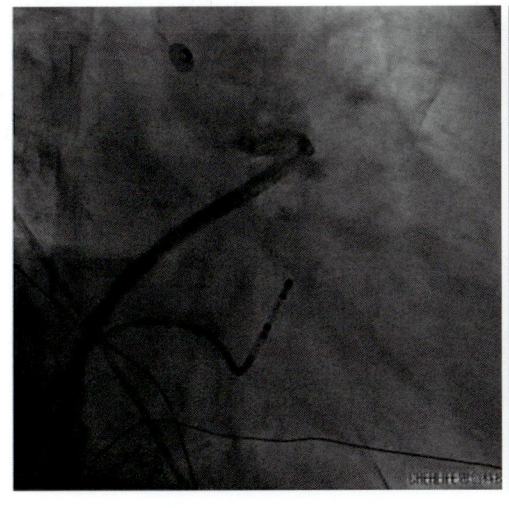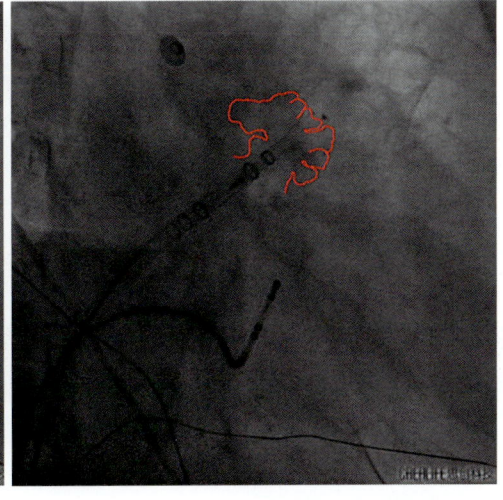

图19-16 鞘管进至"翅尖"（参见视频） 　　图19-17 "毛毛虫"法展开（参见视频）

（十）PASS原则评估

由于前两次牵拉试验中出现封堵器移位，故此次封堵伞展开后，先行牵拉试验，再造影检查位置。牵拉回弹明显，牵拉后位置理想，平口封堵（图19-18）。

TEE下测量压缩后直径为15 mm，压缩比为25%（图19-19）。多角度下观察均未见残余分流（大角度不清晰）（图19-20）。

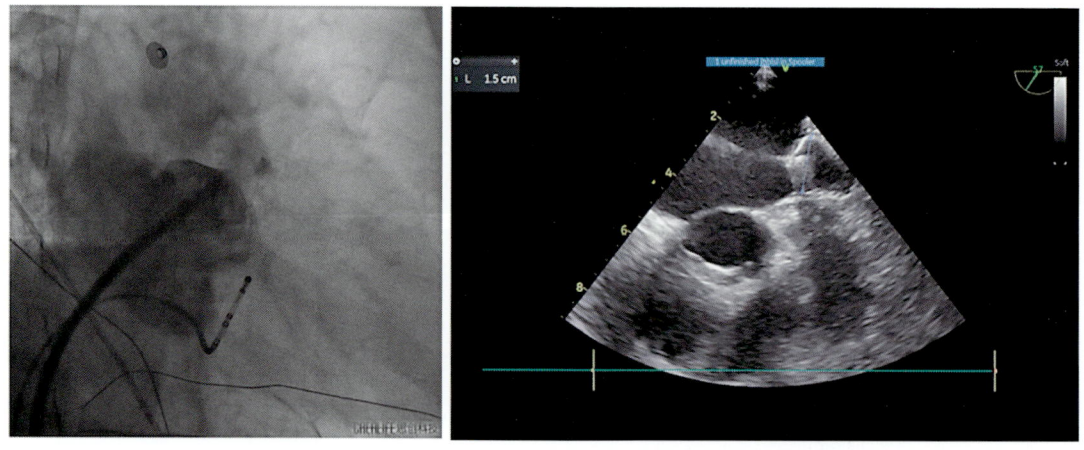

图19-18　牵拉后造影（参见视频）　　　　　图19-19　测量压缩比

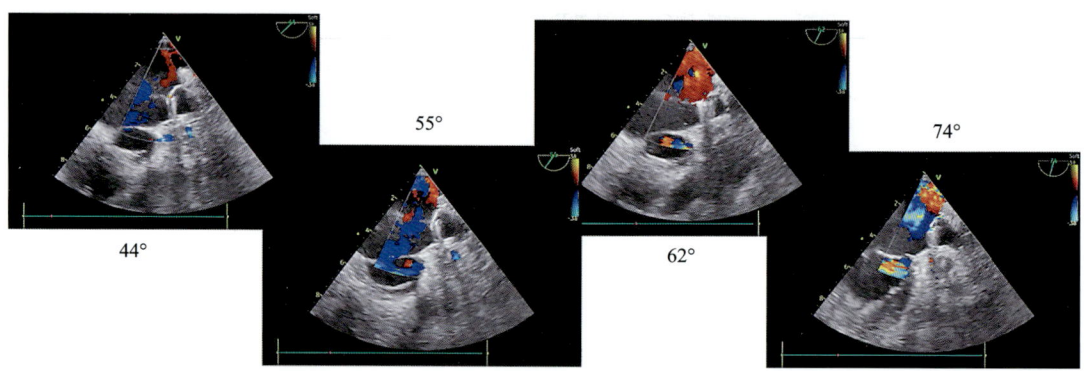

图19-20　多角度下观察残余分流（参见视频）

（十一）释放封堵器

植入的封堵器符合PASS原则，予释放封堵器；未见心包积液（图19-21）。

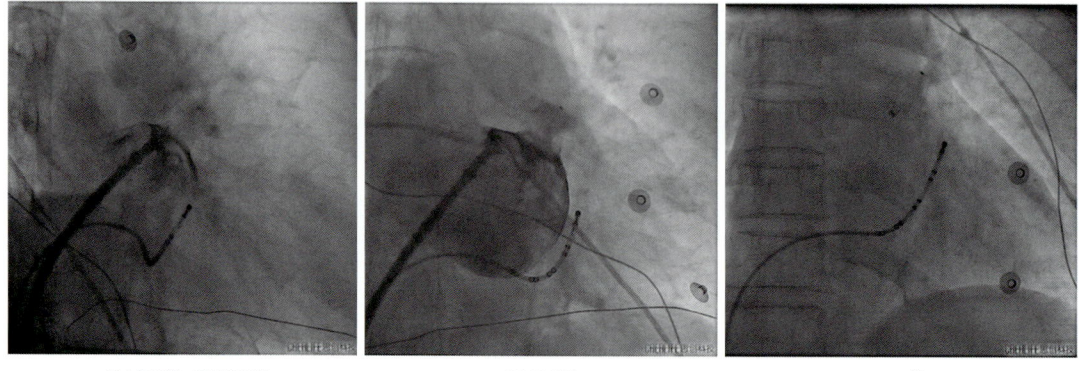

RAO 30°, CAU 20°　　　　　　　CAU 30°　　　　　　　AP位

图19-21　封堵器释放（参见视频）

术后情况

(一) 术后用药

术后4~6h床旁复查心包情况，如无异常则启动抗凝。予利伐沙班，每日一次，至术后三个月。

(二) 随访

术后三个月随访，CT显示内皮化完全（图19-22）。

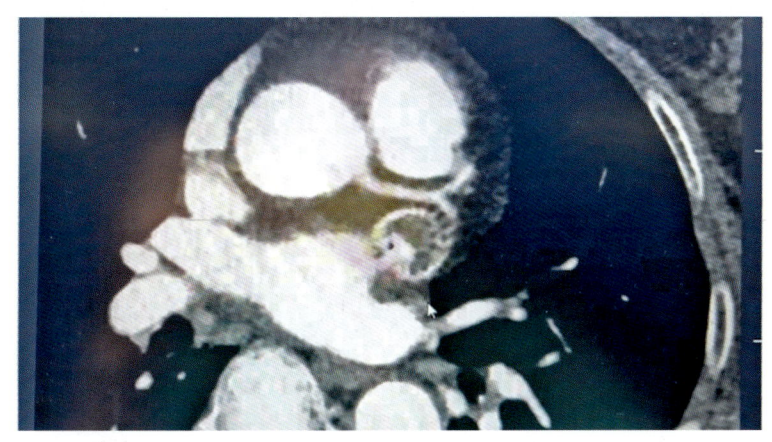

图19-22　内皮化完全（参见视频）

术者小结

合适的房间隔穿刺点为手术降低一半的难度，此例穿刺点靠下、靠中，便于鞘管操作。对于内部空间曲折或狭小的左心耳，可对猪尾导管进行塑形，缩小猪尾圈直径，以便进入更深的位置。术中多次回收调整，得益于FLX ball远端闭合、绝对圆润、顺应性强，使操作的安全性进一步提升；WATCHMAN FLX展开方法灵活多变，封堵器的易用性和封堵效果的有效性助力术者挑战高难度左心耳。在左心耳可用深度不足或需极限利用深度时，尤其是反鸡翅型左心耳（口部折角），将鞘管进至较深位置，后采用"毛毛虫"法展开封堵器，可更加充分地利用左心耳内部空间。

专家点评

卒中高危患者伴肾衰，由于肾功能不全放弃术前CT，对于穿刺点无法预判，导致术中轴向欠佳。但本次手术出彩之处在于轴向欠佳时，应用FLX ball的顺应性调整，锚定上分叶，远端锚定后，近端与远端受力后形变更具一致性，进而完全封堵。随访结果显示封堵效果完美，是一例精彩的手术。

（云南省第一人民医院　匡晓辉教授）

该病例比较困难，左心耳内部可利用空间有限。WATCHMAN FLX容错率较高，针对轴向差和浅左心耳均能实现有效封堵。而器械的不断升级，使得手术难度进一步降低。FLX ball远端闭合，可进可退，安全的前提下能提供更多种释放手法。该病例向我们展示了很多临床技巧，体现了术者精湛的操作能力。

（山西省心血管病医院　王海雄教授）

病例 20

大开口浅左心耳 WATCHMAN FLX 封堵

中国科学技术大学第一附属医院　苏　浩　张　灿

扫码看视频

病例资料摘要

（一）病史

患者男性，78岁，于2年余前无明显诱因出现胸闷、气短，多发生于活动后，伴剑突下不适、出汗等，休息后缓解。1个月前再次出现胸闷、气短等症状，夜间难以平卧，于外院完善动态心电图，显示房颤伴心室长周期。为求进一步诊治以房颤收入我科。否认传染病史。

（二）体格检查

体温36.1℃，血压106/62 mmHg，心率66次/分。神志清醒。

（三）实验室检查

肝、肾和甲状腺功能与其他相关检查均未见异常。

诊断与评估

（一）入院诊断

心房颤动。

（二）术前评估

1. 手术风险评估　使用卒中风险评分量表（表20-1）和出血风险评分量表（表20-2）进行术前评估。

2. 术前影像检查

（1）经食管超声心动图：左心房及左心耳未见血栓；左心耳呈菜花型，梳状肌发达，下缘多分叶，提示房间隔穿刺轴向应靠下、靠中（图20-1）。

（2）经胸超声心动图：左心房增大，右心房偏大，主动脉瓣反流（轻度），二尖瓣反流（少量）。LA 46 mm，LVDd 50 mm，EF 54%。

表 20-1　卒中风险评分

CHA₂DS₂-VASc	评分
慢性心力衰竭/左心室功能不全（C）	0
高血压（H）	0
年龄≥75岁（A）	2
糖尿病（D）	0
卒中/短暂性脑缺血发作/血栓栓塞病史（S）	0
血管性疾病（V）	0
年龄65～74岁（A）	0
女性（Sc）	0
合计	2

表 20-2　出血风险评分

HAS-BLED	评分
高血压（H）	0
肝、肾功能不全（A）	0
卒中（S）	0
出血（B）	0
异常国际标准化比值（L）	0
年龄>65岁（E）	1
药物或饮酒（D）	0
合计	1

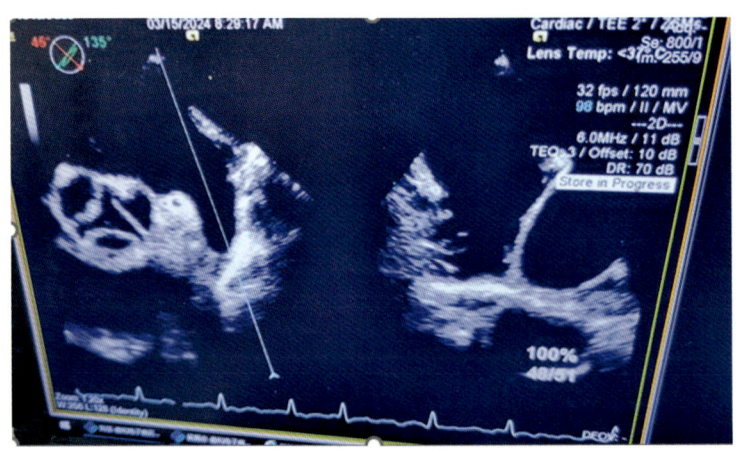

图 20-1　术前 TEE

治疗方案

该患者卒中风险2分（表20-1），出血风险1分（表20-2），且属于非瓣膜性房颤，经沟通患者不愿长期服用抗凝药，遂进行房颤综合管理路径，建议行房颤射频消融+经皮左心耳封堵术一站式手术，采取局麻。

手术过程

（一）左心耳造影

术中多体位造影，显示左心耳呈菜花型，分上下两叶，可见深度较浅，轴向良好，综合评估手术风险与患者获益，考虑使用WATCHMAN FLX封堵器进行封堵（图20-2）。

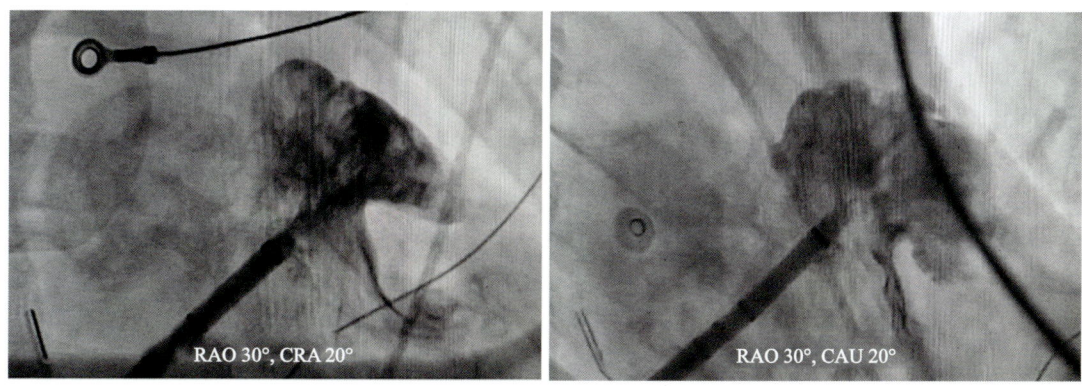

图 20-2　术中左心耳造影（参见视频）

（二）封堵策略分析

左心耳开口径 29.9 mm，上叶深度 22.8 mm，下叶深度 23.9 mm，根据左心耳内部空间和鞘管轴向综合考虑，决定选择上叶进行封堵，以尽量减少下缘的露肩程度；术中选用 WATCHMAN FLX 35 mm 封堵器，采用"毛毛虫"法的退鞘+进伞相结合的方式展开封堵器（图 20-3）。

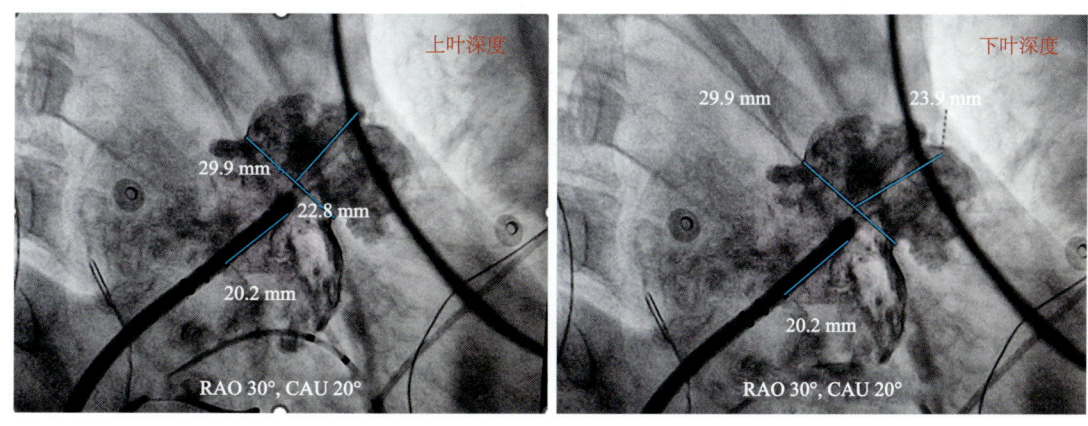

图 20-3　封堵策略分析

（三）封堵器展开

鞘管轴向良好，输送系统与导引系统形成组合鞘后，在左心耳体部退鞘形成 FLX ball，利用 FLX ball 进退自如、远端绝对圆润、安全性佳的特性，将封堵器送至左心耳远端，继续退鞘+进伞相结合的方式，"顶着放"直至封堵器完全展开，使钢缆顶住伞面至轻微凹陷，维持至少 10 s（图 20-4）。

（四）PASS 原则评估

封堵器展开后，DSA 下显示位置理想，为进一步验证封堵效果，进行 PASS 原则评估。DSA 下造影，可见封堵器位于左心耳口部，位置良好；ICE 下观察，可见封堵器位置良好（图 20-5）。

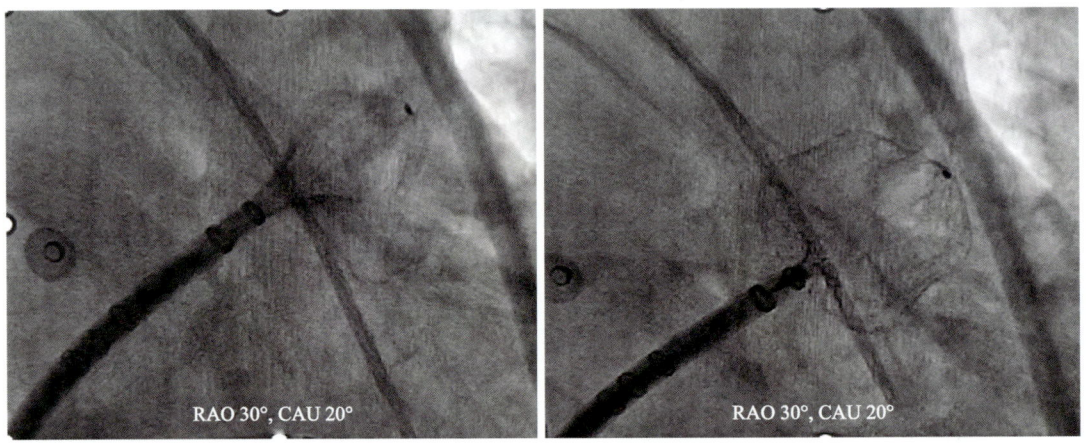

图20-4　封堵器展开过程（参见视频）

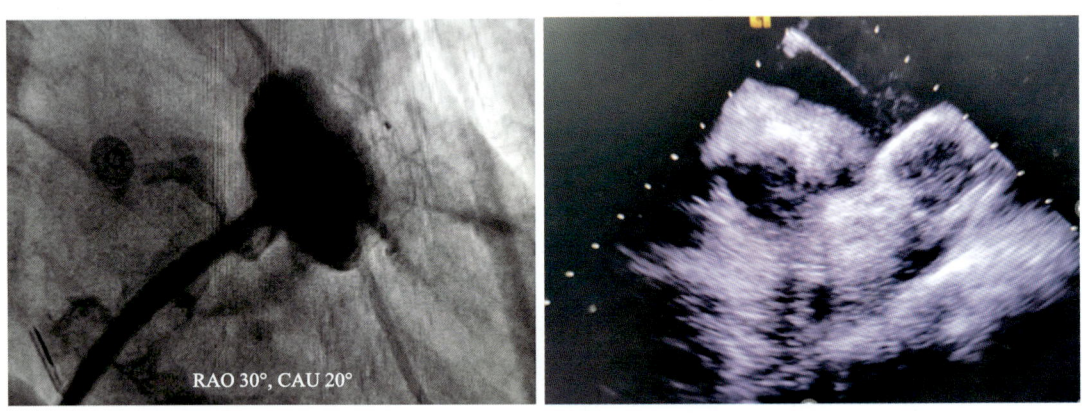

图20-5　封堵器位置良好（参见视频）

牵拉试验稳定，DSA下见封堵器与左心耳壁无任何相对位移（图20-6）。

ICE下观察封堵器位置良好，测量压缩后直径为24.8 mm，平均压缩比约25%（图20-7）。

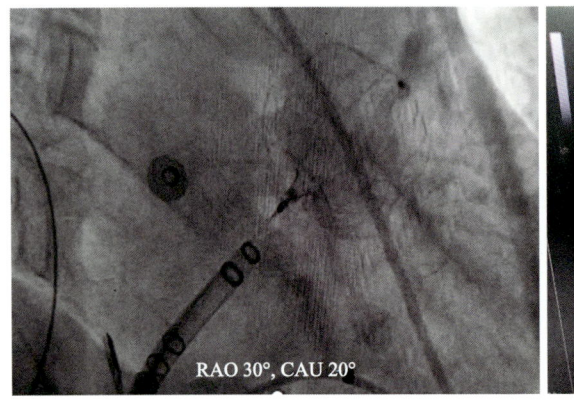
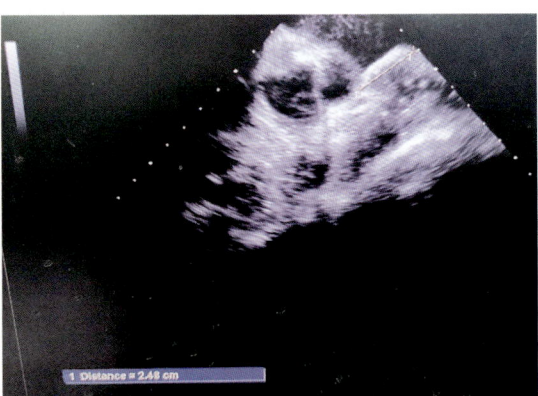

图20-6　牵拉试验稳定（参见视频）　　　　图20-7　测量压缩比

DSA 下多次造影显示完全封堵，无任何残余分流（图 20-8）。

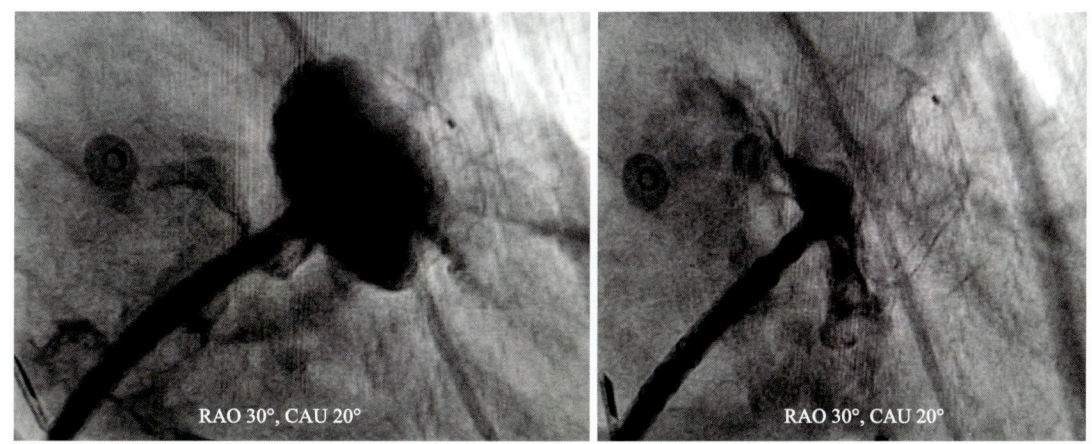

图 20-8　评估封堵效果（参见视频）

（五）释放封堵器

植入的封堵器符合 PASS 原则，予释放封堵器（图 20-9）。

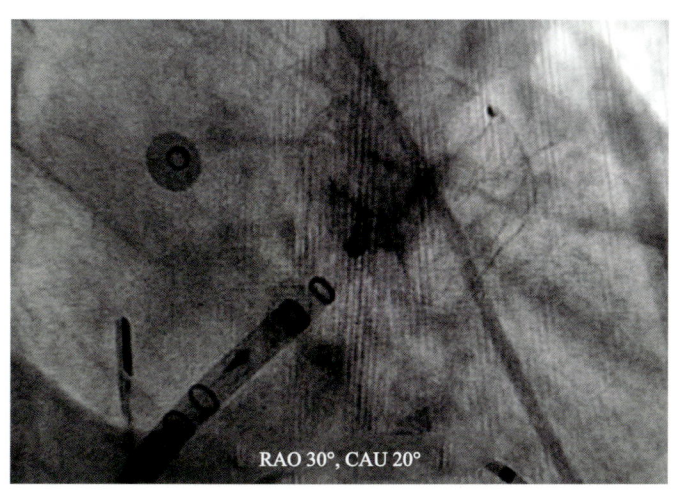

图 20-9　封堵器释放（参见视频）

术后情况

给予抗凝药物治疗三个月；三个月后根据复查 TEE 的结果调整抗血栓方案。

术者小结

该病例为高龄房颤患者，行手术进行房颤综合管理，采取射频消融 + 左心耳封堵术一站式手术，既控制了心律失常，也大大降低了患者因房颤导致卒中的可能性。左心耳为大开口浅深度的菜花型，使用WATCHMAN FLX封堵器实现了理想的封堵效果，优异的器械设计大大提高了手术的安全性，使我们在术中的操作更为从容，而且对患者的风险也小。WATCHMAN FLX良好的设计对深度的要求低，提高了可操作的空间和多样性，如对一些浅左心耳，采用退鞘+进伞相结合的方式会达到更理想的效果。

专家点评

本病例中术者对左心耳封堵术适应证的评估十分恰当，WATCHMAN 2.5已能满足本例手术需求，但对术者操作的要求会更高。使用WATCHMAN FLX进行封堵的全过程操作丝滑、顺利、流畅，体现了WATCHMAN FLX设计上的优势。

（上海交通大学医学院附属新华医院　孙健教授）

本病例使用WATCHMAN FLX封堵器进行封堵，总体十分精彩。术中肝素的使用应及时、充分。通过调整鞘管轴向，在左心耳体部退鞘形成FLX ball，利用FLX ball进退自如、远端绝对圆润、安全性佳的特性，将封堵器送至左心耳远端。最终依靠术者熟练的操作技巧，采取简化术式完成手术，多角度下造影评估后提示满足PASS原则。

（中国人民解放军总医院　陈韬教授）

在这个病例中，封堵手术的操作过程很好，虽然面对大开口的浅左心耳，但使用WATCHMAN FLX封堵器实现了很好的封堵。术中术者很好地利用了FLX ball的特点，结合了进伞法和退鞘法，充分发挥出WATCHMAN FLX封堵器的特点，最终完成有效封堵。

（山东省立医院　李学勋教授）

病例 21

早分叶敞口大左心耳封堵

汕头大学医学院第二附属医院　郑　帆

扫码看视频

病例资料摘要

（一）病史

患者女性，71岁。因头晕、胸闷9年余于2024年2月26日入院。患者9年前无明显诱因出现头晕，伴有天旋地转感，呈间歇性，每次持续约几分钟缓解，伴胸闷。曾多次至我院就诊，最近一次为2024年2月1日，诊断为：双侧额、顶、枕叶，放射冠及基底节区多发腔隙性脑梗死；房颤；高脂血症，予抗眩晕、抗凝、控制心室率、调脂等治疗后，症状好转出院。今为行射频消融术+左心耳封堵术来我科住院。既往有高血压病史约10年。

（二）体格检查

体温36.5 ℃，脉搏80次/分，呼吸频率20次/分，血压147/93 mmHg。

诊断与评估

（一）入院诊断

持续性房颤，脑梗死，高血压。

（二）术前评估

1. **手术风险评估**　使用卒中风险评分量表（表21-1）和出血风险评分量表（表21-2）进行术前评估。

2. **术前影像检查**　经胸、经食管三维超声心动图：双侧心房增大，右心房明显增大；二尖瓣关闭不全（轻度），主动脉关闭不全（轻度），三尖瓣关闭不全（中度），肺动脉高压（轻度）；左心耳、左心房内未见异常团块回声；左心耳内血流速度约32 cm/s；左心室收缩功能正常。LA 36 mm，LVDd 36 mm，左心室 EF 71%。TEE下测量左心耳最大开口25.6 mm，深度24.6 mm，左心耳呈早分叶敞口型，远端梳状肌发达，公干区域有效深度极浅（图21-1）。xPlane显示左心耳双分叶且离开口较远（图21-2）。

表 21-1　卒中风险评分

CHA$_2$DS$_2$-VASc	评分
慢性心力衰竭/左心室功能不全（C）	0
高血压（H）	1
年龄≥75岁（A）	0
糖尿病（D）	0
卒中/短暂性脑缺血发作/血栓栓塞病史（S）	2
血管性疾病（V）	0
年龄65～74岁（A）	1
女性（Sc）	1
合计	5

表 21-2　出血风险评分

HAS-BLED	评分
高血压（H）	1
肝、肾功能不全（A）	0
卒中（S）	0
出血史或出血倾向（B）	1
异常国际标准化比值（L）	0
年龄>65岁（E）	1
药物或饮酒（D）	0
合计	3

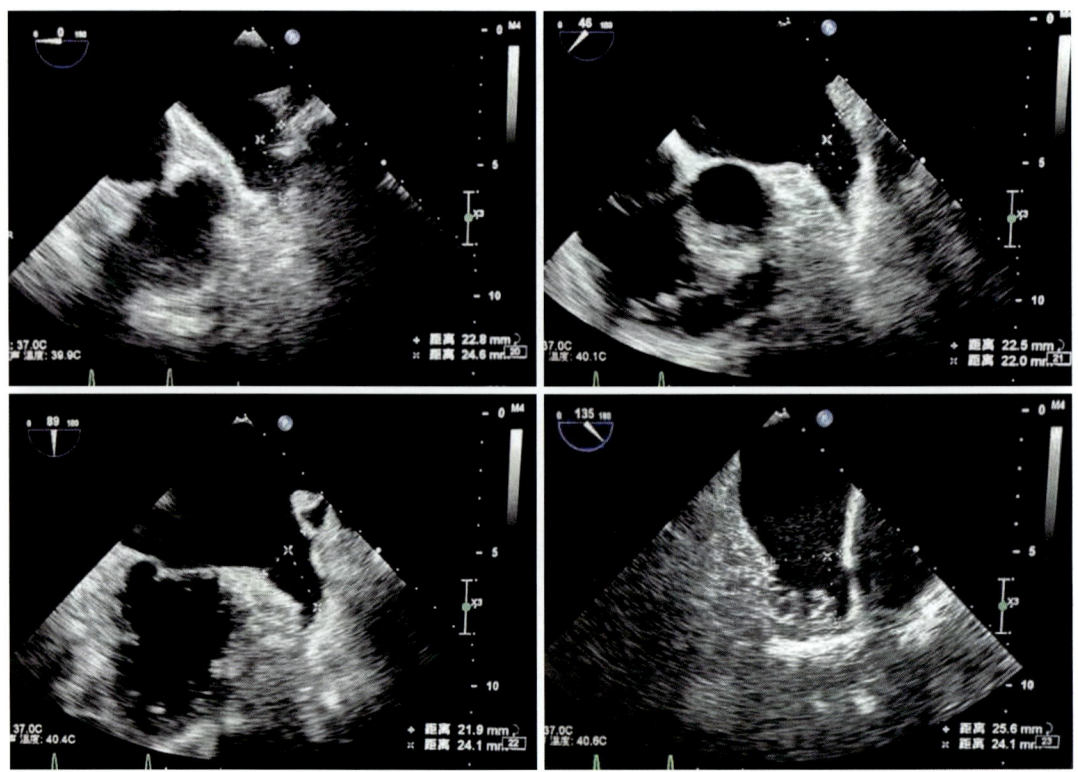

图 21-1　TEE下测量左心耳开口及深度

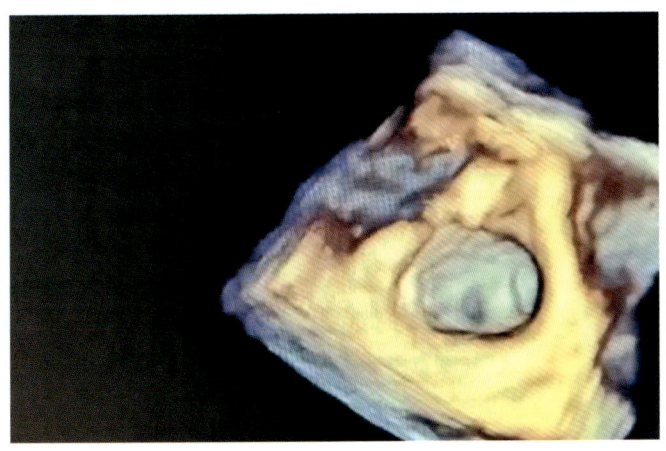

图21-2　TEE xPlane（参见视频）

治疗方案

左心耳各分叶腔体均较小，远端梳状肌发达，公干区域有效深度极浅。首选WATCHMAN 30/33 mm封堵器，备WATCHMAN FLX 31/35 mm封堵器。拟采取全麻，在TEE指导下行标准式房颤射频消融+左心耳封堵一站式手术。封堵策略：若使用WATCHMAN则走上叶，充分利用上叶深度，实现"草莓"形封堵；若使用WATCHMAN FLX则利用远端闭合及优异的顺应性，实现填充式封堵。

预测封堵难点及应对方案：① 左心耳开口比TEE下测量的更大，WATCHMAN最大型号无法封堵，则备WATCHMAN FLX；② 因各分叶腔体均较小，远端梳状肌发达，空间不够容纳WATCHMAN FLX封堵器远端，则根据实时造影选择相应封堵策略；③ 共干区域有效深度极浅，导致露肩过多及不稳定，则根据实时造影选择相应封堵策略。

手术过程

（一）左心耳造影

测量术中ACT 230 s，左心房压15 mmHg。肝位下造影测量左心耳开口径28.5 mm，上叶深度26 mm，共干深度19 mm（图21-3）。头位下造影测量左心耳开口29 mm，深度23 mm（图21-4）。拟选择WATCHMAN 33 mm封堵器，走上叶封堵。

（二）第一次封堵器展开

封堵器顺鞘管送至左心耳上叶远端，退鞘锁合后缓慢退鞘展开（图21-5）。展开后TEE下观察左心耳位置良好，上、下缘贴合左心耳壁（图21-6）。TEE下牵拉验证，封堵器位移，大角度下见露肩过大（图21-7）。DSA下造影见封堵器靠外，予全回收封堵器（图21-8）。

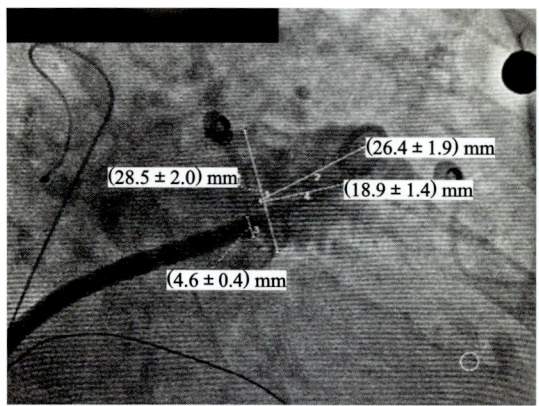

图21-3　肝位造影（参见视频）　　　　　图21-4　头位造影（参见视频）

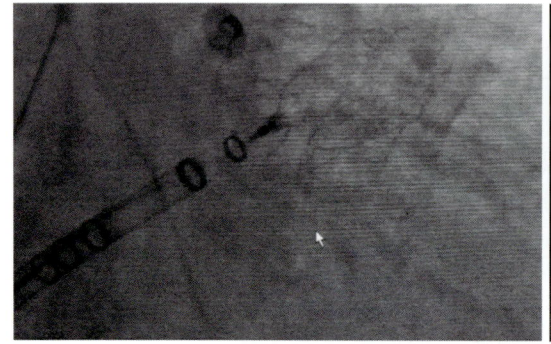
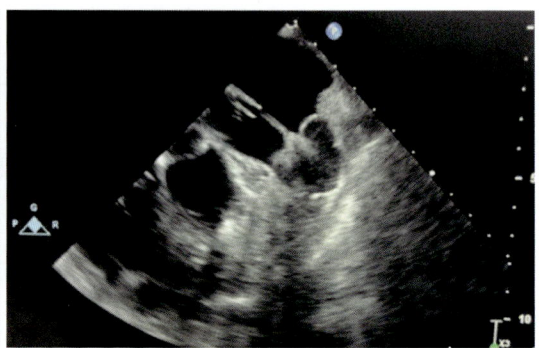

图21-5　展开封堵器（参见视频）　　　　图21-6　展开后TEE下观察（参见视频）

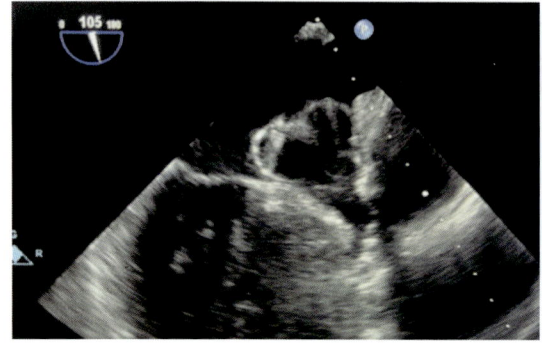
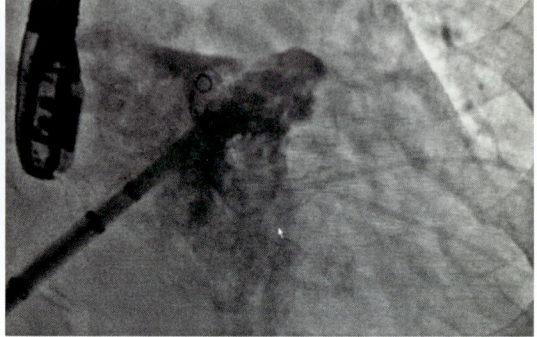

图21-7　牵拉后封堵器位移（参见视频）　　图21-8　DSA下造影（参见视频）

（三）第二次封堵器展开

因左心耳内部空间大，开口为敞口型，WATCHMAN 33 mm封堵器的倒钩无法锚定在上叶故更换WATCHMAN FLX 35 mm封堵器进行封堵。采用退鞘四步法于左心耳体部形成FLX ball，使封堵器肩部对齐封堵线后退鞘展开封堵器，释放后顶住释放手柄15 s（图21-9）。牵拉后封堵器形态由"棉花糖"形变为四边形（图21-10），DSA下造影见封堵器位置靠外（图21-11）。

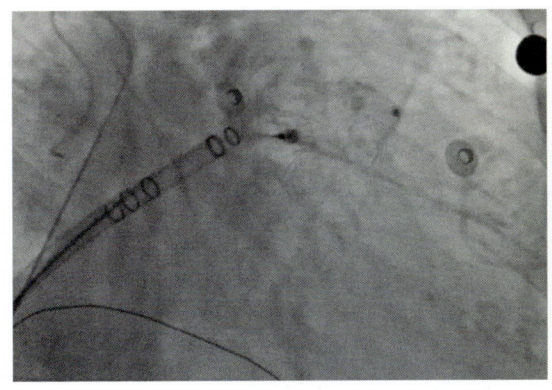

图21-9　退鞘四步法展开封堵器（参见视频）

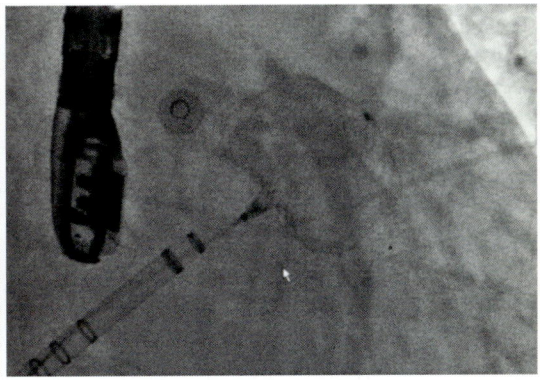

图21-10　牵拉试验（参见视频）

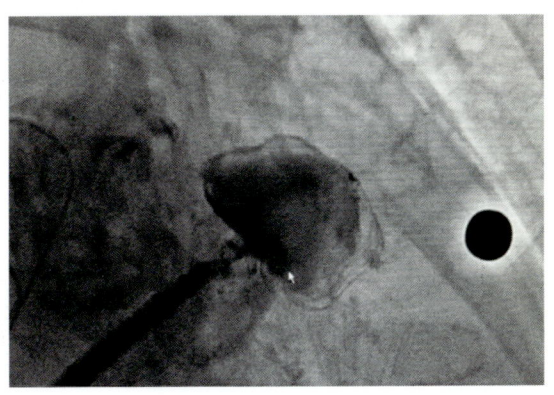

图21-11　第二次展开后DSA下造影（参见视频）

（四）封堵策略调整

如果改用进伞四步法，因为公干区域有效深度不足，则会使封堵器形成四边形导致露肩过多（图21-12）。如果继续使用退鞘四步法，因为上叶较小，形成FLX ball后无法充分利用上叶空间，双排倒钩无法完全锚定，则会造成牵拉不稳（图21-13）。最终决定"抛弃"FLX ball，"回归"原始方式，即使用WATCHMAN 2.5展开方式，充分利用上叶空间，同时利用展开后顶住钢缆的操作使双排倒钩锚定于左心耳壁，预计最终既不会露肩太多也不会在牵拉后不稳定。

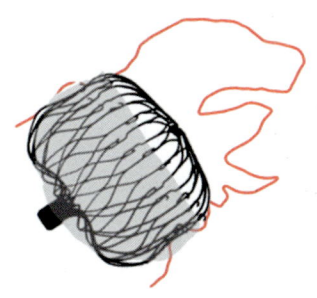

图21-12　进伞四步法预计结果

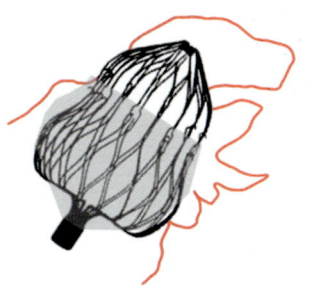

图21-13　退鞘四步法预计结果

（五）第三次展开封堵器

沿猪尾导管将鞘管送至左心耳远端，造影确认远端情况（图21-14）。在封堵器与鞘管远端标记对齐后退鞘锁合（图21-15），固定释放手柄后缓慢退鞘展开封堵器（图21-16），展开后顶住钢缆15 s，见封堵器形态为三角形（图21-17）。牵拉后封堵器远端滑落，形态变为"棉花糖"形（图21-18）。切线位造影见封堵器位置合适（图21-19）。

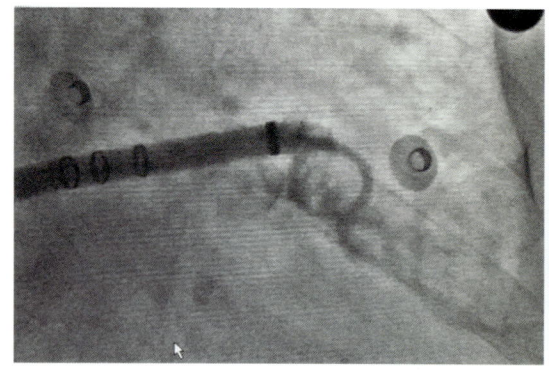

图21-14　造影确认远端情况（参见视频）

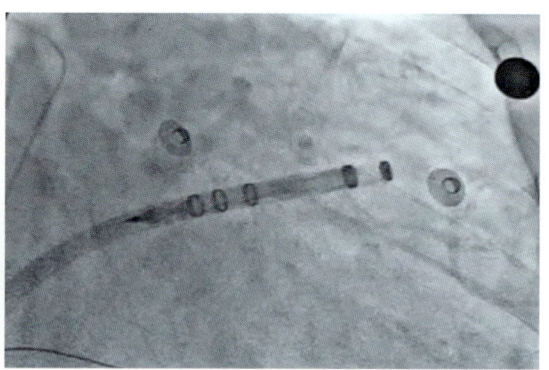

图21-15　退鞘锁合（参见视频）

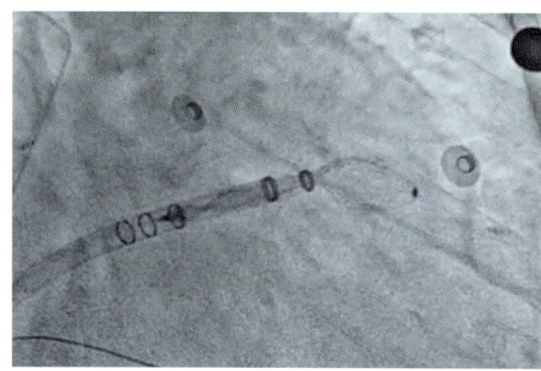

图21-16　缓慢退鞘展开

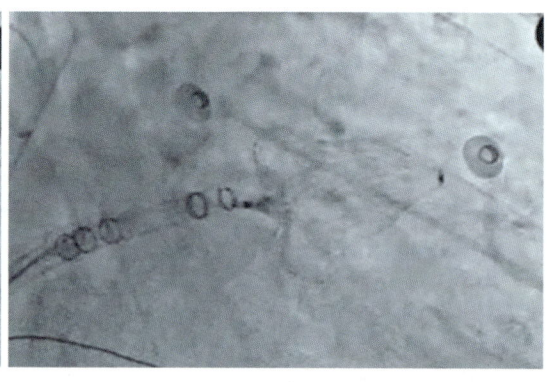

图21-17　顶住钢缆（参见视频）

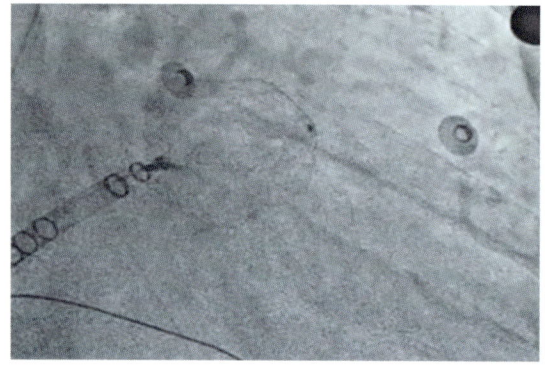

图21-18　牵拉后"棉花糖"形封堵器（参见视频）

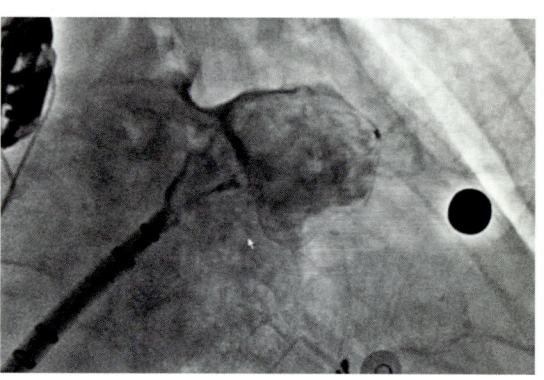

图21-19　切线位造影（参见视频）

（六）PASS原则评估

DSA下再次进行多次牵拉，封堵器回弹明显，维持"棉花糖"形态（图21-20），造影前后对比示无位移（图21-21）。

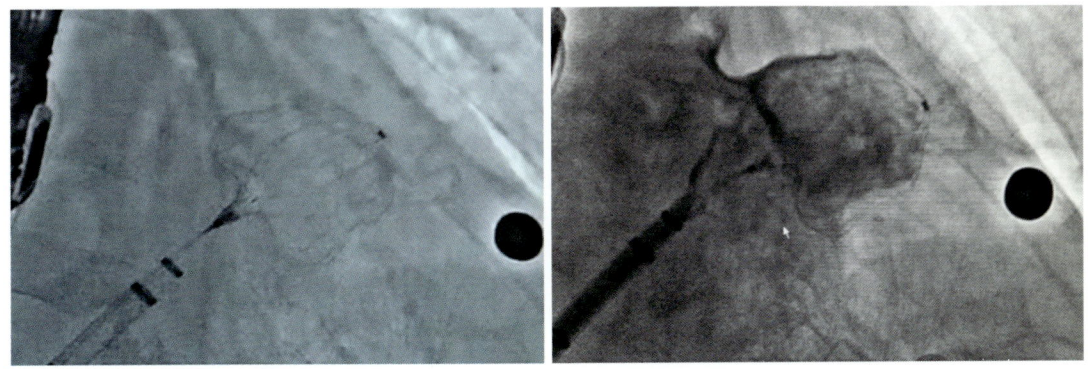

图21-20　牵拉封堵器（参见视频）　　　图21-21　牵拉后造影（参见视频）

TEE下见封堵器位置合适，多角度下观察未见残余分流（图21-22）。

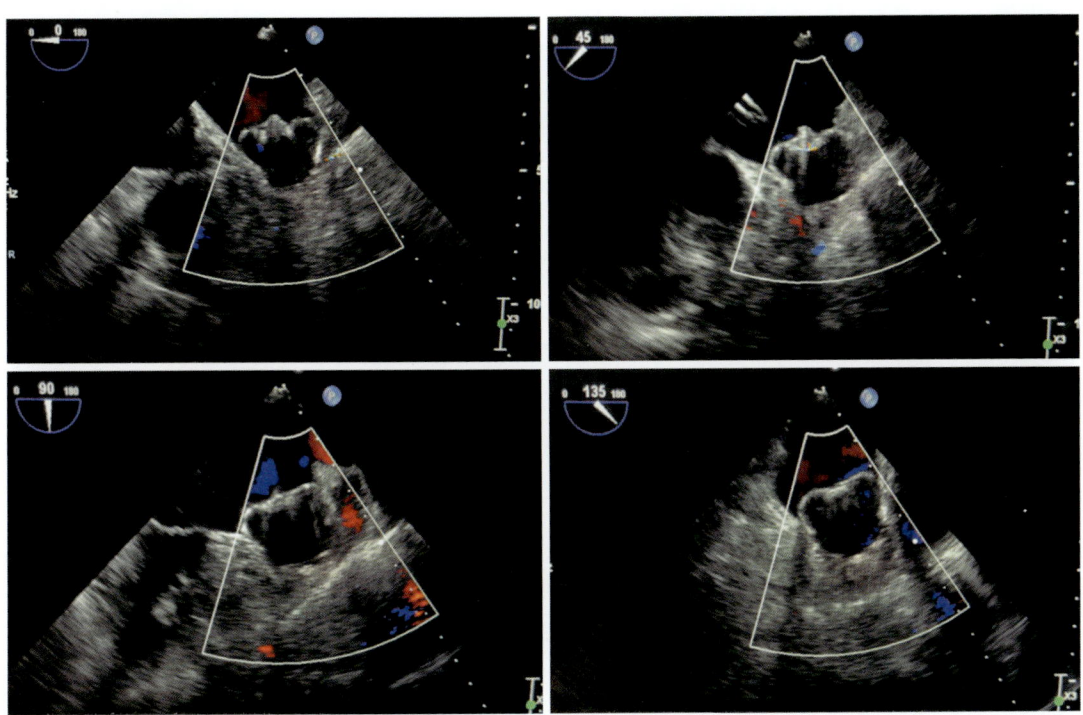

图21-22　TEE下评估位置及残余分流

TEE下测量压缩比为14%～18%，最大露肩（7.9 mm）小于封堵器长度（25.4 mm）的1/3（图21-23）。

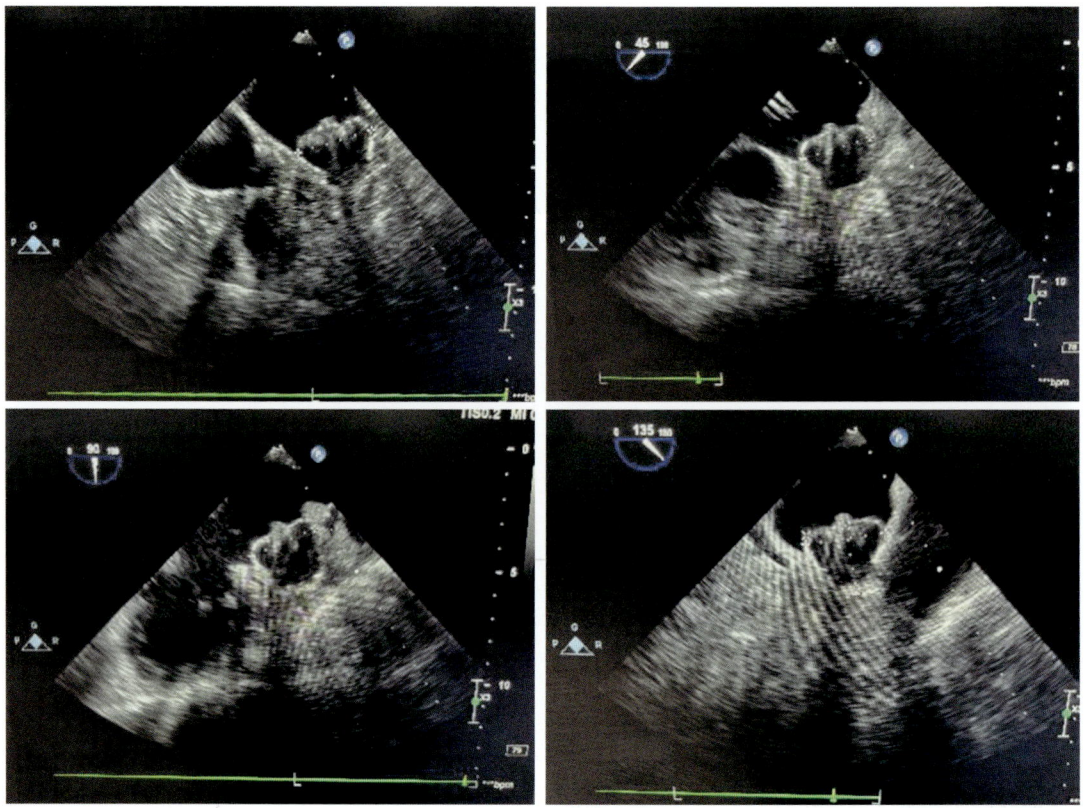

图 21-23　压缩比测量

（七）释放封堵器

植入的封堵器符合 PASS 原则，予释放封堵器（图 21-24）。

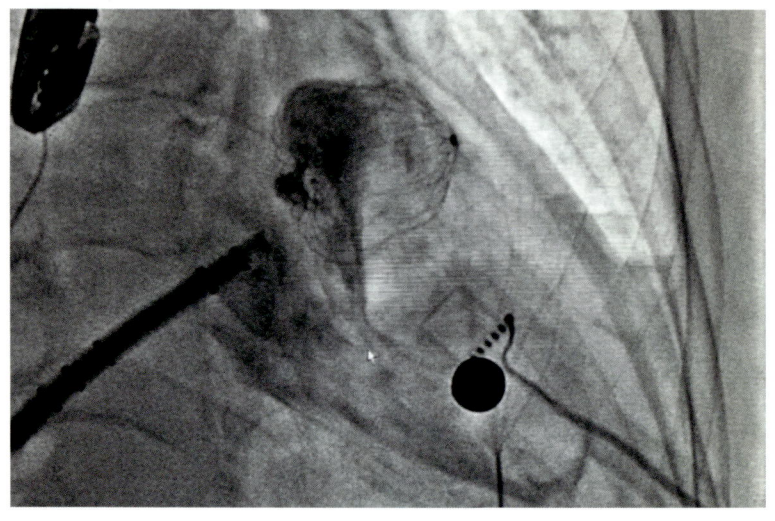

图 21-24　释放后造影（参见视频）

术后情况

（一）术后用药

阿托伐他汀，每日一次；利伐沙班，每日一次；艾普拉唑，每日一次；枸橼酸莫沙必利，每日三次；氯化钾，每日一次；胺碘酮，每日两次。

（二）术后随访

术后第 46 天 CTA 显示无造影剂进入左心耳，封堵器四周无残余分流，无器械表面血栓（图 21-25），三维重建显示已完全内皮化（图 21-26）；停用抗凝药，改为双联抗血小板治疗。

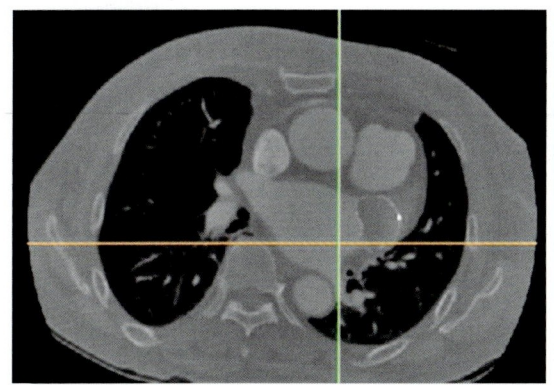
图 21-25　术后 46 天 CTA（参见视频）

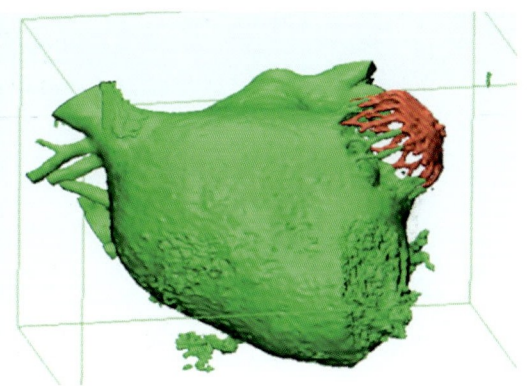
图 21-26　三维重建（参见视频）

术者小结

（1）术前通过完善 TEE 对左心耳充分评估来制订封堵策略是提高手术成功率的重要环节。术中通过 DSA 下的左心耳内部空间及实际操作过程及时调整封堵策略。

（2）运用 WATCHMAN 封堵早分叶左心耳的临床操作较常见，对于熟悉相关方案的医疗中心来说，在左心耳开口满足 WATCHAMN 的适应范围时，仍可使用 WATCHMAN 完成封堵。新一代封堵器 WATCHMAN FLX 具有极致顺应及填充式封堵的特性，也让左心耳封堵术式变得更加简单、更加安全。

（3）我们运用 WATCHMAN FLX 35 mm 大型号封堵器，术后 CTA 随访的完全内皮化的结果令人惊喜，展示本例真正达到了左心耳封堵术的终点，即停用抗凝药，使患者获益最大化。

专家点评

临床上，对于大敞口多分叶或早分叶形态的左心耳，在操作上很有挑战。这个病例的成功体现了术者应用 WATCHMAN FLX 封堵器的得心应手。首次尝试时露肩已在可以接受的范围内，术者为患者安全考虑选择再次尝试达到完美封堵。随机应变进行封堵器的选择是值得学习之处。

（西安交通大学第一附属医院榆林医院　强华教授）